HÖHENTREKKING

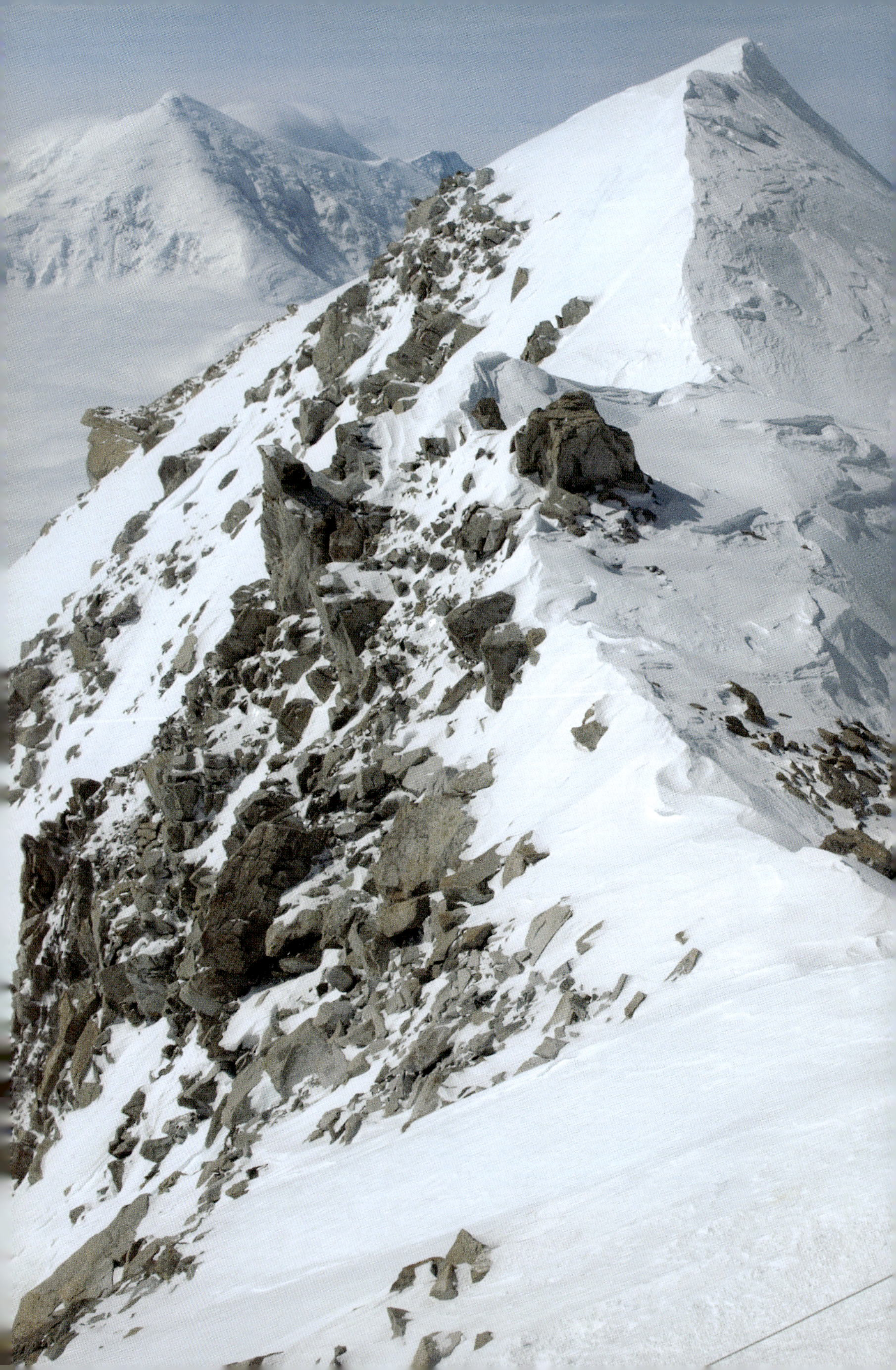

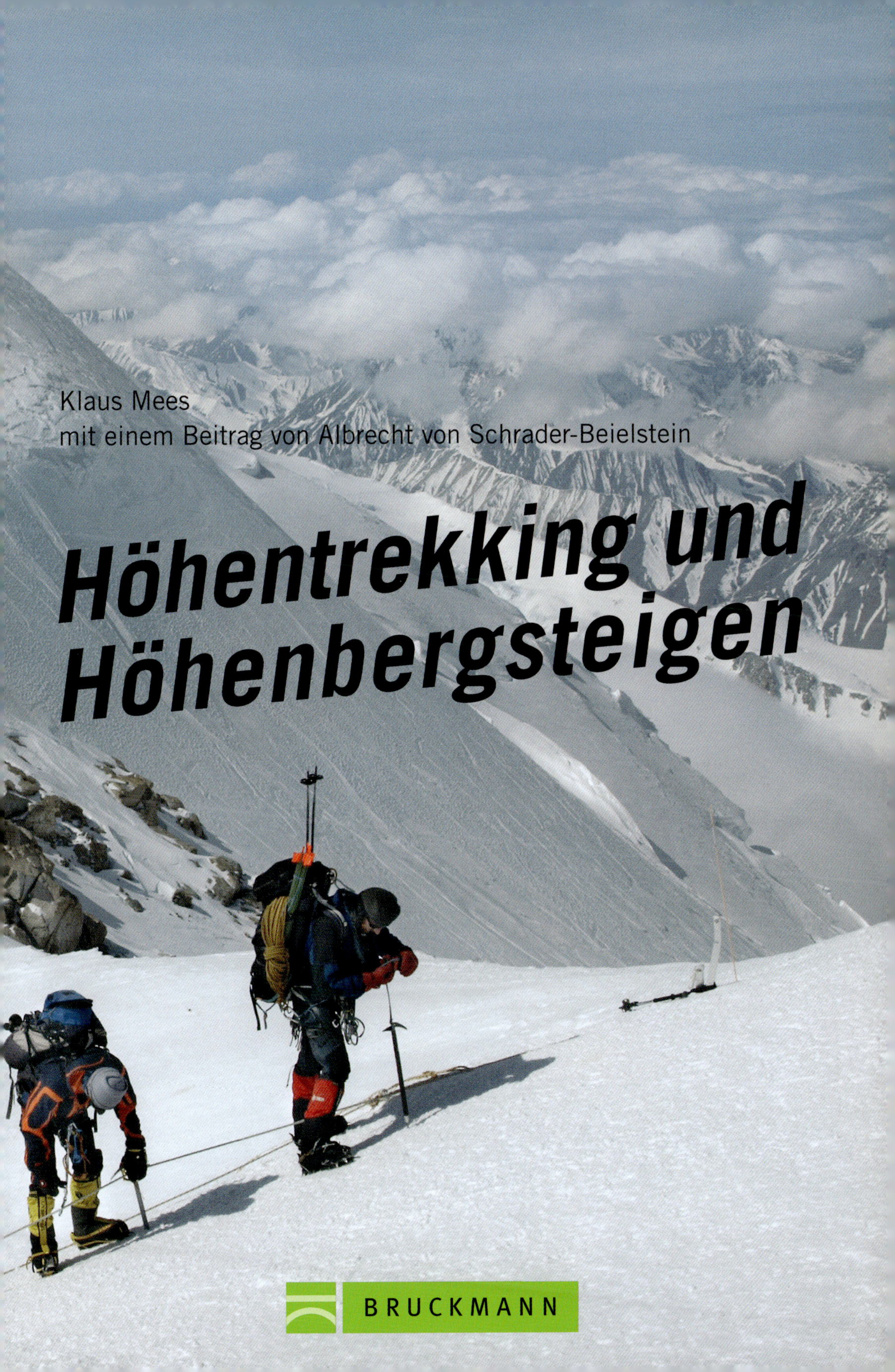

Klaus Mees
mit einem Beitrag von Albrecht von Schrader-Beielstein

Höhentrekking und Höhenbergsteigen

BRUCKMANN

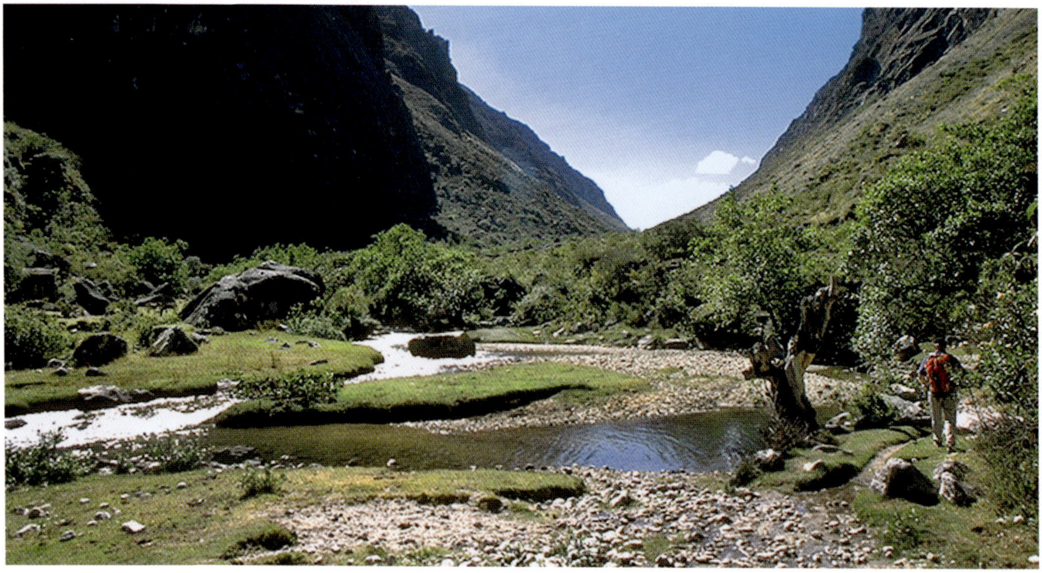

Peru, im Santa-Cruz-Flusstal unterwegs zum Alpamayo

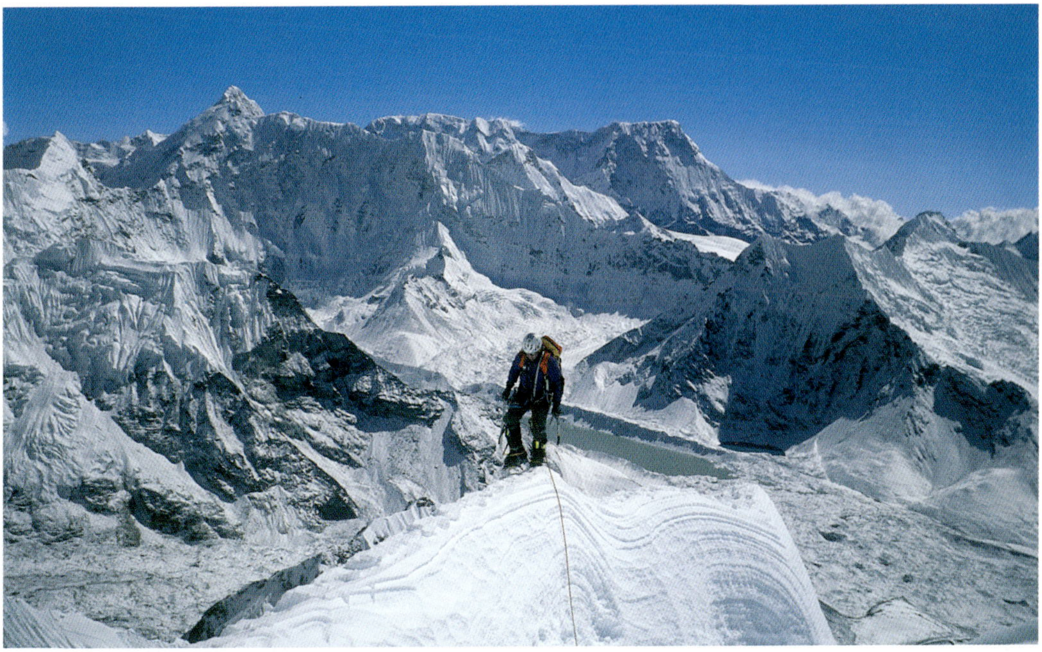

Horizontale Gratpassage am Südostpfeiler des Nuptse East

Vorwort

1802 wollen der Naturwissenschaftler Alexander von Humboldt und der Botaniker und Arzt Aimé Bonpland den 6310 m hohen Chimborazo in Ecuador besteigen, den man damals noch für den höchsten Berg der Erde hielt. Die Auswirkungen des Sauerstoffmangels auf den menschlichen Körper waren zu dieser Zeit – 16 Jahre nach der Erstbesteigung des Montblanc – noch unbekannt. Auf einer Höhe von 5600 m müssen sie an einer nicht überwindbaren Schlucht aber umkehren. Vielleicht zu ihrem Glück, denn nach ihrer Rückkehr berichten sie darüber, dass sie abgesehen von der Kurzatmigkeit auch nur langsamer als gewöhnlich denken konnten und dass ihr Erinnerungsvermögen stark eingeschränkt war: erste Zeichen einer gestörten Hirnfunktion.

Noch nie zuvor hatte jemand eine solche Höhe erstiegen, und im Gegensatz zu Beschreibungen früherer Wissenschaftler und deren Höhenerfahrungen am Montblanc führte von Humboldt diese Beschwerden nicht ausschließlich auf den verminderten atmosphärischen Druck, sondern auch auf den Sauerstoffmangel zurück.

Dass der Mensch nicht für die Höhe gemacht ist, dürfte ihm bereits sehr früh bewusst geworden sein. Er hat sie bis weit in das 18. Jahrhundert auch nie freiwillig aufgesucht. Aber auf Handelswegen in Asien mussten zwangsläufig hohe Pässe überschritten werden, und Händler wurden vor allem bei der Überquerung des 4827 m hohen Kilik-Passes zwischen dem Karakorum und dem Hindukusch auf dem Handelsweg von Kashi über Gilgit und Hunza nach Kabul immer wieder höhenkrank. Auch die spanischen Konquistadoren, die bei ihren Eroberungsfeldzügen in Südamerika in hohe Andenregionen vordrangen, litten in der dünnen Luft der Hochanden an Kopfschmerzen, Schwindel, Atemnot und Erbrechen.

Längst sind aus den ehemals mystifizierten Räumen der Hochgebirge Erholungs- und Abenteuerräume geworden. Inzwischen reisen Jahr für Jahr mehrere Zehntausende Höhentrekker und Höhenbergsteiger zum Kilimandscharo und mehrere Hunderttausende in den Himalaya und in die Anden, und noch größer ist die Zahl derer, die in großen Höhen der Alpen wandern, klettern und bergsteigen. Und auch die Ursachen der Höhenbeschwerden und der Höhenkrankheiten sind mittlerweile bekannt. Aber noch immer ist weniger die körperliche Kondition das Problem als vielmehr eine falsche Höhentaktik und der Zeitdruck, unter den man sich setzt, um sein Höhenziel zu erreichen. Dann drohen Höhenkrankheiten, die tödlich sein können.

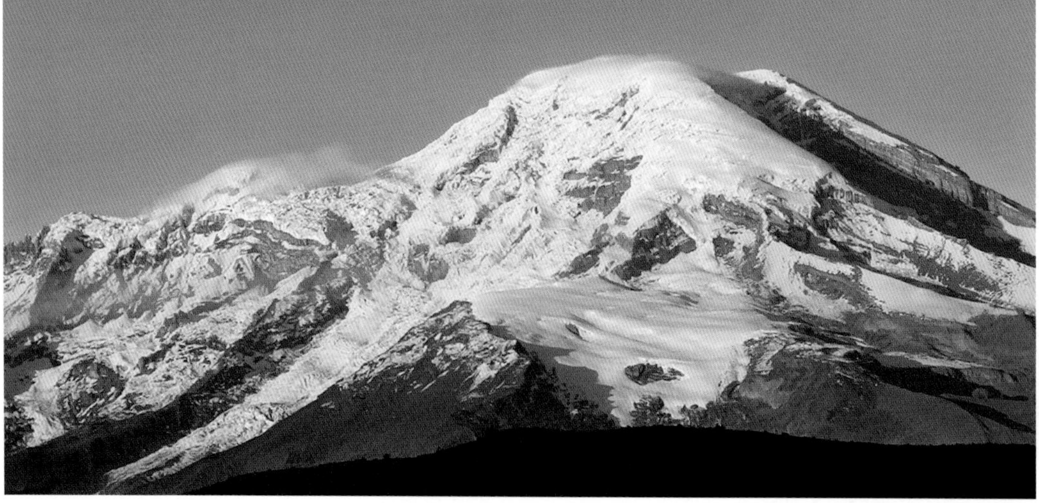

Teil I
Ganz ohne Theorie geht's nicht

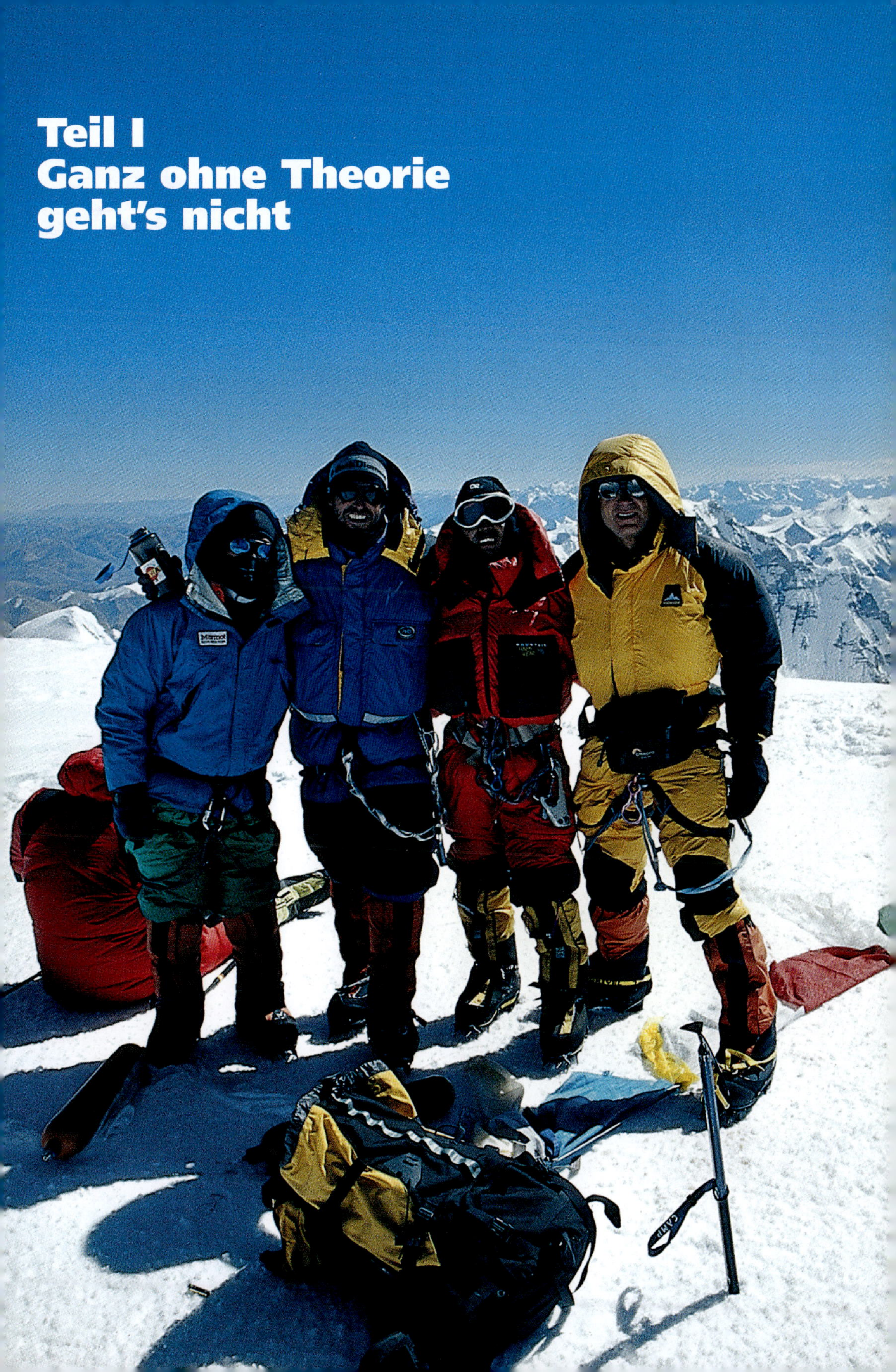

Atmosphäre und Luftdruck

Luft besteht zu knapp 21% aus Sauerstoff- und zu 78% aus Stickstoffmolekülen. Etwa 1 % des Luftvolumens füllen Argon- (0,9%), Kohlendioxid- (0,03%), andere Edelgasmoleküle und Wasserdampf.

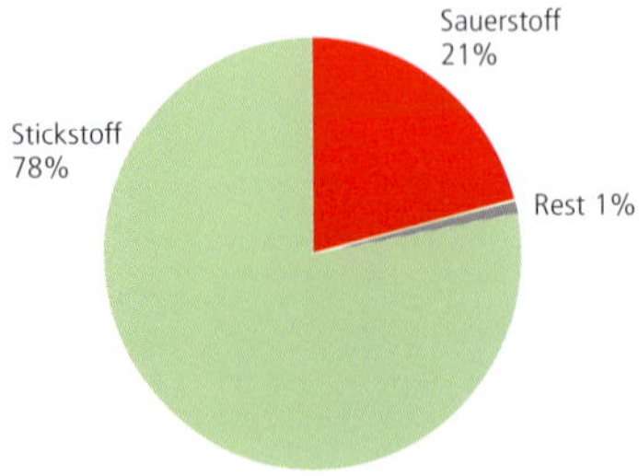

Zusammensetzung der Luft

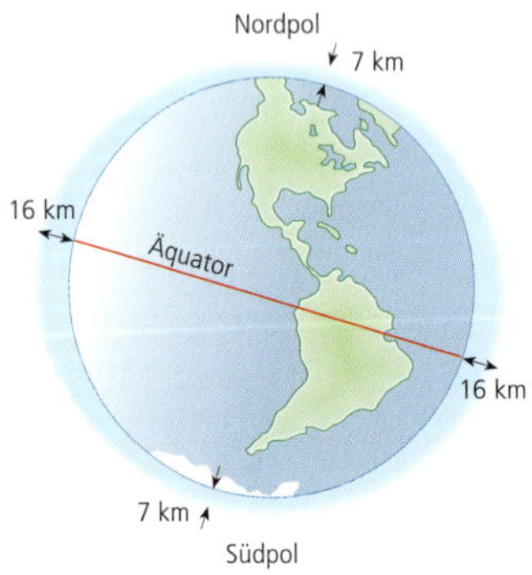

Die Lufthülle der Erde ist über den Polen dünner als in Äquatornähe.

Die Atmosphäre, die Lufthülle der Erde, hat eine Dicke von ca. 90 km. Über 90% der Luftmasse und nahezu der gesamte Wasserdampf befinden sich allerdings in ihrem erdnahen Anteil, der **Troposphäre.** Diese ist am warmen Äquator infolge der stärkeren Sonneneinstrahlung 16 km und an den kalten Polen nur 7 km dick.

Das Gewicht der Luft bzw. ihrer Gasmoleküle erzeugt einen Druck auf die Erdoberfläche. Dieser Druck, den die Luft infolge der Schwerkraft ausübt, wird auch atmosphärischer **Luftdruck** genannt. Eine gedachte Luftsäule vom Erdboden bis an den Rand der Atmosphäre lastet auf Meereshöhe mit einem Gewicht von durchschnittlich 760 mmHg auf einer Einheitsfläche.

Mit zunehmender Höhe bzw. zunehmender Entfernung von der Meereshöhe wird diese Luftsäule immer kürzer, und der Luftdruck nimmt ab. Da die Luft kompressibel ist, erfolgt der Druckabfall hierbei nicht linear, sondern exponentiell:

- Bis 2500 m verringert er sich um 25%. Auf der Zugspitze (2962 m) ist er im warmen Juli (535 mmHg) bereits spürbar um 30% reduziert.
- Bis 5000 m reduziert er sich um 50%. Auf dem höchsten Alpengipfel, dem Montblanc, erwartet uns auf 4807 m bereits ein um 45% erniedrigter Luftdruck (416 mmHg).
- Bis zum höchsten Gipfel der Erde, dem Mount Everest (8850 m), fällt er um 67% und bewegt sich dort in Abhängigkeit von Temperatur, Hoch- und Tiefdrucklagen nur noch zwischen etwa 245 und 255 mmHg.

Auf 5000 m enthält 1 m^3 Luft nur noch halb so viele Luftmoleküle wie auf Meereshöhe. Die prozentuale Zusammensetzung der Luft bleibt aber bis in den oberen Grenzbereich der Troposphäre unverändert und der **Sauerstoffanteil mit knapp 21%** stets konstant. Da der Gesamtdruck eines Gasgemisches immer der Summe der Teildrucke (Partialdrucke) der einzelnen am Gemisch beteiligten Gase entspricht (Gasgesetz von Dalton), nehmen, wenn der Gesamtdruck abnimmt, auch die Partialdrucke in vergleichbarer Weise ab: Beträgt der Sauerstoffpartialdruck auf Meereshöhe noch 160 mmHg (21% von 760 mmHg), dann sind es auf dem Gipfel des Mount Everest gerade noch etwa 53 mmHg (21% von 250 mmHg). Der Partial-

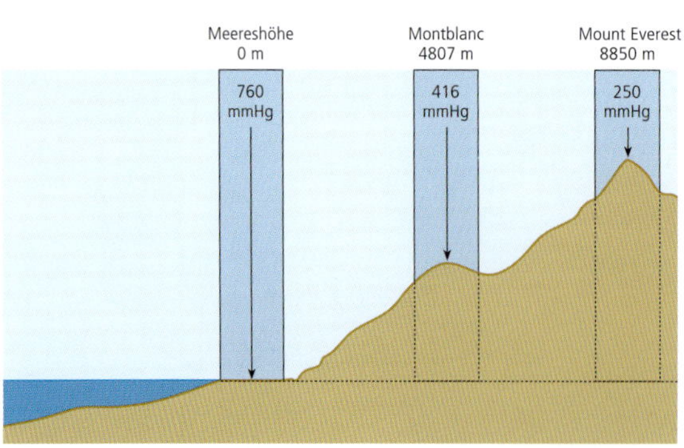

Luftsäule und Bodendruck der Atmosphäre werden mit zunehmender Höhe kleiner.

druck eines Gases in einem Gasgemisch entspricht seinem prozentualen Volumenanteil.

Volumenanteil und Partialdruck der Luftgase (Meereshöhe)

Gas	Volumenanteil (%)	Partialdruck (mmHg)
Sauerstoff (O_2)	21	160
Kohlendioxid (CO_2)	0,03	0,2
Wasserdampf (H_2O)	variabel	variabel
Stickstoff (N_2)	78	591
Edelgase	< 1%	< 7,5
gesamt	100	760

DRUCKEINHEITEN

Die Druckmessung mit Quecksilberbarometern ist nach der internationalen Vereinheitlichung nicht mehr zulässig. Nur noch in der Medizin ist es üblich, den Druck in »mmHg« anzugeben. Zur besseren Vergleichbarkeit werden deshalb hier die atmosphärischen Druckwerte statt in Hektopascal (hPa) gleichfalls in »mmHg« angeben. Eine Quecksilbersäule von 760 mm entspricht einem Druck von 1013 hPa: **1 mmHg = 1,33 hPa und 1 hPa = 0,75 mmHg**

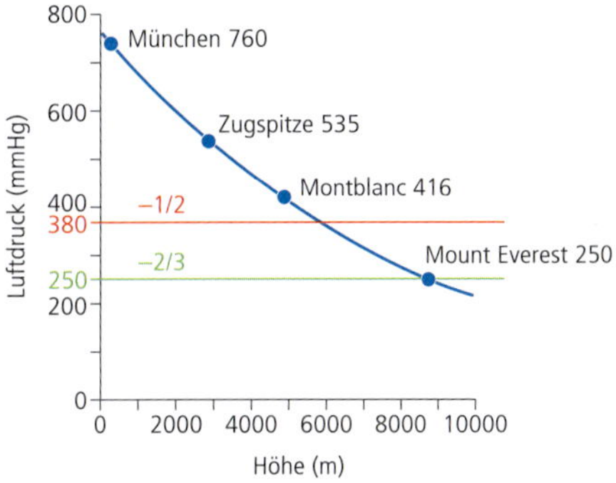

Luftdruckabnahme in der Höhe

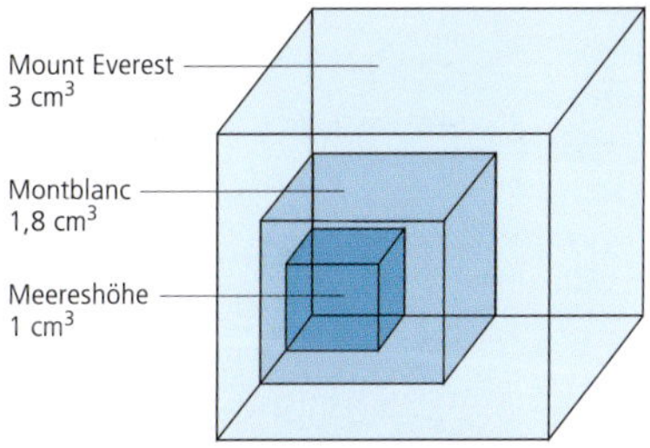

Luftdruck und Luftvolumen. Wenn der Luftdruck abnimmt, verteilen sich die Sauerstoff- und Stickstoffmoleküle in einem immer größeren Volumen, die Luft wird »dünner«.

Höhe ist aber nicht gleich Höhe

Luft unterliegt als Gas einer Beziehung zwischen Druck und Volumen (Gasgesetz von Boyle Mariotte). Bei Abnahme des Luftdrucks um 50% bzw. den Faktor 0,5 vergrößert sich das Luftvolumen um den Faktor 2 und somit auf das Doppelte, denn das Produkt aus Druck und Volumen bleibt stets konstant. Durch die Druckentlastung und Ausdehnung der Luft auf das 2-fache Volumen verringert sich die Dichte der Luftmoleküle um die Hälfte, da diese sich in diesem vergrößerten Volumen verteilen; die Luft ist nur noch »halb so dick«.

Aber auch die Temperatur beeinflusst Volumen und Druck der Luft. Druck und Volumen verhalten sich proportional zur Temperatur (Gasgesetze von Gay-Lussac und von Amontons). Bei Erwärmung dehnt sich Luft aus, die Dichte der Luftmoleküle verringert sich, und das Luftvolumen nimmt zu. Bei Abkühlung erhöht sich die Moleküldichte, das Luftvolumen nimmt ab. Bei Erwärmung wird Luft infolge der verringerten Dichte leichter, bei Kälte schwerer:

Auf Meereshöhe hat 1 m^3 Luft bei –20 °C ein Gewicht von 1395 mg, bei 0 °C von 1293 mg, bei plus 10 °C von 1247 mg und bei plus 20 °C von 1204 mg (ohne Berücksichtigung des Wasserdampfs). Der Luftdruck ist somit neben der Höhe auch noch abhängig von der Sonneneinstrahlung

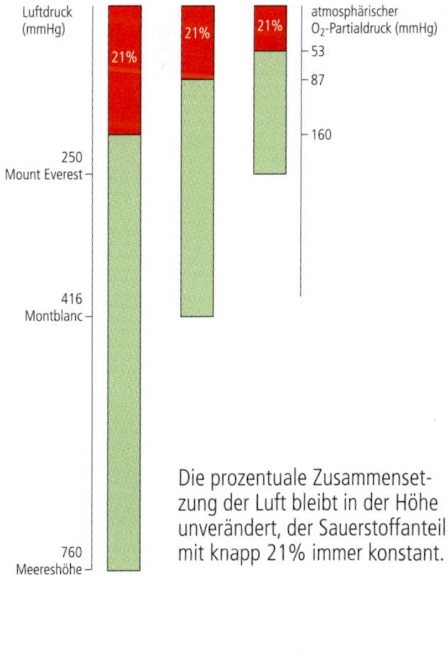

Die prozentuale Zusammensetzung der Luft bleibt in der Höhe unverändert, der Sauerstoffanteil mit knapp 21% immer konstant.

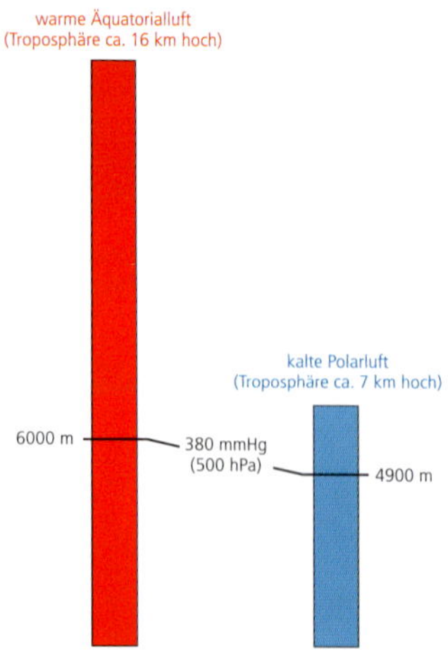

Ein Abfall des Luftdrucks um 50% (380 mmHg) ist in der kalten Polarluft bereits auf ca. 4900 m, in der warmen Äquatorialluft erst auf ca. 6000 m erreicht.

(Breitengrad und Temperatur). An den Polen (geografische Breite 90°) führt die Kälte zu einer erhöhten Luftdichte und somit auch zu einem erhöhten Luftdruck am Boden. Am Äquator (geografische Breite 0°) hingegen dehnt sich die warme Luft aus, die Luftsäule wird leichter, der Luftdruck am Boden nimmt ab, er sinkt unter 760 mmHg.

Zwar ist der Luftdruck an den Polen auf Meereshöhe höher, aber dadurch, dass die Luftsäule kalt ist, erfolgt die Abnahme des Luftdruckes mit der Höhe schneller als am Äquator. Infolge des rascheren Druckabfalls in Polhöhe wird die Luft mit zunehmender Höhe »schneller dünn« als am Äquator. Gäbe es am Pol einen Siebentausender, wäre sein Gipfel ohne zusätzlichen Sauerstoff nicht erreichbar.

Je weiter der geplante Gipfel in den Anden auf der südlichen oder im Karakorum und Himalaya auf der nördlichen Erdhalbkugel vom Äquator entfernt liegt, umso rascher fällt der Luftdruck in der Höhe.

Am Mt. Vinson (4892 m, 78° südliche Breite), dem höchsten Berg der Antarktis, ist man deshalb kurzatmiger als auf dem etwa 1000 m höheren und äquatornahen Huayna Potosi (6088 m, 16° südliche Breite) in Bolivien. Und wer von dem 890 m hoch gelegenen Sommer-Camp Patriot Hills in der Antarktis zum Südpol (2800 m) fliegt, kann höhenkrank werden, weil letzterer knapp 2000 m höher liegt und in Folge der stärkeren polaren Luftdruckminderung bereits einem kleinen Dreitausender in den Alpen entspricht. Stünde der Everest (28° nördliche Breite) z. B. 10 Breitengrade nördlicher, dann wäre der Luftdruck am Gipfel um etwa weitere 10 mmHg niedriger, und er wäre ohne zusätzlichen Sauerstoff noch schwerer zu erreichen.

Auch die Jahreszeiten und die örtlichen Wetterverhältnisse spielen eine große Rolle. Je wärmer es ist und je stabiler die Schönwetterlage, umso höher der Luftdruck. Nur in den relativ wetterstabilen und wärmeren Besteigungsmonaten Mai und Oktober liegt der Luftdruck am Everestgipfel zwischen 245 und 255 mmHg. Im kalten Januar ist er dort um 15–22 mmHg und auf der Zugspitze im Mittel um 11 mmHg niedriger. An der Zugspitze ist dies für Bergsteiger und Skifahrer belanglos, in der Gipfelzone des Everest aber bedeutet eine derartige Druckreduktion eine Minderung der Leistungsfähigkeit um 25%. Auch eine Wetterverschlechterung lässt den Luftdruck rasch weiter fallen. Notbiwaks jenseits der sogenannten Todeszone von 7500 m haben sich deshalb schon oft als tödliche Fallen erwiesen.

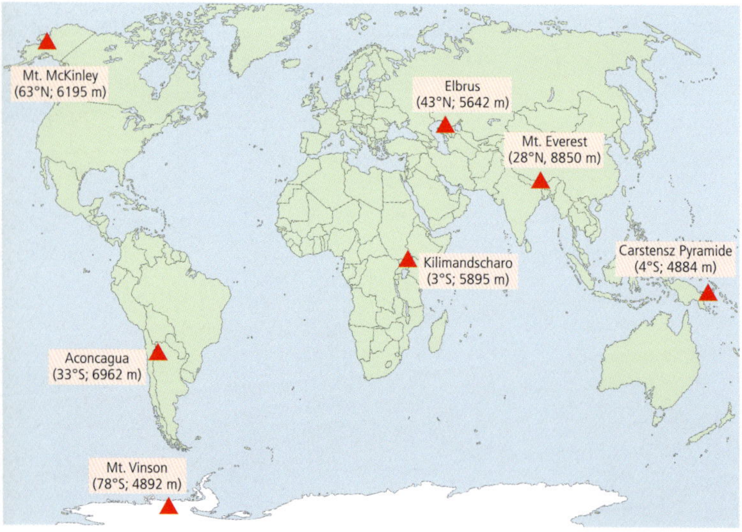

Die 7 Summits – die jeweils höchsten Berge der sieben Kontinente

Sauerstoff ist lebenswichtig

Der menschliche Organismus kann ohne Sauerstoff nicht überleben, da dieser für alle energiegewinnenden Stoffwechselprozesse unentbehrlich ist. Die Versorgung des Körpers mit Sauerstoff erfolgt über die Atmung: Beim Einatmen wird Luft bis in die feinsten Verästelungen der Bronchien, der Lungenbläschen (Alveolen), gesogen. Die Alveolen, man schätzt ihre Anzahl auf ca. 300 Millionen mit einer Gesamtoberfläche von etwa 140 Quadratmetern, sind nur durch eine dünne Membran von den umgebenden feinen Blutgefäßen getrennt, sodass der Sauerstoff aus der Atemluft in das Blut übergehen kann. Dort bindet er an den roten Blutfarbstoff (Hämoglobin) der roten Blutkörperchen (Erythrozyten). Bei einem Hämoglobingehalt von 150 g/l Blut können in einem Liter Blut 200 ml O_2 über den Blutkreislauf zu den verschiedenen Organen transportiert werden, wo der Sauerstoff zur Energiegewinnung durch Verbrennung (Oxidation) von Glukose und Fettsäuren benötigt wird. Bei diesem Stoffwechsel entsteht Kohlendioxid (CO_2), das wieder an das Blut abgegeben wird. Über den Blutkreislauf erreicht das CO_2 die Lunge, geht in die Alveolen über und wird beim Ausatmen abgegeben.

Mt. McKinley, nach dem Ausstieg aus der Headwall über den Westgrat (West-Buttress) zum High Camp

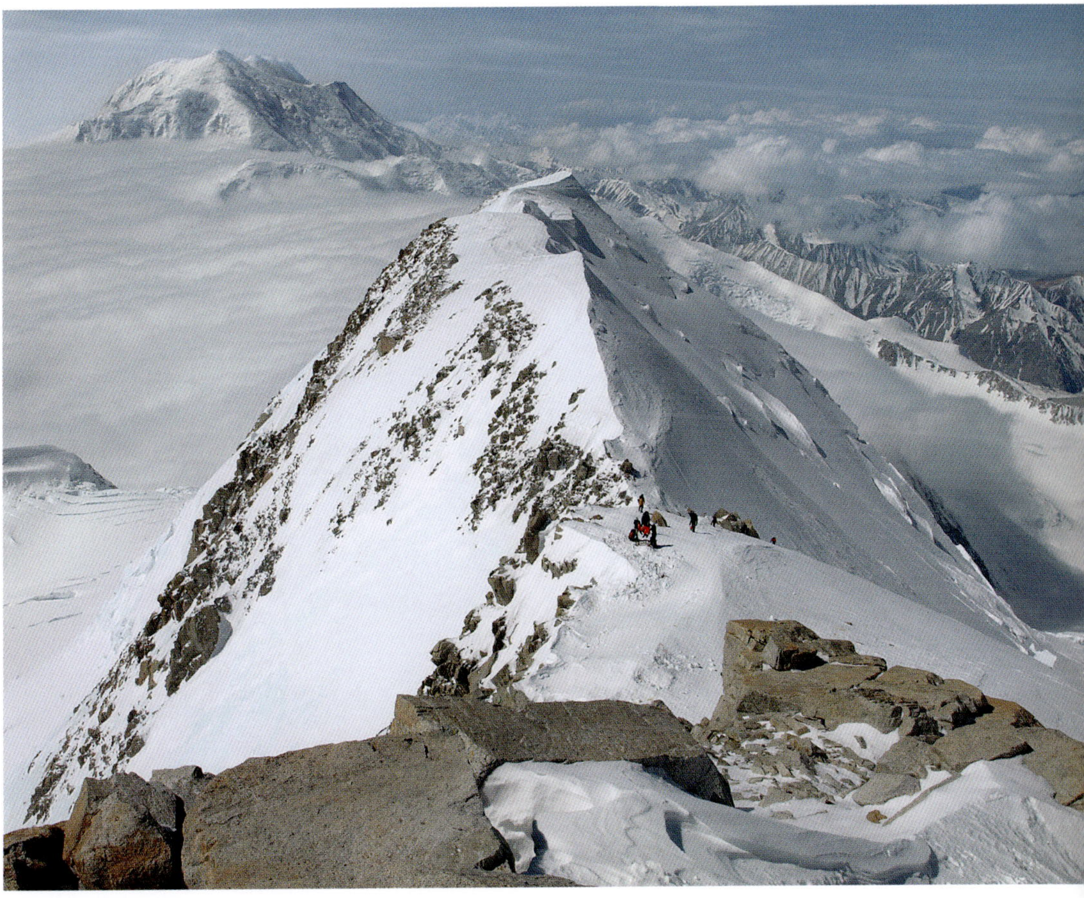

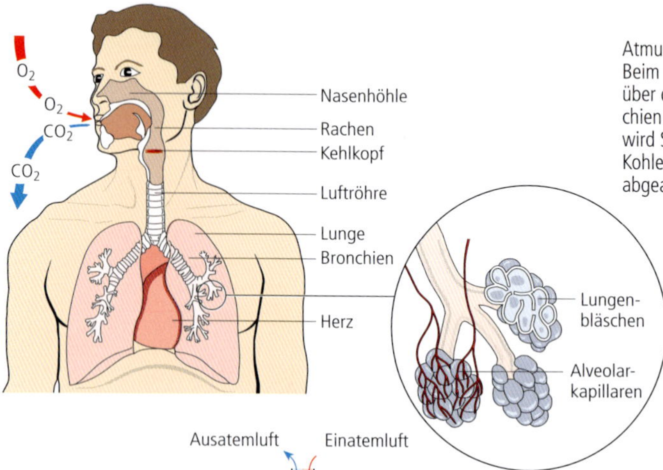

Atmung und Gasaustausch in der Lunge. Beim Einatmen gelangt sauerstoffreiche Luft über die kleinsten Verästelungen der Bronchien in die Lungenbläschen (Alveolen). Dort wird Sauerstoff in das Blut abgegeben und Kohlendioxid aufgenommen, welches dann abgeatmet wird.

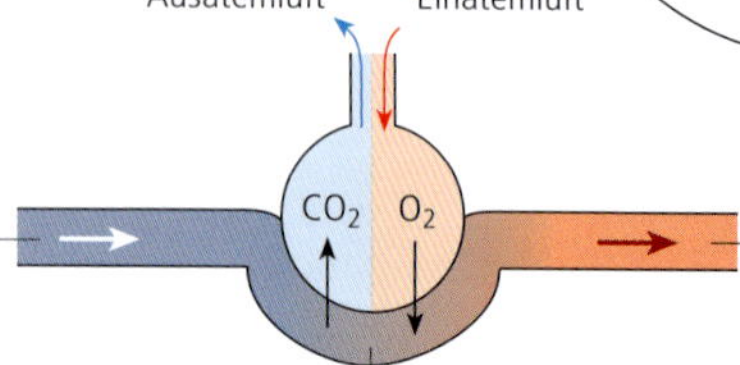

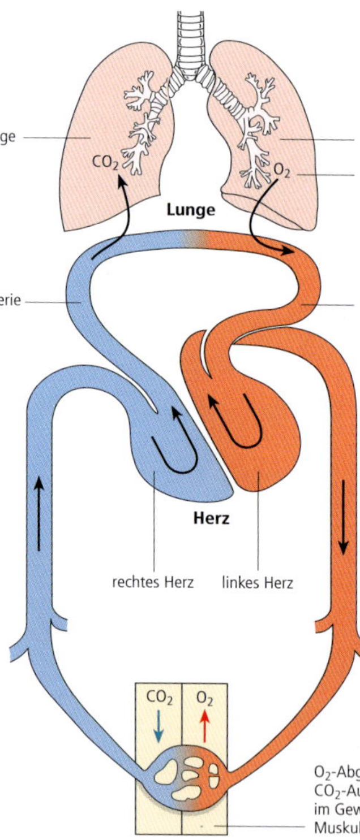

Lungen- und Körperkreislauf. Das Blut wird in der Lunge mit Sauerstoff angereichert und fließt über die Lungenvene in die linke Herzkammer. Von dort wird es in den Körperkreislauf gepumpt und gibt Sauerstoff an die Gewebe der verschiedenen Organe ab. Im Gegenzug nimmt es Kohlendioxid auf. Das nun sauerstoffarme und kohlendioxidreiche Blut fließt in die rechte Herzkammer zurück, die es über die Lungenarterie in den Lungenkreislauf pumpt. Dort wird es wieder mit Sauerstoff angereichert, Kohlendioxid wird abgegeben.

Sauerstoff in der Atemluft

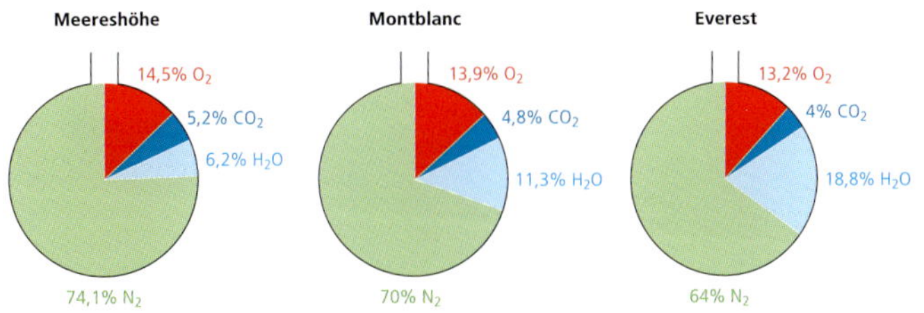

Atemgas- und Wasserdampfvolumen in den Lungenbläschen auf unterschiedlichen Höhenstufen (gerundet)

Die Zusammensetzung der atmosphärischen Luft und der Luft in den Lungenbläschen ist unterschiedlich. Auf dem Weg bis zu den Alveolen, an denen der Gasaustausch mit dem Blut stattfindet, wird der Sauerstoff-Partialdruck (O_2-Partialdruck) gemindert. Das hat zwei Gründe:

Zum einen verbleibt von der sauerstoffärmeren und kohlendioxidreicheren Ausatemluft immer ein Rest in der Lunge, der sich mit der sauerstoffreicheren Einatemluft vermischt und so deren Sauerstoffgehalt verdünnt. Zum anderen entsteht bei der Befeuchtung und Erwärmung der Einatemluft Wasserdampf mit einem Partialdruck von 47 mmHg, der zusätzlich Raum beansprucht.

Erhöhen lässt sich der O_2-Partialdruck in der Lunge nur durch Senken des CO_2-Partialdrucks, was durch eine gesteigerte Atmung (Hyperventilation) mit verstärktem Abatmen von CO_2 möglich ist. Diese Möglichkeit wird aber in der Höhe durch den gleichbleibenden Wasserdampf-Partialdruck (H_2O-Partialdruck) begrenzt, der infolge der höhenbedingten Druckminderung ein zunehmend größeres Teilvolumen in der Lunge benötigt. Im Gegensatz zum O_2-Partialdruck, der mit zunehmender Höhe gleichmäßig abnimmt, wird der Wasserdampf-Partialdruck auf allen Höhenstufen mit 47 mmHg konstant gehalten, denn er ist nicht vom Luftdruck, sondern nur von der (Körper-)Temperatur abhängig. Und daher wird auch auf dem Everestgipfel die Atemluft auf etwa 37 °C erwärmt und zu 100% mit Wasserdampf gesättigt. In extremen Höhen beeinträchtigt dieser gleichbleibend hohe Wasserdampf-Partialdruck in den Lungenbläschen deshalb zunehmend die Sauerstoffaufnahme: Beansprucht der Wasserdampf auf Meereshöhe ca. 6% des Lungenvolumens und auf Montblanchöhe etwa 11%, sind es auf Everesthöhe bereits knapp 19%. Der Volumenanteil des Sauerstoffs kann dort auch durch die extrem gesteigerte Atmung kaum über 13% erhöht werden. Weil darüber hinaus aufgrund des stark verminderten Luftdrucks 65–70% weniger Sauerstoffmoleküle in die Lunge gelangen, fällt der O_2-Partialdruck im Blut auf dem Gipfel des Mt. Everest bis auf ca. 30 mmHg, und die Sauerstoffsättigung bewegt sich nur noch um 50%.

Bereits ab einem Abfall des O_2-Partialdrucks auf 35 mmHg in den Alveolen und 32 mmHg im arteriellen Blut beginnt die kritische Mangelversorgung des Hirngewebes, und es drohen Störungen der Hirnfunktion.

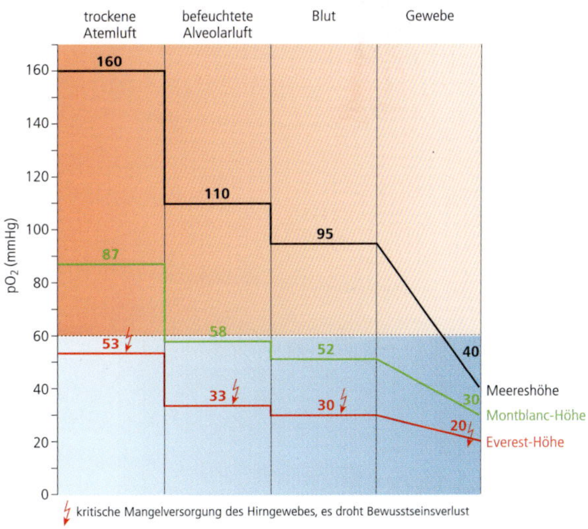

Minderung des O_2-Partialdrucks bis zu den Körperzellen auf Meeres-, Montblanc- und Everesthöhe (gerundet)

Atemgasteildrucke und -volumina in den Lungenbläschen auf Meeres-, Montblanc- und Everesthöhe (gerundet)

	Meereshöhe		**Montblanc (4807m)**		**Mt. Everest (8850m)**	
	Druck	Volumenanteil	Druck	Volumenanteil	Druck	Volumenanteil
pO_2	110 mmHg	14,5%	58 mmHg	13,9%	33 mmHg	13,2%
pCO_2	40 mmHg	5,2%	20 mmHg	4,8%	10 mmHg	4,0%
pH_2O	47 mmHg	6,2%	47 mmHg	11,3%	47 mmHg	18,8%
pN_2	563 mmHg	74,1%	291 mmHg	70%	160 mmHg	64%
gesamt	760 mmHg	100%	416 mmHg	100%	250 mmHg	100%

Körperwasserverlust über die Atmung

Das Aufnahmevermögen der Luft für Wasserdampf ist temperaturabhängig. Bei 0 °C enthält 1 m^3 Luft (1000 Liter) maximal 5 Gramm Wasserdampf, bei –20 °C nur noch 1 Gramm. In den Tropen können es hingegen 30 Gramm und mehr sein. Die Atemluft wird aber unabhängig vom Wasserdampfgehalt der Umgebungsluft immer voll, d. h. zu 100% (44 mg/l bei 37 °C) mit Wasserdampf gesättigt. Je geringer der Wasserdampfgehalt in der Umgebungsluft, desto stärker muss die Atemluft befeuchtet werden. In kalter und trockener Pol- und Höhenluft muss deshalb die Atemwegsschleimhaut mehr Wasser und Wärme abgeben als in feuchter tropischer Luft. Beispiel: Bei einem Aufstieg und einer Umgebungstemperatur von –20 °C wird das Atemminutenvolumen um das 10-fache auf 100 Liter gesteigert. Innerhalb von 10 Minuten muss dann 1 m^3 Luft von –20 °C auf +37 °C angewärmt und von 1 g/l auf 44 g/l befeuchtet werden.

Somit verliert der Körper innerhalb von 10 Minuten 43 mg bzw. 43 ml Wasser und in 1 Stunde bereits 258 ml allein über die Atmung.

Everest-Basislager, Nordseite: Gedenkstein in Erinnerung an G. L. Mallory and A. Irvine, verschollen am 8.6.1924 am Nordostgrat

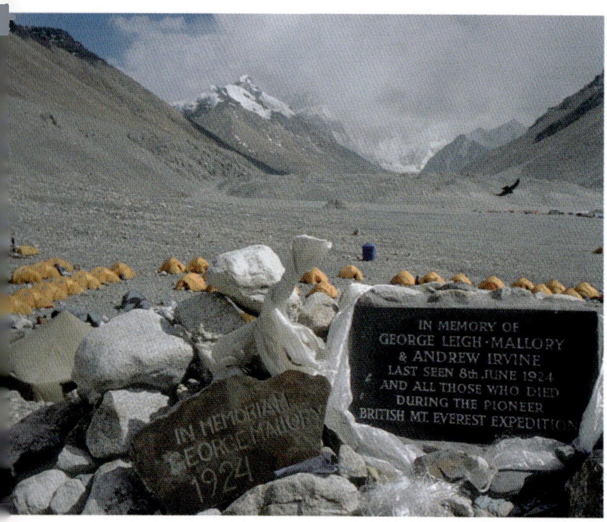
IN MEMORY OF
GEORGE LEIGH·MALLORY
& ANDREW IRVINE
LAST SEEN 8th JUNE 1924
AND ALL THOSE WHO DIED
DURING THE PIONEER
BRITISH MT. EVEREST EXPEDITI
IN MEMORIAM
GEORGE MALLORY
1924

Bis 1953 scheiterten alle Everestexpeditionen. Dies hatte im Wesentlichen simple Gründe, vor allem eine zu niedrig eingestellte Sauerstoff-Flussrate, aber auch ein zu großer Verlust von Körperwasser über die Atmung, wie der Wissenschaftler Griffith Pugh analysierte. Folgerichtig empfahl er eine höhere Sauerstoff-Flussrate und »at least eight pints of liquid a day«, also ca. 4,5 Liter Flüssigkeit täglich zu trinken. Edmund Hillary und Tenzing Norgay hielten sich 1953 an die Ratschläge, stellten den Fluss ihrer Atemregler auf durchschnittlich 3,85 l/min, tranken auf ihrem Weg zum Everest-Gipfel »ständig und in reichlichen Mengen« und waren erfolgreich. Natürlich hatten sie auch Glück mit dem Wetter, aber der Rat von Griffith Pugh, so einfach er im Nachhinein auch scheinen mag, war mitentscheidend am Gipfelerfolg.

Das größte Risiko in extremen Höhen ist neben dem Sauerstoffmangel der Wasserverlust über die Atmung.

Der Wasserverlust über die Atmung erhöht nicht nur das Risiko für Thrombosen und Erfrierungen, er mindert auch die körperliche Leistungsfähigkeit, schränkt die Atemwegsschleimhaut in ihrer Immunabwehr ein und erhöht die Neigung zu Entzündungen. Bis zu 70% aller Infektionen bei Trekkingtouren und Höhenexpeditionen betreffen die Atemwege.

Wo liegt das menschliche Höhenlimit?

Als im Mai 1978 Messner und Habeler erstmals die Besteigung des Mt. Everest ohne zusätzliche Sauerstoffatmung gelang, widerlegten sie die bis dahin geltende Auffassung, dass eine derartige Höhe ohne gesundheitliche Schäden nicht zu erreichen sei. Denn bis zu diesem Zeitpunkt hatte man das Erreichen des Everestgipfels wegen des errechneten Sauerstoffmangels für unmöglich gehalten. Erklärungen, warum dies ohne erkennbare Gesundheitsschäden doch möglich ist, lieferte 3½ Jahre später im Oktober 1981 die wissenschaftliche US-amerikanische Everestexpedition AMREE (American Medical Research Expedition to Mt. Everest). Luftdruckmessungen auf dem Gipfel (8850 m) ergaben dort einen Druck von 253 mmHg. Dieser war um knapp 5 mmHg höher als der zuvor formelhaft berechnete Wert

Everest-Nordseite, auf dem schneebedeckten Nordgrat zum 2. Hochlager (7700 m)

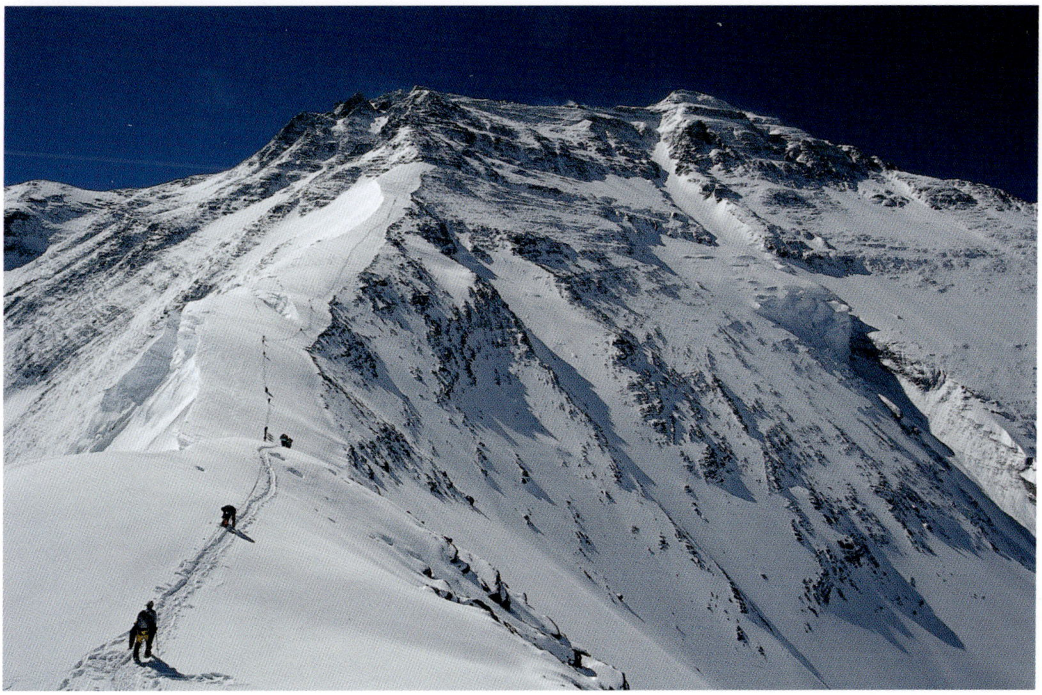

ABNAHME DES paO_2 MIT DEM ALTER

Der Sauerstoffpartialduck im Blut nimmt mit zunehmendem Alter ab. Faustregel: paO_2 (mmHg) = 100 – (Lebensalter : 2)

nach der ICAO-Standardatmosphäre, die den Luftdruck auf einer Breite von 45° Nord darstellt (ICAO: International Civil Aviation Organization). Auch überraschten die Ergebnisse der Atemgasmessungen in 8850 m Höhe. Infolge der extrem verstärkten Atmung mit vermehrtem Abatmen von Kohlendioxid (CO_2) war der CO_2-Partialdruck in den Lungenbläschen bei einer Messung von normalerweise 40 mmHg auf 7 mmHg (!) und somit weit stärker abgefallen als vorherberechnet. Auch hierdurch war es möglich, das Partialvolumen für Sauerstoff in der Lunge zu erhöhen. Somit war etwas mehr Platz für Sauerstoff in der Lunge, und durch die geringfügig höhere Dichte der Luftmoleküle, in der Everest-Atmosphäre war letztlich das Ausmaß des Sauerstoffmangels auf dem Weg zum Gipfel tatsächlich geringer, als zuvor vermutet.

Das absolute Höhenlimit für den Mensch dürfte allenfalls nur wenig höher, bei maximal 9000 m liegen, und dieses wäre nur von Wenigen erreichbar und auch nur unter örtlichen Hochdrucklagen und bei idealen Wetterbedingungen. Somit markiert die Höhe des Everestgipfels bereits weitgehend die Höhe, die ohne zusätzliche Sauerstoffatmung maximal erreicht werden kann.

Blutgase (O_2, CO_2), Sauerstoffsättigung (SaO_2) und pH (gerundet)

	Meereshöhe	**Everestgipfel**
pO_2	95 mmHg	30 mmHg
pCO_2	40 mmHg	10 mmHg
SaO_2	95–98%	+/– 50%
pH	7,35–7,45	7,52–7,56

Höhenbereiche

In Abhängigkeit von Art und Umfang der Anpassung an den Sauerstoffmangel in der Höhe unterscheidet man drei unterschiedliche Höhenbereiche:

- mittlere Höhen von 1500 m bis 2500 m
- große Höhen von 2500 m bis 5300 m
- extreme Höhen jenseits von 5300 m

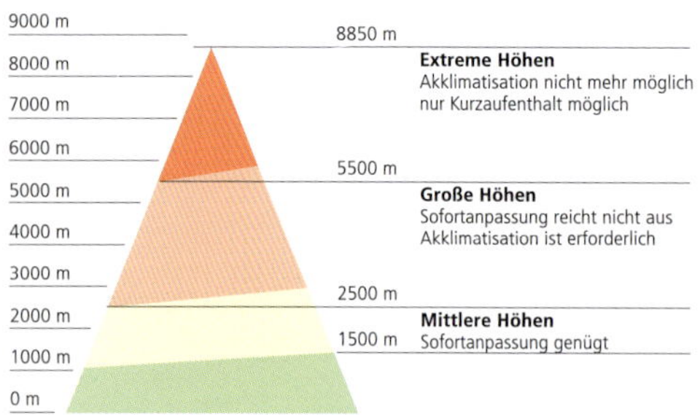

Höhenstufen und die Notwendigkeit zur Akklimatisation (nach Berghold, Schaffert et. al.)

Bis 2500 m ist keine Höhenanpassung erforderlich. Zwischen 2500 und 5300 m ist eine Akklimatisation notwendig und möglich. An Höhen oberhalb von 5300 m kann man sich nur bedingt anpassen, ein Aufenthalt muss zeitlich befristet sein.

In mittleren Höhen (bis 2500 m) passen sich Herz, Kreislauf und Atmung der Höhe sofort an und kompensieren den atmosphärischen Sauerstoffmangel vollständig. Die Sauerstoffsättigung im Blut sinkt nicht unter 90%, die maximale

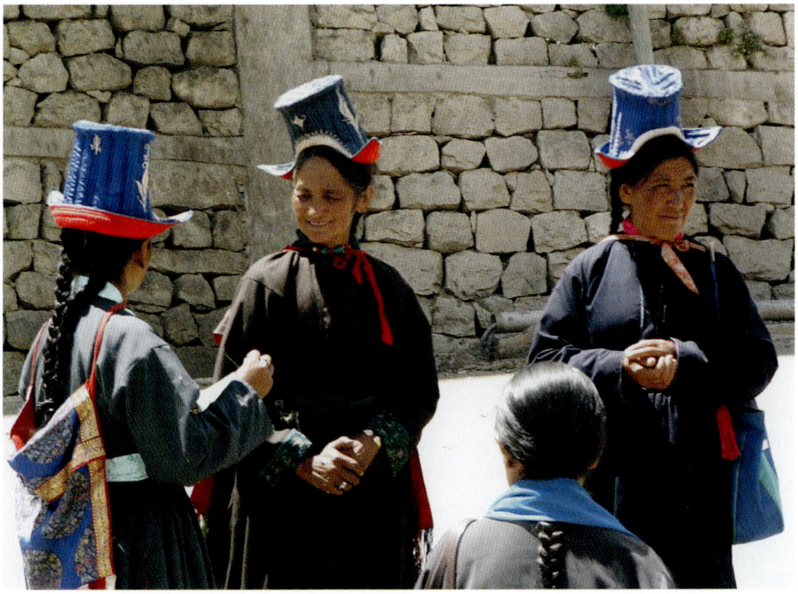

Menschen, die ständig in Hochlagen leben, sind besser angepasst. Frauen in Leh (3515 m), Ladakh, mit typischer Kopfbedeckung (Gonda)

Sauerstoffaufnahme (VO_{2max}) allenfalls um 5%. Ziele in diesem Höhenbereich kann man im Rahmen einer Tagesetappe erreichen, und auch eine Nächtigung in dieser Höhe birgt für Herz-, Kreislauf- und Lungengesunde keine Risiken. Gleiches gilt für passive Aufstiege mit Fahrzeug, Flugzeug und Seilbahn.

Der Bereich der großen Höhen (2500–5300 m) erfordert eine Akklimatisation. Die Sauerstoffversorgung der Gewebe bleibt nach Überschreiten der Schwellenhöhe (2500 m) zunächst eingeschränkt, weil der verminderte Atmosphärendruck nicht sofort kompensiert werden kann. Die arterielle Sauerstoffsättigung kann in Ruhe bis auf 80% abfallen, bei körperlicher Aktivität und im Schlaf noch stärker. Bei gestörter Akklimatisation entwickeln sich Höhenkrankheiten.

Blick von Tingri, Tibet: Himalaya-Panorama zwischen Everest und Cho Oyu

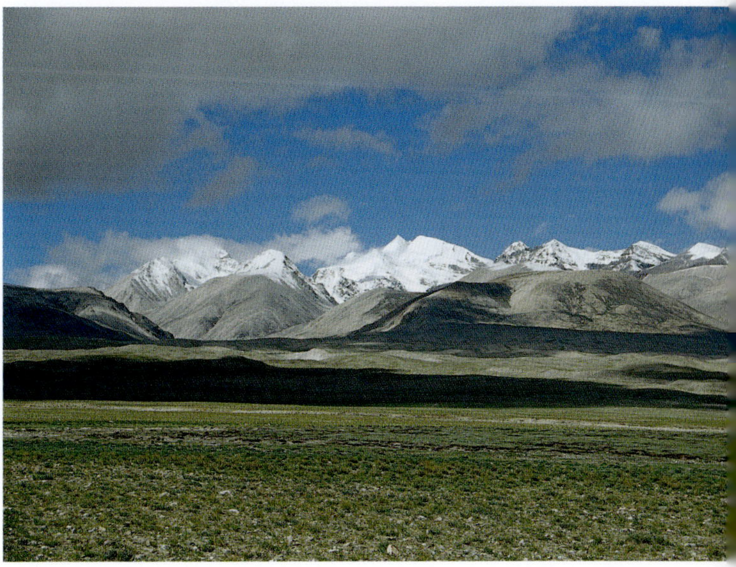

In extremen Höhen oberhalb von 5300 m ist eine vollständige Akklimatisation und somit ein Daueraufenthalt nicht möglich, nur eine Anpassung für zeitlich befristete Aufenthalte. Höhenkrankheiten treten nahezu ausschließlich in den lebensbedrohenden Formen (Höhenhirnödem, Höhenlungenödem) auf und entwickeln sich spätestens ab einem Abfall des O_2-Partialdrucks in den Lungenbläschen unter 35 mmHg (»Todeszone«).

Kompensation des Sauerstoffmangels

Unter Sauerstoffmangel schränken die Körperzellen zwangsläufig alle energieverbrauchenden Stoffwechselvorgänge immer stärker ein. Zunächst die, die zur Aufrechterhaltung ihrer speziellen Funktionen erforderlich sind, und zum Schluss notgedrungen auch die, die ausschließlich ihrem eigenen Überleben dienen. Ein wichtiger energieverbrauchender Prozess ist die Weitergabe von Signalen bzw. Informationen von Zelle zu Zelle über elektrische Erregung. Im Gehirn wird sie durch nervale Botenstoffe (Neurotransmitter) ausgelöst, zu deren Bildung Energie benötigt wird. Einer der wichtigsten Neurotransmitter ist das Acetylcholin. Eine unzureichende Bildung führt zu Störungen der Wahrnehmung bzw. verstandesmäßiger Leistungen. Im Zuge der Erregung der Zellen fließen Ionen durch die Zellmembran, und die Ionenkonzentrationen auf beiden Seiten der Membran ändern sich. Ionenpumpen stellen dann den ursprünglichen Konzentrationsunterschied wieder her – ein Prozess, der wiederum Energie erfordert.

Nur durch Anpassung der Atmung mit Steigerung der Sauerstoffaufnahme sowie durch eine Verbesserung des Sauerstofftransports im Blut und der Sauerstoffausnutzung in den Kör-

Ausblick vom Kala Pattar, auf den Everest-Südsattel (rechts oben) und -Nordsattel (links der Bildmitte)

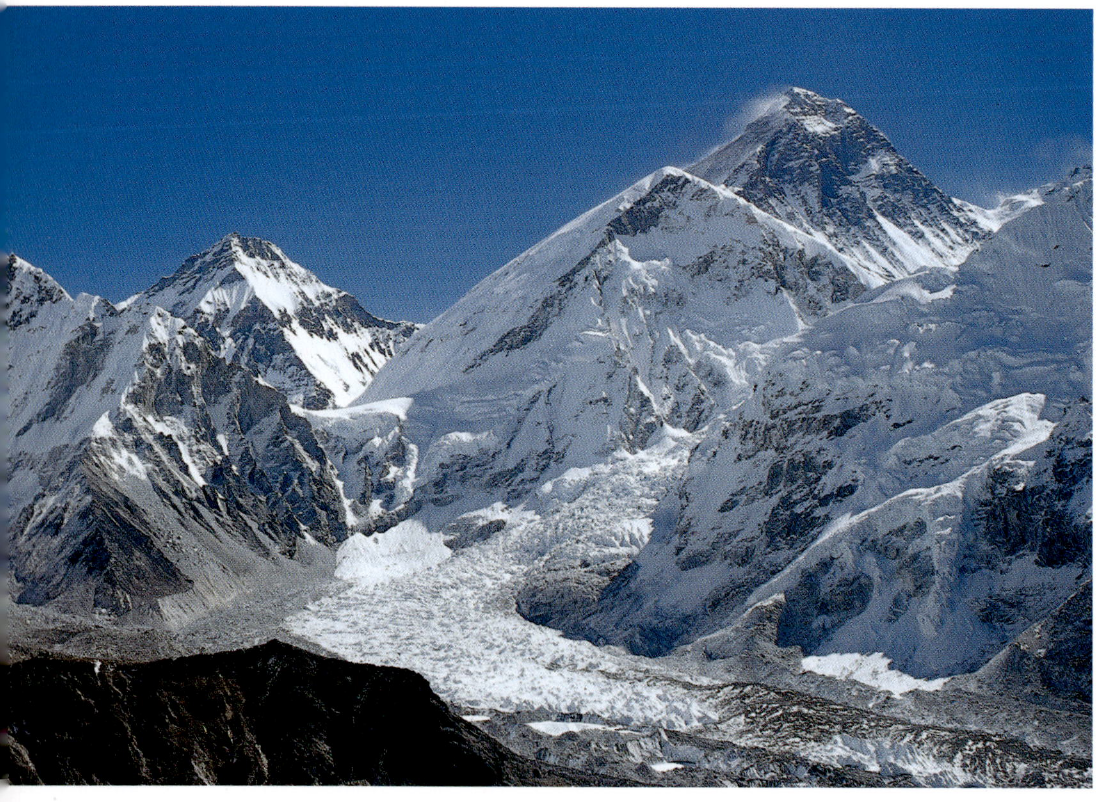

MIT DEM HEISSLUFTBALLON AUF EVERESTHÖHE

Der englische Meteorologe James Glaisher und Copilot Henry Coxwell steigen im September 1862 »ohne Sauerstoffgeräte« zu Forschungszwecken auf über 8800 m auf, beide werden höhenkrank, leiden zeitweise unter Lähmungen und Bewusstlosigkeit. Glaishers Bericht (auszugsweise): »Auf einer Höhe von 26000 ft (7925 m) bat ich Mr. Coxwell, mir zu helfen die Instrumente abzulesen, da ich Schwierigkeiten hatte, diese zu sehen. Zu diesem Zeitpunkt dachte ich an nichts Schlimmeres, als an eine zeitliche Sehstörung. Ich sah Mr. Coxwell trübe im Ring und bemühte mich zu sprechen, schaffte es aber nicht; auf einmal wurde es schwarz, und der Sehnerv verlor seine Kraft. Ich war immer noch im Besitz meiner geistigen Kräfte, gleich dem Zeitpunkt, wo ich dieses schreibe. Ich glaubte mich dem Erstickungstod nahe und wusste, dass der Tod unweigerlich eintreten würde, wenn wir nicht schnell absteigen würden. Andere Gedanken drängten sich meinem Geist auf, als ich plötzlich das Bewusstsein verlor, so wie wenn man einschlafen würde. Ich kann nichts über den Gehörsinn erzählen: Es herrscht perfekte Ruhe. Ich schätze, dass zwei oder drei Minuten zwischen der Unfähigkeit meiner Augen, die feine Aufteilung zu sehen, und meiner Ohnmacht verstrichen. In meiner Kraftlosigkeit hörte ich die Wörter »Temperatur« und »Beobachtung«, und ich wusste, dass Mr. Coxwell im Korb war, der mit mir sprach und sich bemühte, mich zu wecken; das Bewusstsein und das Gehör waren zurückgekehrt. Dann hörte ich ihn nachdrücklicher sprechen, konnte aber selbst nicht sprechen oder mich bewegen. Mr. Coxwell informierte mich, dass er seine Hände nicht benutzen konnte, sie waren schwarz. Er erzählte mir, dass er für einen Moment dachte, dass ich mich hingelegt hätte, um auszuruhen; dann sprach er mich an, ohne mir eine Antwort entlocken zu können. Er bemerkte die Lage meiner Beine und dass meine Arme an meiner Seite herunterhingen. Dann überkam es ihn, dass ich ohnmächtig geworden war. Er wollte mich aufwecken, schaffte es aber nicht, und er spürte, wie die Ohnmacht über ihn selber kam. Ihm wurde bange, und er wollte das Ventil öffnen, aber, da er seine Hände nicht benutzen konnte, schaffte er es nicht; und schließlich tat er es, indem er das Seil mit seinen Zähnen erfasste und den Kopf zwei- oder dreimal runter bewegte. Unsere Ohnmacht hatte keine Nachwirkungen ...«

perzellen kann der Sauerstoffmangel in großen Höhen dauerhaft und in extremen Höhen jeweils für kurze Zeitspannen kompensiert werden. Vor allem die Verbesserung von Sauerstofftransport und -ausnutzung erfordert Zeit und kann daher nur bei langsamen Aufstiegen wirksam werden.

Je langsamer der Sauerstoffmangel entsteht und je geringer dieser jeweils ist, desto besser wird er toleriert. Ein rascher und großer Abfall des Sauerstoffdrucks bei schnellen Aufstiegen in große und extreme Höhen kann mit einer verstärkten Atmung allein nicht ausreichend kompensiert werden. Dann drohen Höhenkrankheiten, Bewusstlosigkeit und der Tod.

Anpassung der Atmung

Erfahrung mit einem zu raschen Höhengewinn haben erstmals Heißluft-Ballonfahrer im 19. Jahrhundert machen müssen.

Folgende Doppelseite: Aconcagua, Gipfellager Camp Cholera (5980 m)

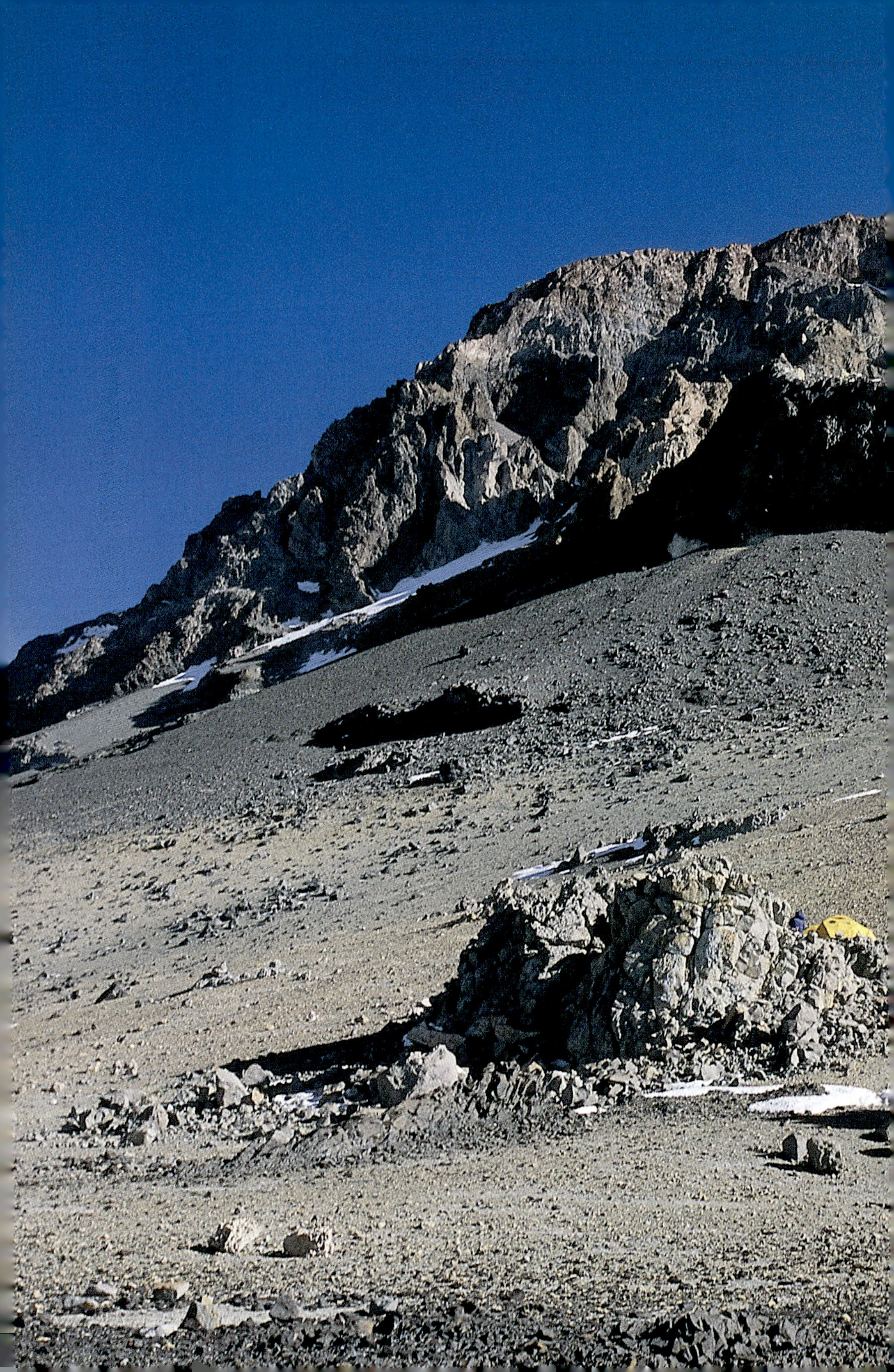

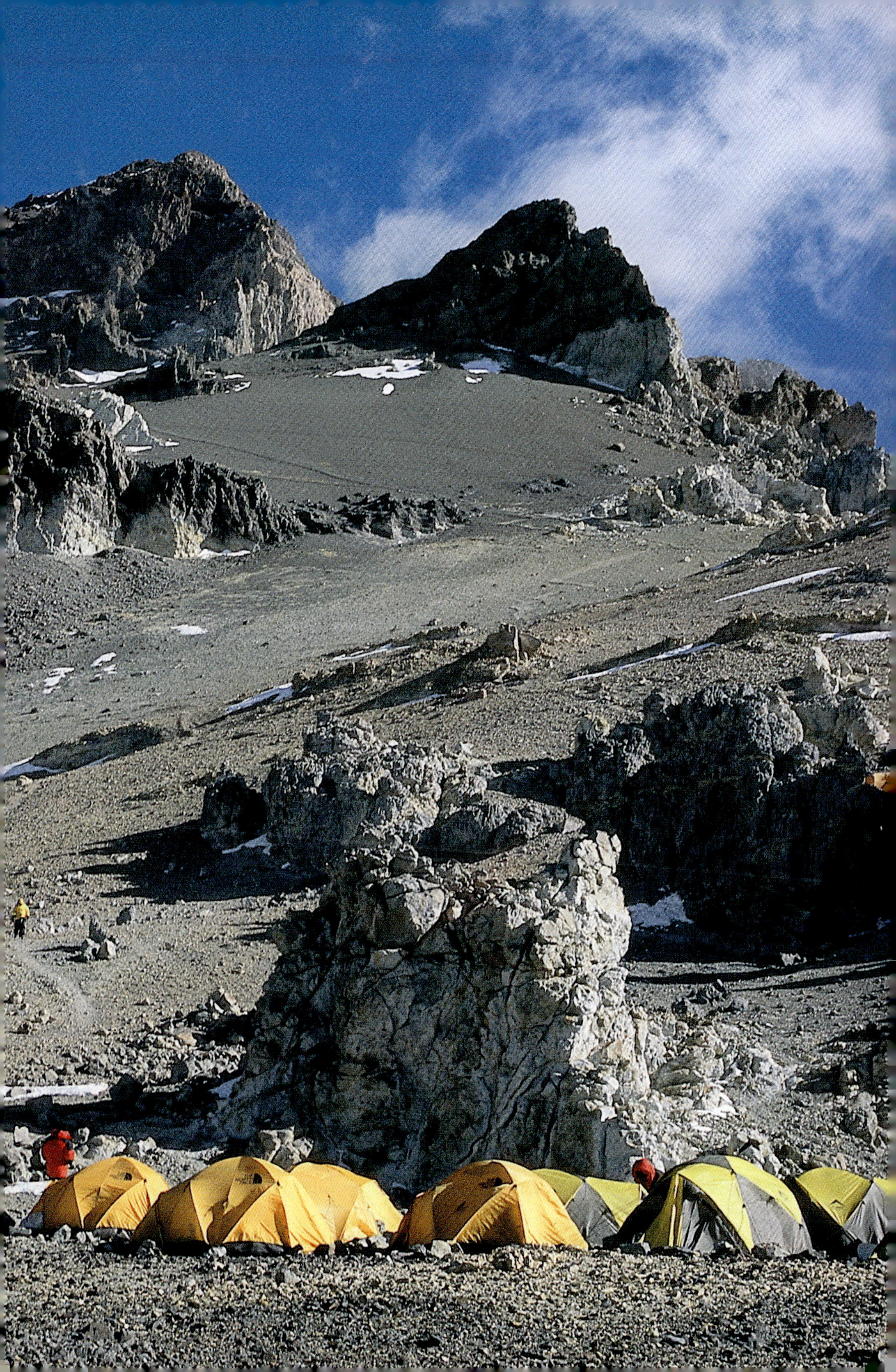

Moderne Passagierflugzeuge komprimieren die dünne Höhenluft in den Triebwerken, leiten diese in die Flugkabine und sorgen dort für eine Kabinendruckhöhe, die einer Höhe zwischen 2000 und 2500 m entspricht. Dieser Luftdruck gewährleistet einen ausreichenden Sauerstoffgehalt in der Kabinenluft, auch für nicht höhenakklimatisierte Passagiere. Sollte er auf einer Flughöhe von knapp 9000 m allerdings einmal völlig abfallen, dann wäre eine solche Situation vergleichbar mit einem unverhofften Gipfelerlebnis am Everest. Und wenn dann keine Sauerstoffmasken zur Verfügung stünden, wären alle Passagiere binnen weniger Minuten bewusstlos. Einen derartigen akuten Sauerstoffmangel kann unser Körper nicht kurzfristig kompensieren.

Steigerung der Atmung

Bei normaler Atmung wäre die kritische Situation im Hinblick auf die Sauerstoffversorgung des Gehirns bereits auf etwa 4000 m erreicht, z. B. beim Verlassen des Fliegers nach Ankunft in La Paz-Alto in Bolivien (4100 m). Durch eine vertiefte und beschleunigte Atmung kann der Sauerstoffmangel zwar verringert, aber kurzfristig nicht ausgeglichen werden. Deshalb wird fast jeder höhenkrank, der aus Meereshöhe anreist, nicht an diese Höhe angepasst ist und länger in dieser Höhe bleibt. Auch mit Seil- und Bergbahnen können in der Schweiz und in Frankreich Höhenziele um 4000 m kurzfristig erreicht werden. Wer nur die Aussicht genießt und nach spätestens 6 Stunden wieder hinunterfährt, wird nur kurzatmig. Wer jedoch länger als 6–12 Stunden auf dieser Höhe bleibt, spürt die Folgen des zunehmenden Sauerstoffdefizits und wird höhenkrank.

CO_2-Partialdruck und pH-Wert des Blutes

Bei der Verbrennung der kohlenstoffhaltigen Energieträger (Glukose, Fettsäuren) entsteht als Abbauprodukt Kohlendioxid (CO_2). Dieses reagiert im Blut unter dem Einfluss des Enzyms Carboanhydrase mit Wasser (H_2O), wobei Kohlensäure (H_2CO_3) entsteht, die aber zu einem Teil wieder in Bikarbonat (HCO_3^-) und Wasserstoff-Ionen (H^+) zerfällt. Dabei stellt sich ein Gleichgewicht zwischen CO_2 und H_2O auf der einen und von HCO_3^- und H^+ auf der anderen Seite ein, gemäß der Gleichung:

$$CO_2 + H_2O \leftrightarrow H_2CO_3 \leftrightarrow HCO_3^- + H^+$$

Die H^+-Konzentration in Körperflüssigkeiten (Blut, Hirnwasser, Zellplasma) ist für eine Vielzahl unserer Körperfunktionen von ausschlaggebender Bedeutung. Sie wird über den pH-Wert ausgedrückt. Er ist definiert als deren negativer dekadischer Logarithmus. H^+ und pH stehen somit in einem umgekehrten Verhältnis zueinander: Steigt die H^+-Konzentration, fällt der pH. Sinkt sie, dann steigt er. Unter Normalbedingungen beträgt der pH 7,4 (+/– 0,05). Bei Abnahme der H^+ wird das Blut alkalisch (pH > 7,45; Alkalose), bei Zunahme sauer (pH < 7,35; Azidose). Werte von < 7,0 oder > 7,8 sind mit dem Leben nicht mehr vereinbar.

Der CO_2-Gehalt bzw. der pCO_2 im Blut wird nicht nur durch den Stoffwechsel, sondern auch über die Atmung beeinflusst. Wird sie gesteigert, wird CO_2 verstärkt abgeatmet, und es fallen gemäß der oben dargestellten Gleichung weniger H^+ an. Der pH steigt. Es entwickelt sich eine atmungsbedingte (respiratorische) **Alkalose**.

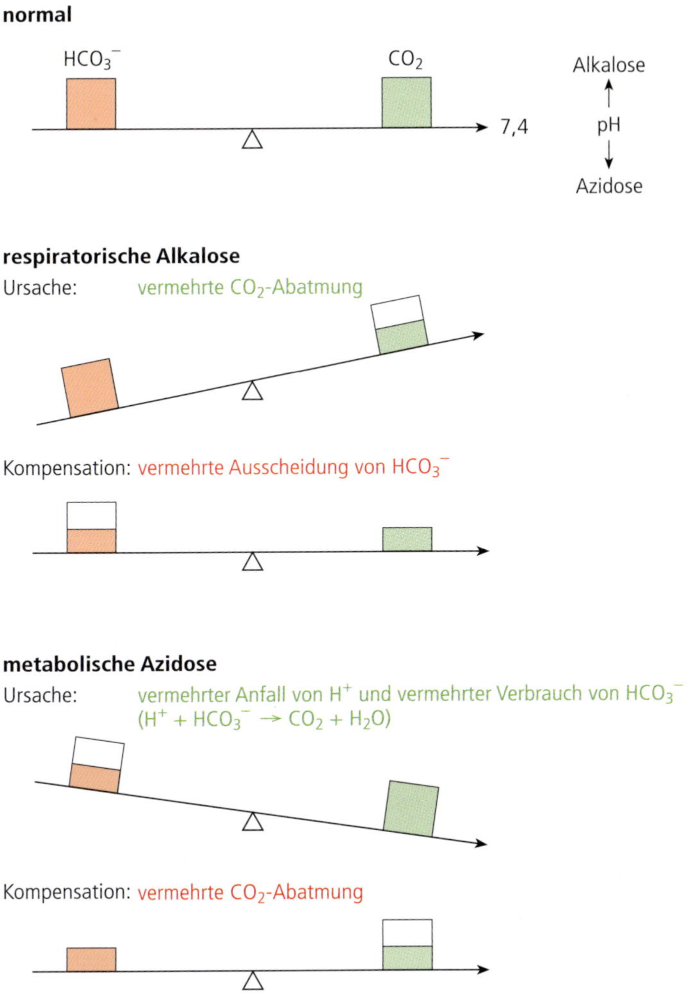

Alkalose und Azidose. Bei der vereinfachten Darstellung sind nur die für gesunde Höhentrekker bzw. Höhenbergsteiger relevante respiratorische Alkalose und metabolische Azidose berücksichtigt.

Bei einem Stoffwechsel unter Sauerstoffmangel entstehen vermehrt H^+, der pH sinkt. Es entwickelt sich eine stoffwechselbedingte (metabolische) **Azidose**.

Da durch den Stoffwechsel ständig Säuren und somit H^+ anfallen, müssen diese permanent neutralisiert werden, um den pH konstant zu halten. Dies geschieht durch sogenannte Puffersysteme. Eines der wichtigsten Puffersysteme ist das Kohlensäure-Bikarbonat-System: Etwa 85% des CO_2 werden in Form von HCO_3^- chemisch gebunden im Blut transportiert, der Rest ist im Blut physikalisch gelöst oder an Plasmaeiweiße gebunden. In der Lunge reagieren die von dem Hämoglobin freigesetzten H^+ mit HCO_3^- zu H_2O und CO_2, welches nun in die Lungenbläschen diffundiert und abgeatmet werden kann. Bei einer stoffwechselbedingten Azidose wird CO_2 verstärkt über die Lunge abgeatmet (in der Höhe nur eingeschränkt möglich), bei einer respiratorischen Alkalose wird HCO_3^- vermehrt über die Niere ausgeschieden und der pH jeweils wieder Richtung Neutralwert verschoben.

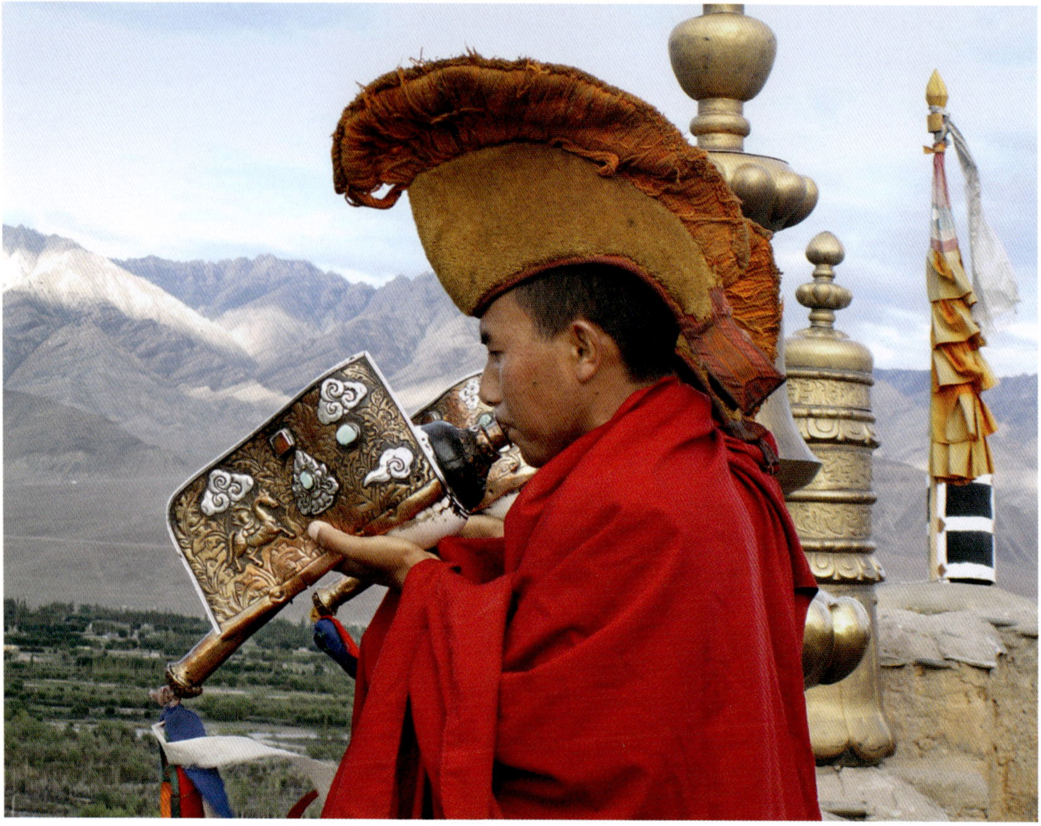

Thikse Gompa (Ladakh, Indien): Jeder neue Tag wird vor der Morgen-Puja lautstark von zwei Mönchen des Gelupka-(Gelbmützen) Ordens mit türkisbesetzten Salzwasserschneckenhörnern begrüßt.

Ein Vorteil dieses Puffersystems besteht darin, dass die CO_2-Abgabe über die Lunge und die HCO_3^--Ausscheidung über die Niere gesteuert und somit dieses Puffersystem über zwei unterschiedliche Organe justiert werden kann.

Abfall des CO_2-Partialdrucks und Anstieg des pH-Werts bremsen den Atemantrieb

Die Impulse für die Atmung werden im Atemzentrum im Hirnstamm erzeugt. Dort werden ständig der aktuelle CO_2-Partialdruck und der pH im Blut und Hirnwasser registriert und die Atemmuskulatur – die Zwischenrippenmuskeln und das Zwerchfell – bei Erreichen des Sollwertes über Nerven aktiviert.

Dieses Regelsystem funktioniert in der Höhe aber nicht mehr effizient. Die zum Ausgleich des Sauerstoffmangels erforderliche Mehratmung führt durch verstärkte Abatmung von Kohlendioxid zu einem Abfall des CO_2-Partialdrucks und der H^+-Konzentration und zu einem Anstieg des pH in Blut und Hirnwasser, wodurch der Atemantrieb gebremst wird.

Solange wir die Atmung willentlich beeinflussen können, stört dies weniger. Aber vor allem im Schlaf, wenn dies nicht mehr möglich ist, nimmt die Atemtätigkeit ab.

Nächtliche Atempausen und schlechter Höhenschlaf

Vornehmlich im Schlaf, wenn die Atmung nicht mehr willentlich beeinflusst werden kann, wird die Lunge weniger häufig und geringer belüftet, und die roten Blutkörperchen werden entsprechend geringer mit Sauerstoff beladen. Vor allem in extremer Höhe sinkt die Sauerstoffsättigung im Schlaf stark ab, in den ca. 5000–5500 m hoch gelegenen Basis- und Hochlagern um 10–15%.

Bereits in Alpenhütten kann man schlecht ein- und kaum durchschlafen. Sicher, die Umgebung ist fremd, das Lager ungewohnt, vielleicht quälen auch Kopfschmerzen. Aber es ist vor allem die Höhe und die natürliche Reaktion unserer Atmung auf die dünnere Luft, die den Schlaf beeinträchtigen. Oft ist man besorgt, wenn man feststellt, dass der Schlafpartner nicht mehr atmet, und ist erst dann wieder beruhigt, wenn die Atmung nach längerer Pause wieder mit tiefen Zügen einsetzt. Die Atemzüge flachen dann erneut ab, der Atemfluss verringert sich um mehr als 50% (Hypopnoe), die Atemzüge kommen immer spärlicher und setzen letztendlich wieder vollständig aus (Apnoe), bis sich nach einer mitunter quälend langen Pause mit einem tiefen Atemzug das Ganze periodisch wiederholt. Die Höhenatmung bezeichnet man als Cheyne-Stokes-Atmung, »erst ist sie schön, dann stockt sie«. Mit dieser Eselsbrücke haben sich bereits Generationen von Medizinstudenten die Eigenart dieser Atmung gemerkt.

STÄNDIGE ATEMPAUSEN

Lhotse-Flanke, 3. Hochlager, 7400 m

Immer wieder werde ich wach und verspüre jedes Mal einen heftigen Lufthunger. Dann sehe ich mit einer gewissen Regelmäßigkeit das Gesicht von Manuel, meinem Zeltpartner, über mir. Besorgt leuchtet er mit seiner Stirnlampe durch die kleine eisverkrustete Öffnung meines Schlafsacks. Wenn ich dann die Augen aufmache und »alles in Ordnung« murmle, knipst er das Licht wieder beruhigt aus. Auch er schläft schlecht, aber mit dem Phänomen der Höhenatmung ist er noch nicht so vertraut, weswegen ihn meine wiederholten und mitunter bis zu einer halben Minute dauernden Atempausen sehr irritieren. Am Morgen erzählt er mir dann, dass er immer, wenn ich über längere Zeit nicht mehr atmete, dachte, ich sei womöglich gestorben.

Die durchschnittliche Dauer der nächtlichen Atempausen beträgt auf allen Höhenstufen etwa 15 Sekunden. Die längste Atempause, die wir am Everest registrieren konnten, war 44 Sekunden lang. In der ersten Nacht nach Ankunft im Basislager (5400 m) traten Atempausen z. B. durchschnittlich 72-mal pro Stunde auf. 66-mal pro Stunde war der Atemfluss um 50% und stärker vermindert und die Atmung infolgedessen zu über 90% gestört. Innerhalb einer Woche verringerten sich die Apnoen bereits auf 25/min. Bei weiterem Aufstieg bis Lager III (7400 m) stiegen sie wieder bis auf ca. 70/min an, und der steigende nächtliche Lufthunger führte infolge der gehäuft auftretenden Aufwachreaktionen wieder zu einem stärkeren Entzug von Tiefschlaf und zu spürbaren Beeinträchtigungen der Leistungsfähigkeit am Folgetag.

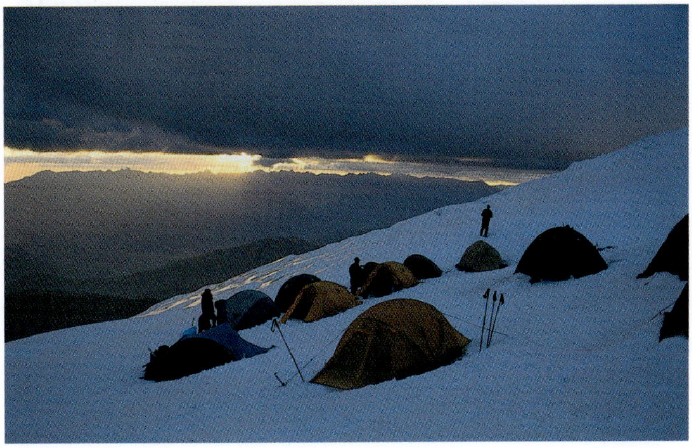

Huascaran: Abendstimmung im 1. Hochlager (5260 m)

Mit zunehmender Akklimatisation wird der Atemantrieb immer besser. Die

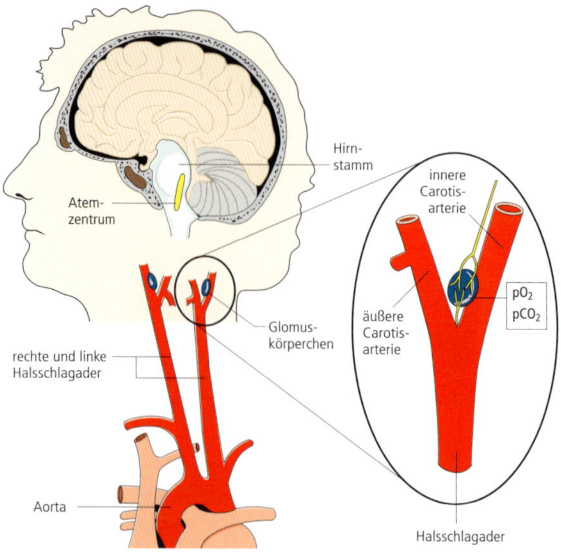

Steuerung der Höhenatmung

Anzahl der Atempausen nimmt kontinuierlich ab, und auch der nächtliche Abfall der Sauerstoffsättigung verringert sich. Jenseits von etwa 5000 m bilden sich die nächtlichen Atempausen aber nie völlig zurück.

Wer sich durch Kurzatmigkeit, weiteren Abfall der Sauerstoffsättigung und das wiederholte nächtliche Aufwachen gestört fühlt, dem bleibt zunächst nur übrig, sich immer wieder aufzusetzen und verstärkt zu atmen oder unter Umständen sogar wieder abzusteigen und sich in kleineren Höhenetappen an die dünne Luft zu gewöhnen oder den gestörten nächtlichen Atemantrieb medikamentös mit Acetazolamid zu verbessern (z. B. Diamox®; 125–250 mg einige Stunden vor dem Einschlafen). Acetazolamid senkt durch eine vermehrte Ausscheidung von Bikarbonat den Blut-pH und verbessert so den Atemantrieb.

Nicht ratsam ist es, während der Akklimatisation und in Höhen jenseits von ca. 5000 m Schlafmittel zu nehmen, denn diese dämpfen nahezu ausnahmslos den Atemantrieb und lassen die nächtliche Sauerstoffsättigung noch weiter absinken.

Neues »Atemzentrum« wird aktiv

Dem Umstand, dass der Abfall des CO_2-Partialdrucks die Atmung hemmt, wirken Sensorzellen in den etwa erbsengroßen Glomuskörperchen an der Gabelung der Halsschlagader entgegen. Sie verfügen über ein sauerstoffempfindliches Protein, welches den Abfall des arteriellen O_2-Partialdruckes registriert und über eine nervale Verknüpfung mit dem Atemzentrum nun den Atemantrieb steigert. Diese Steuerung der Atmung ist in der dünnen Höhenluft effizienter, denn sie gewährleistet auch bei niedrigen CO_2-Partialdrucken noch adäquate Atemreize.

Sonnenaufgang über dem Dhaulagiri I (8167m) und der Annapurna Süd (7129 m) rechts

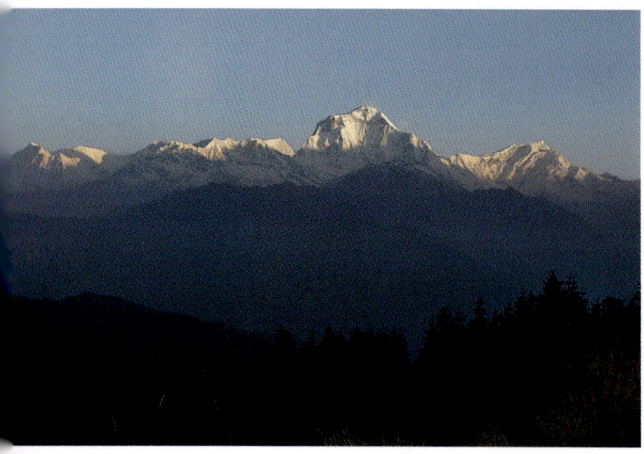

Bis Sollwerte und Regelmechanismen des Atemantriebs durch Einbeziehung der peripheren O_2-Sensorzellen angepasst und aufeinander abgestimmt sind, vergehen viele Tage und schlafarme Nächte.

Bergsteiger, bei denen die Glomuskörperchen an der Halsschlagader entweder wegen einer gutartigen Geschwulstbildung oder im Rahmen eines Gefäßersatzes entfernt wurden, können sich nicht an die Höhe anpassen und werden deshalb oberhalb von ca. 2500 m immer höhenkrank.

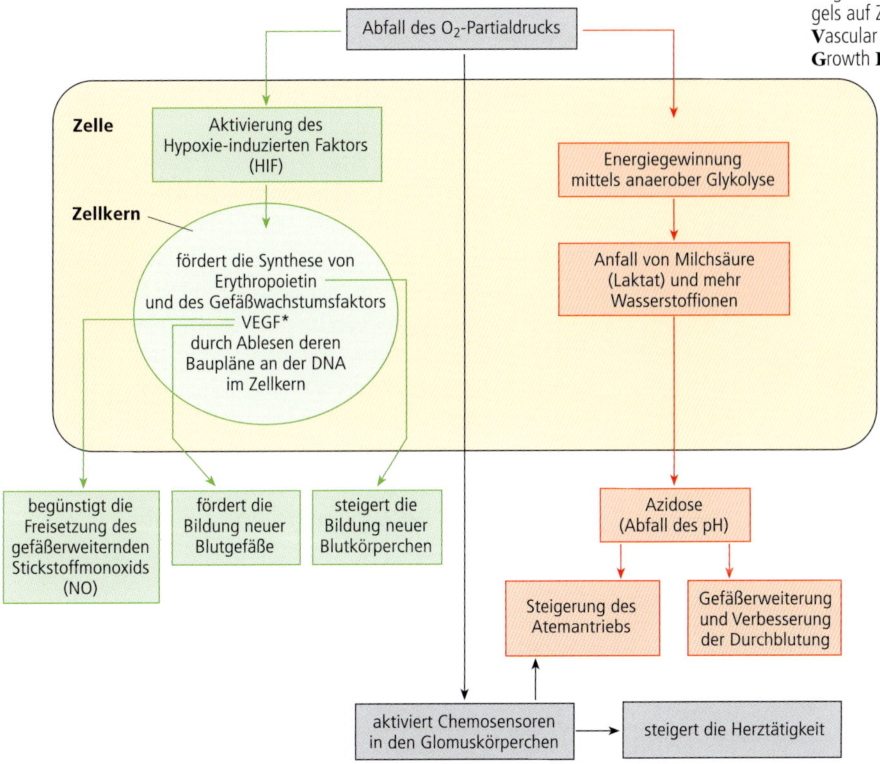

Folgen des Sauerstoffmangels auf Zellebene (* VEGF: **V**ascular **E**ndothelial **G**rowth **F**actor)

Das Blut wird zähflüssig

Der Sauerstofftransport wird in der Höhe durch Erhöhung der Transportkapazität verbessert, indem die Anzahl der roten Blutkörperchen steigt und der Blutfluss beschleunigt wird.

Vermehrung der roten Blutkörperchen

Bereits wenige Stunden nach Höhenexposition kommt es zu einer Verminderung des Blutvolumens, indem die zellfreie Blutflüssigkeit (Blutplasma) verstärkt über die Niere ausgeschieden wird. Mit diesem Trick wird die Konzentration der roten Blutkörperchen erhöht, zwar nur relativ, aber das ist bereits vorteilhaft im Hinblick auf den Sauerstofftransport. Denn bis sich die Anzahl an roten Blutkörperchen in der erforderlichen Menge erhöht hat, werden noch Wochen vergehen, und so kann mit dieser Maß-

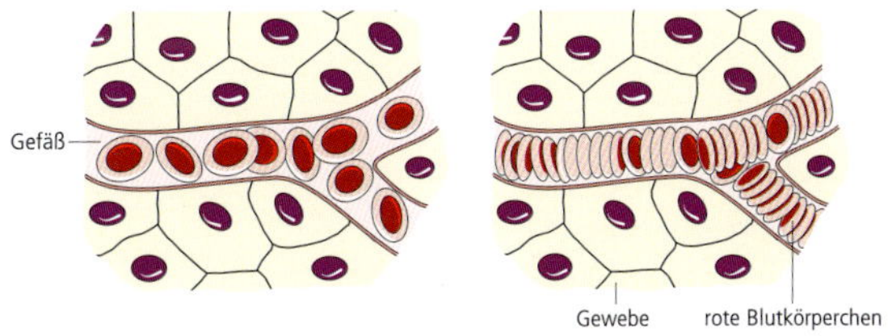

Zähflüssigkeit des Blutes infolge relativer und absoluter Vermehrung der roten Blutkörperchen

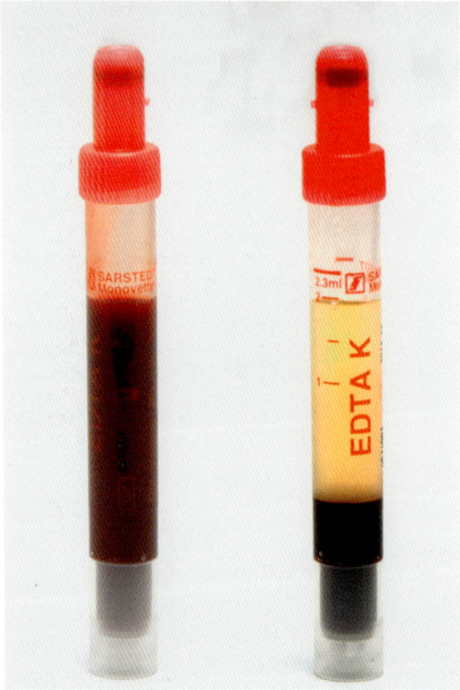

Beim Zentrifugieren setzen sich die schweren roten Blutkörperchen ab (rote untere Blutsäule). Die obere gelbliche Blutsäule entspricht dem Blutplasma.

nahme kurzfristig eine Lücke in der Sauerstoffversorgung geschlossen werden. Aber mit zunehmender Konzentration des Blutes steigt auch die Blutviskosität (Zähflüssigkeit). Das Herz muss stärker pumpen und schafft es nicht immer, das dickflüssige Blut in ausreichender Menge durch die kleinsten Gefäße zu drücken, spürbar vor allem an einem frühzeitigen Abfall der Temperatur in Fingern und Zehen in der Kälte.

Bestimmen lässt sich die Blutkonzentration mit dem **Hämatokrit-Wert.** Dieser zeigt das Verhältnis von Blutzellvolumen zu Gesamtblutvolumen an und beträgt unter Normalbedingungen beim Mann etwa 0,40 bis 0,54. Bei der Frau liegt er um etwa 0,5 Punkte niedriger. Werte von 0,58 oder gar 0,6 sind bei Höhenbergsteigern nicht selten.

Parallel zur relativen Erhöhung der roten Blutkörperchen beginnt auch die verstärkte Neubildung der roten Blutzellen und somit deren absolute Erhöhung. Hierzu wird in der Niere und zu einem kleineren Umfang in der Leber (10–15%) die Bildung von Erythropoietin (Epo) aktiviert. Es wird in das Blut abgegeben, bindet an korrespondierenden Rezeptoren der Stammzellen im Knochenmark und verstärkt die Entwicklung und Reifung dieser Zellen zu roten Blutkörperchen. Um überalterte Erythrozyten zu ersetzen, müssen täglich etwa 200 Milliarden roter Blutkörperchen gebildet werden. Unter Sauerstoffmangel kann die tägliche Produktion der roten Blutkörperchen um bis zum 10-fachen auf maximal 2 Billionen und die des Hämoglobins um maximal 55–65 mg gesteigert werden. 1 Gramm Hämoglobin kann maximal 1,34 ml Sauerstoff chemisch binden, somit wird die Sauerstofftransportkapazität täglich um maximal 0,08 ml verbessert. Nach 4 Wochen hat sich der Hämatokrit um etwa 10% erhöht. Abgeschlossen ist die erforderliche Blutneubildung aber erst nach Monaten.

Verbesserung der Sauerstoffbindung

Die Höhe beeinflusst auch die Sauerstoffbindung an die roten Blutkörperchen. Deren Beladung mit Sauerstoff hängt nicht nur vom O_2-Partialdruck im Blut ab, sondern auch von der jeweiligen Bindungsaffinität des Hämoglobins. Die Hämoglobin-Sauerstoff-Affinität und die Beziehung zwischen dem O_2-Partialdruck und der Sauerstoff-Sättigung werden durch die Sauerstoffbindungskurve (SBK) beschrieben. Aus dem Verlauf der SBK lässt sich entnehmen, dass unter Normalbedingungen und auf Meereshöhe bei einem Abfall des pO_2 bis auf ca. 60 mmHg die Sauerstoffsättigung nicht unter 90% abfällt. Bei verstärkter Atmung mit Alkalose und Linksverlagerung der SBK in der Höhe werden vergleichbare Sättigungswerte infolge verbesserter Hämoglobin-Sauerstoff-Affinität noch bei einem Abfall des pO_2 um die Hälfte bis auf ca. 50 mmHg gewährleistet.

2,3-BPG, das mit zunehmender Höhe und verstärktem Stoffwechsel in den roten Blutkörperchen vermehrt anfällt, wirkt dem entgegen. Hieraus resultiert in mittleren Höhen-

2,3-BPG

Die kernlosen roten Blutkörperchen beziehen ihre Energie aus der Glykolyse. Hierbei entsteht als Zwischenprodukt 2,3-Biphosphoglycerol.

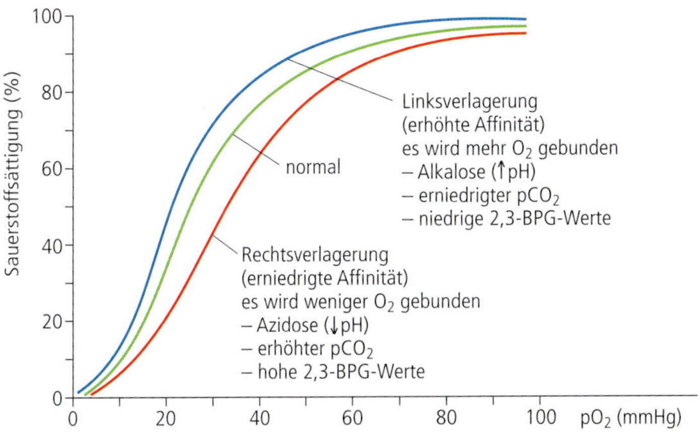

Die **Sauerstoffbindungskurve** (SBK) gibt die Beziehung zwischen dem O_2-Partialdruck und der Sauerstoff-Sättigung des Hämoglobins wieder. Die Kurve zeigt einen charakteristischen S-förmigen Verlauf. Bei einem O_2-Partialdruck von 90 mmHg und höher ist das Hämoglobin zu über 95% mit O_2 gesättigt. Nach O_2-Verbrauch in den Körperzellen sinkt der O_2-Partialdruck im Venenblut bis auf 40 mmHg, einer Sättigung von 75% entsprechend.
Eine **Zunahme der Bindungsaffinität** bei verminderter CO_2-Konzentration im Blut (Alkalose) und bei verminderter Produktion von 2,3-Bisphosphoglycerol (2,3-BPG) in den roten Blutkörperchen bewirkt eine **Linksverlagerung** der SBK, eine **Abnahme** bei erhöhter CO_2-Konzentration im Blut (Azidose) und bei erhöhter Produktion von 2,3-Bisphosphoglycerol (2,3-BPG) eine **Rechtsverlagerung**.

Die Rechtsverlagerung erschwert die O_2-Aufnahme in der Lunge, die O_2-Sättigung ist schlechter, dafür wird O_2 leichter in den Geweben abgegeben. Die Linksverlagerung erleichtert die O_2-Aufnahme in der Lunge, die O_2-Sättigung ist besser, allerdings wird der O_2 infolge der festeren Bindung in den Körpergeweben etwas schlechter abgegeben. Somit stellt die Lage der SBK einen Kompromiss dar zwischen der Fähigkeit, O_2 in der Lunge aufzunehmen und im Gewebe abzugeben.

Folgende Seite: Blick über den Alpamayo-Gipfelgrat

lagen eine geringfügig schwächere Sauerstoffbindung, auf ca. 6300 m heben sich die gegenläufigen Effekte auf und das Bindungsverhalten entspricht dem auf Meereshöhe. Oberhalb von 6300 m muss die Atmung aber so stark gesteigert und kann die immer stärker werdende Alkalose des Blutes zunehmend schlechter kompensiert werden, sodass letztlich hierdurch der Effekt von 2,3-BPG überdeckt und die Bindungsaffinität für Sauerstoff wieder verstärkt wird. Das wiederum ermöglicht eine bessere O_2-Beladung der roten Blutkörperchen in der Lunge. Denn die treibende Kraft für deren Beladung ist die Druckdifferenz zwischen dem pO_2 in den Lungenbläschen und dem Blut, und die wird in extremer Höhe immer kleiner, und ohne Steigerung der Bindungsaffinität würde die Sauerstoffsättigung im Blut noch stärker abfallen.

Everest-Nordostgrat im ersten Morgenlicht

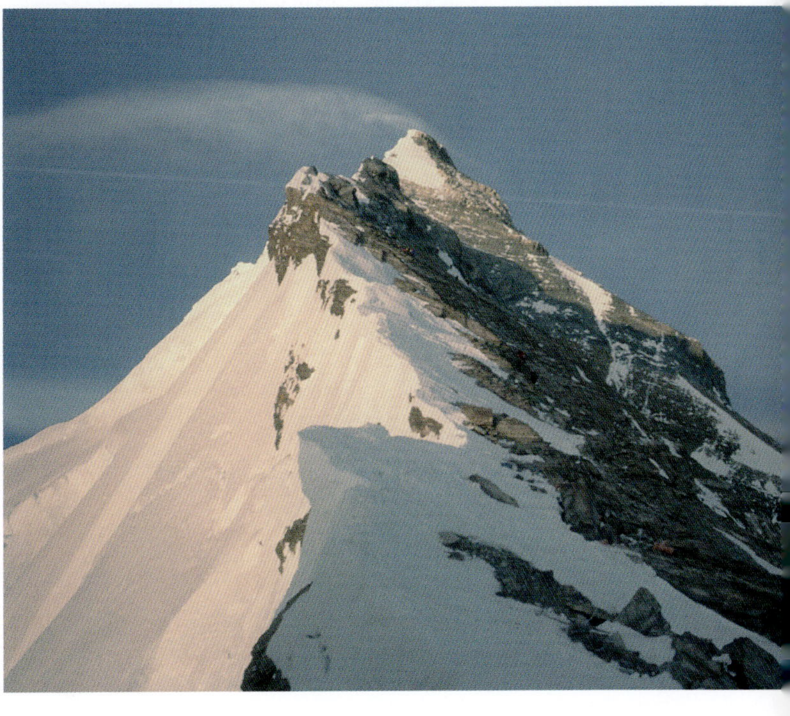

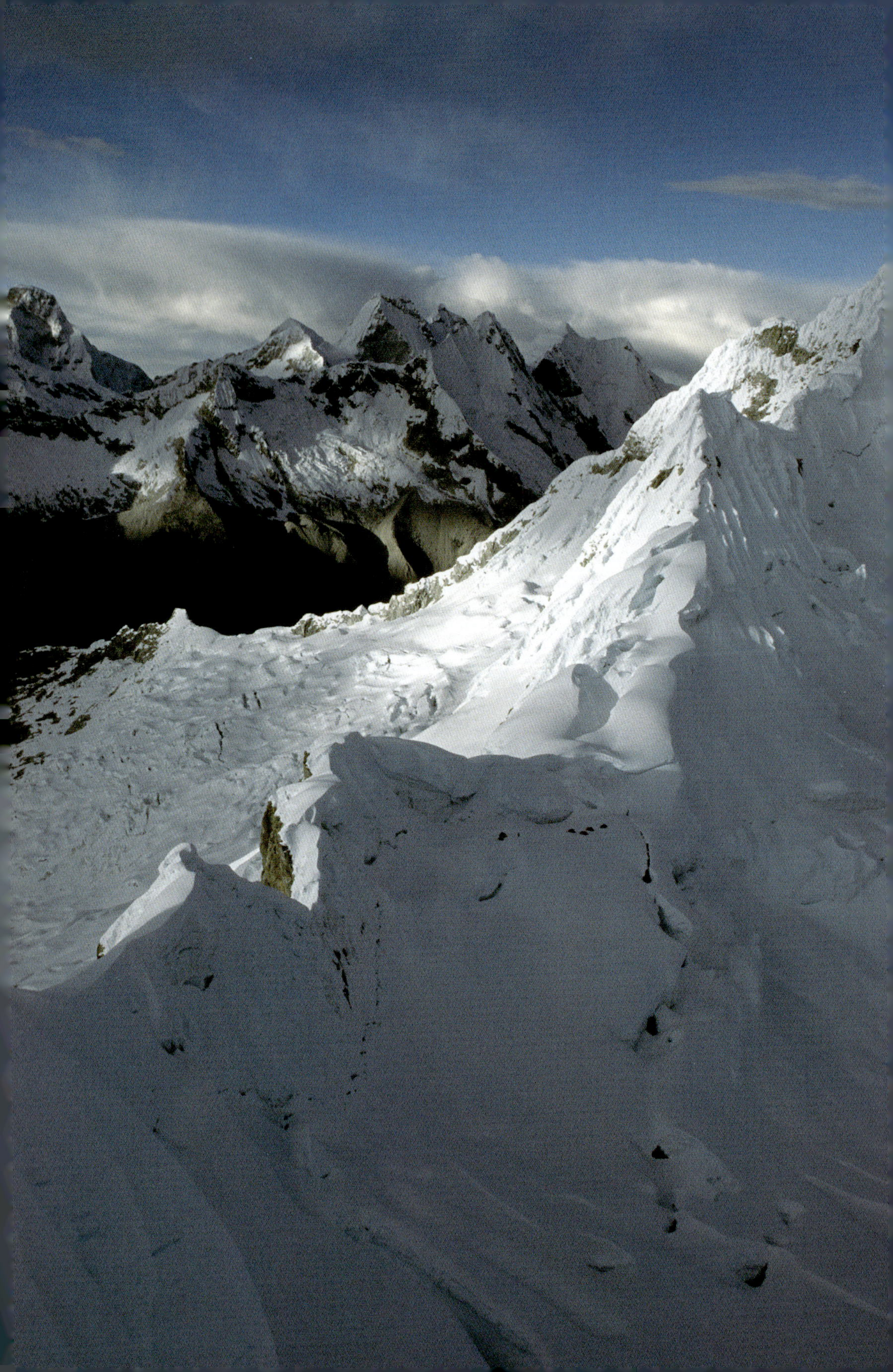

Messung der Sauerstoffsättigung

Pulsoximeter messen die Sauerstoffbeladung der roten Blutkörperchen. Die Sauerstoffsättigung zeigt an, wie gut oder schlecht die aktuelle Anpassung an die dünne Luft ist und vor allem auch, wann Anpassungsstörungen und Höhenkrankheiten drohen.

Mit einem modernen und leichten **Pulsoximeter** lässt sich die Sauerstoffsättigung mit einem Clip am Finger bestimmen. Die Messgenauigkeit der kleinen Pulsoximeter bei Sättigungswerten zwischen 70 und 50% wird nach Herstellerangaben mit +/– 3% angegeben. Eine Fotoelektrode misst den Anteil des Lichts, der durch den Finger dringt. Dieser ist abhängig von der Sauerstoffbeladung der roten Blutkörperchen. Das mit Sauerstoff voll beladene Hämoglobin des arteriellen Blutes ist hellrot, das des sauerstoffärmeren venösen Blutes dunkelrot. Aus der gemessenen Lichtmenge errechnet das Gerät den Sättigungswert.

Jedes Hämoglobinmolekül kann maximal 4 Moleküle Sauerstoff binden. Sind alle 4 Bindungsstellen beladen, entspricht dies einer Sauerstoffsättigung von 100%; werden nur durchschnittlich 3 Sauerstoffmoleküle gebunden, resultiert hieraus eine Sättigung von 75%.

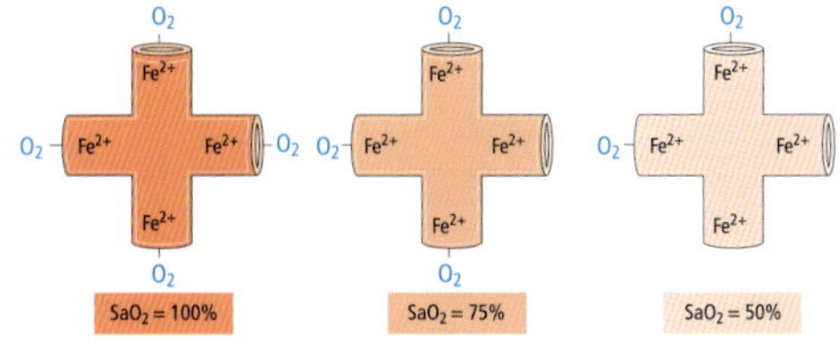

Die Pulsoximetrie informiert über die Sauerstoffsättigung des Hämoglobins.

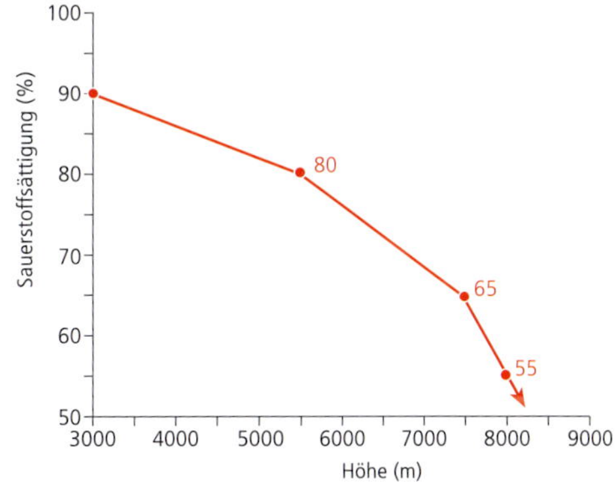

Sauerstoffsättigung des Blutes in der Höhe (kann individuell um ± 3% schwanken)

Zusätzlich zeigen die Geräte auch den Puls an und können, wenn es sein muss, bis zum Gipfel mitgenommen werden. Viel wichtiger als Messungen auf dem Gipfel sind aber die zu Beginn der Unternehmung, vor allem in den beiden ersten Wochen während der Gewöhnung an die jeweiligen Höhenstufen. Aufschlussreich ist dabei nicht nur der jeweilige aktuelle Wert, sondern vor allem die Entwicklung der Sättigung im zeitlichen Verlauf.

SAUERSTOFFSÄTTIGUNG

Die Sauerstoffsättigung beträgt maximal 98%. Weil eine geringe Blutmenge nicht am Gasaustausch teilnimmt, werden 100% nie erreicht.

Bis zu einer Höhe von 3000 m sollte die Sauerstoffsättigung in Ruhe nicht unter 90% und bis auf 5500 m nicht unter 75% absinken. Eine Sättigung, die deutlich stärker abfällt, zeigt immer eine Anpassungsstörung an oder ist womöglich schon Ausdruck einer Höhenkrankheit.

Messung der Sauerstoffsättigung

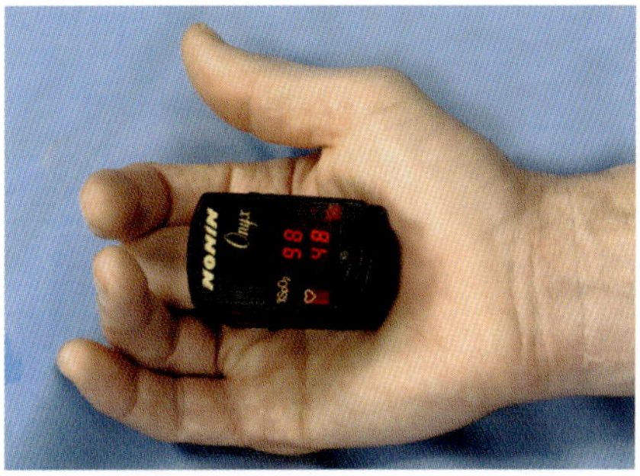

Umgekehrt kann bei einem Beschwerdebild, vereinbar mit einer Höhenkrankheit, eine solche aber mit einem guten Sättigungswert ausgeschlossen werden.

Bei Abfall bis auf 90% wird die körperliche Leistungsfähigkeit nur leicht, unterhalb von 80% jedoch spürbar eingeschränkt.

Bis 7400 m verringert sich die Sättigung bis auf 65% und bis 8000 m auf bis zu 55% (ohne Atmung von Zusatzsauerstoff). Diese Werte sind individuell unterschiedlich und vor allem abhängig von der Höhenanpassung, sie können um etwa +/– 3% variieren. Während unter

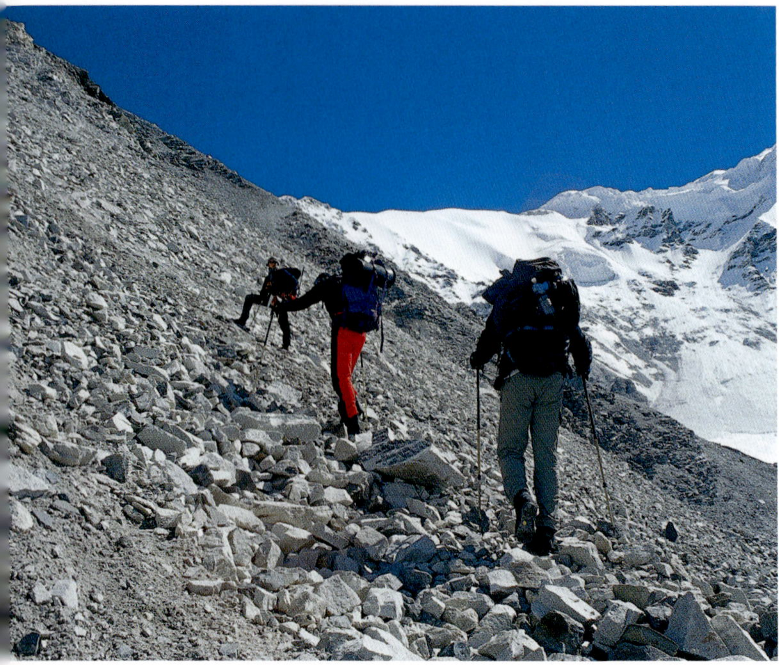

Am »Killerhang« des Cho Oyu

intensivmedizinischen Gesichtspunkten ein plötzlicher Sättigungsabfall unter 90% schon als ein unmittelbar lebensbedrohendes Ereignis gewertet wird, können bei einem langsamen Sättigungsabfall im Rahmen des Höhenbergsteigens und bei entsprechender Akklimatisation durchaus noch Sättigungswerte von ca. 50% temporär überlebt werden.

Der Ruhewert der Sauerstoffsättigung kann durch eine bewusst verstärkte Atemtätigkeit verbessert werden, sodass der gemessene Wert fälschlicherweise eine gute Akklimatisation anzeigen kann. Werte, die unter solchen Bedingungen gemessen werden, können nicht zur Beurteilung der Akklimatisation verwendet werden.

Vergleichbare Ausgangsbedingungen sind z. B. gewährleistet, wenn man immer am gleichen und warmen Finger, in einer körperlichen Ruhesituation und bei aufgelegtem Arm misst. Der Messfinger muss sauber und trocken sein, und der Untersuchte soll während der Messung nicht auf das Display schauen und normal atmen.

Misst man zusätzlich auch unter körperlicher Belastung, dann sollte die Differenz zwischen Ruhe- und Belastungssättigung immer kleiner als etwa 15% sein. Eine größere Differenz ist immer ein Hinweis für eine Anpassungsstörung.

Wer ganz sicher gehen will, misst noch ein zweites Mal; bei korrekter Messung sollte die Abweichung nicht mehr als 2% betragen.

Eine gute Sauerstoffsättigung ist allerdings nicht zwangsläufig Ausdruck einer guten Leistungsfähigkeit, denn die ist auch von der Anzahl der roten Blutkörperchen abhängig. Ob ein Höhentrekker oder Bergsteiger nun wenig oder viele rote Blutkörperchen hat, lässt sich dem Sättigungswert aber nicht entnehmen.

Herz und Kreislauf in der Höhe

Ein weiterer wichtiger Anpassungsmechanismus zur Kompensation des Sauerstoffmangels ist die Zunahme der Herztätigkeit. Diese wird bei Abfall des O_2-Partialdrucks über die O_2-Sensorzellen in den Glomuskörperchen durch sympathische Nervenreize vermittelt. Hierdurch erhöht der Herzmuskel vornehmlich die Schlagfrequenz, der Puls steigt. Zusätzlich verengen sich die Lungenarterien, das Blut fließt rascher und häufiger durch die Lunge. Die roten Blutkörperchen werden in kürzerer zeitlicher Folge mit Sauerstoff beladen, und die Sauerstoffanflutung in den Körpergeweben wird beschleunigt.

Höhenpuls

In den ersten Tagen der Anpassung kann der Ruhepuls um 20% und 10–15 Schläge über dem Normalwert liegen, bei körperlicher Belastung kann er rasch auf das Doppelte und noch stärker ansteigen. Zur Verlaufskontrolle der Akklimatisation ist die Messung des Ruhepulses gut geeignet. Am besten bestimmt man ihn unmittelbar nach dem Aufwachen. Erhöhte Werte zeigen an, dass die Akklimatisation für die aktuelle Höhenstufe noch nicht abgeschlossen ist.

Im Idealfall sollte der Höhenpuls nicht mehr als etwa 20% über dem heimischen Ruhewert liegen, aber diese Idealwerte werden ab etwa 4500 m immer seltener erreicht.

Jenseits von 5300 m schwanken die Ruhepulswerte individuell bereits so stark, dass Empfehlungen wie die, dass man erst wieder weiter aufsteigen soll, wenn der Ruhepuls nicht mehr als 20% über dem heimischen Ruhewert liegt, in solchen Höhen nicht mehr einzuhalten sind. Für Touren in den Alpen ist dieser Wert aber ein guter Richtwert!

Die Hirndurchblutung ändert sich

Das Hirn schöpft pro Minute etwas mehr als 20% des verfügbaren Sauerstoffs aus dem Blut, zusätzlich auch Traubenzucker (Glukose). Beides brauchen die Hirnzellen zur Herstellung des Energieträgers Adenosintriphosphat (ATP) und zur Aufrechterhaltung einer ungestörten Funktion. Unter alltäglichen Bedingungen entsteht ein Sauerstoffmangel nur bei einem Druckabfall im Kreislauf. Um die empfindlich und frühzeitig auf Sauerstoffmangel reagierenden Hirnzellen in solchen Situationen zu schützen, wird die Hirndurchblutung durch Veränderung der Gefäßweite weitgehend konstant gehalten (Autoregulation). Sinkt der Blutdruck, dann erweitern sich die kleinen Hirngefäße und verhindern, dass die Durchblutung absinkt. Bei Anstieg des Blutdrucks werden diese Gefäße enger gestellt, der Durchströmungswiderstand steigt und die Durchblutung wird mit durchschnittlich 55 ml pro 100 g Hirngewebe und Minute im Normbereich gehalten.

Ein druckbedingter Austritt von Blutflüssigkeit entsteht erst dann, wenn der Blutdruck über den oberen Grenzwert der Autoregulation ansteigt (> 180 mmHg !), und auch nur, wenn der über einen längeren Zeitraum anhält. Erst dann wird die Blut-Hirn-Schranke (BHS), die Blut und Hirngewebe trennt, geöffnet und eiweißhaltige Blutflüssigkeit (Blutplasma) kann nun in die Zwischenräume der Hirnzellen eindringen. Die BHS erlaubt normalerweise nur einen kontrollierten Stofftransport. Fettlösliche Substanzen, wie z. B. Alkohol, Koffein und Nikotin, können die Barriere überwinden, nicht hingegen u. a. Plasma-Eiweiße, Elektrolyte und Substanzen mit sowohl positiver als auch negativer elektrischer Ladung. Somit erfüllt diese Barriere eine wichtige Schutzfunktion für das Hirn. Wird sie geschädigt, kann Blutplasma austreten und zu einer Hirnschwellung bzw. einem Hirnödem führen (extrazelluäres Hirnödem, s. auch S. 36 und 57). Dieses kann, je nach Ausmaß, den Druck auf das umgebende Hirngewebe

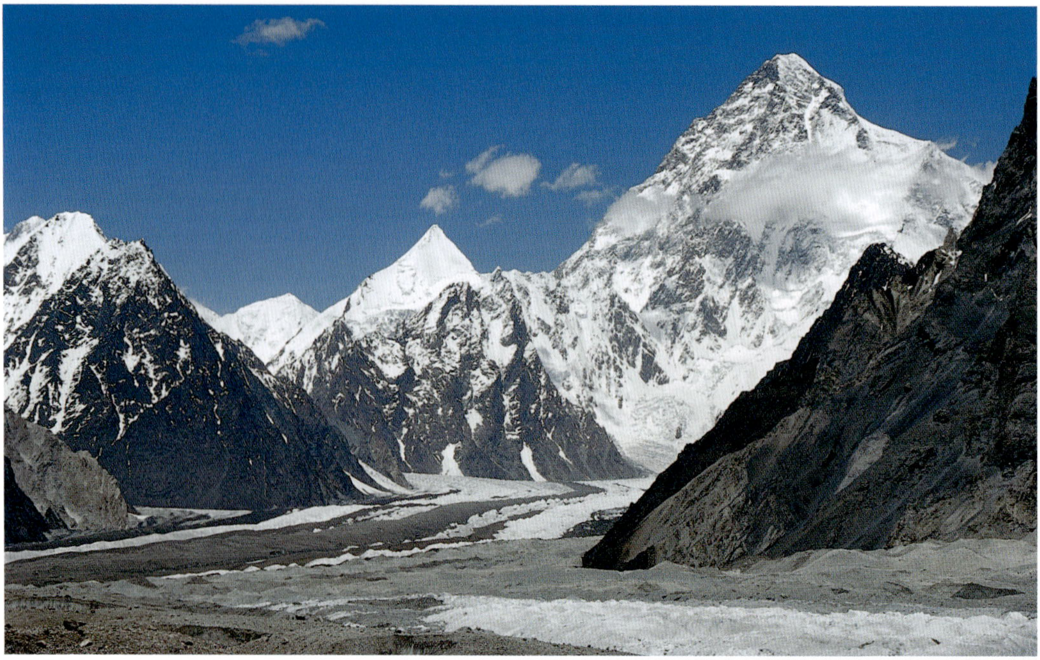

Blick vom oberen Baltorogletscher zum K2 (8611 m)

erhöhen, die Durchblutung drosseln und die Sauerstoffversorgung weiter verschlechtern. In der Höhe ist die Fähigkeit des menschlichen Gehirns, den Blutfluss zwischen bestimmten Druckbereichen konstant zu halten, aufgehoben, was auch nach Akklimatisation an große Höhen fortbesteht. Die Gefäßweite wird dann vornehmlich über den pO_2 und den pH reguliert. Ist der Sauerstoffgehalt im Blut zu gering, wird, um den Energiebedarf weiter zu gewährleisten, Glukose zusätzlich auch anaerob abgebaut. Hierdurch kommt es zu einem Anfall des Stoffwechselprodukts Milchsäure. Diese zerfällt in Laktat (Salz der Milchsäure) und H^+. Die erhöhte Konzentration an H^+ bewirkt eine Gefäßerweiterung und Durchblutungssteigerung. Andererseits fallen in der Höhe durch die verstärkte Abatmung von CO_2 weniger H^+ an. Dann werden die Hirngefäße enger gestellt, und auch die Hirndurchblutung kann nun eingeschränkt sein.

HIRNÖDEME

Hirnödeme entstehen durch Flüssigkeitsansammlungen außer- (extrazellulär) oder innerhalb (intrazellulär) von Hirnzellen. Extrazelluläre Hirnödeme entwickeln sich bei erhöhter Durchlässigkeit kleinster Hirngefäße, welche einen wesentlichen Bestandteil der Blut-Hirn-Schranke darstellen. Erhöht wird diese durch eine länger anhaltende und starke Erhöhung des Blutdrucks in den Hirngefäßen auf 180 mmHg und höher und durch Schädigung von Struktureiweißen der BHS durch Sauerstoffradikale (Hyperoxide, Stickstoffmonoxid). Intrazelluläre Hirnödeme sind Ausdruck eines zellulären Energiemangels (ATP-Mangel). Dieser beeinträchtigt die Funktion der Ionenpumpen in den Zellwänden, die die unterschiedlichen Natrium- und Kaliumkonzentrationen inner- und außerhalb der Zellen aufrechterhalten. Hieraus resultiert ein Einstrom von Natrium-Ionen und Wasser in die Zelle und eine Zellschwellung.

Da die Erniedrigung des O_2-Partialdrucks in der Höhe wegen der verstärkten Atemtätigkeit immer mit einer Erniedrigung des CO_2-Partialdrucks und einem Abfall der H^+ verbunden ist, besteht dort grundsätzlich die Gefahr der Sauerstoffmangelversorgung des Gehirns.

Der in der Höhe zunehmende Abfall des pO_2 im Blut wirkt dem gleichzeitigen Abfall des pCO_2 entgegen. Dieser Schutzmechanismus wird aber erst bei einem sehr tiefen pO_2-Wert von

45–40 mmHg aktiviert. Was nun auf den ersten Blick sehr bedrohlich und wie ein suboptimaler Regulationsmechanismus aussieht, ist es bei genauerer Betrachtung aber nicht. Zwar wäre für die Höhe eine ausschließliche Steuerung der Hirndurchblutung über den Sauerstoffmangel, wie z. B. bei Vögeln, vorteilhafter. Aber ungeachtet des Umstandes, dass der Mensch nicht für die Höhe gemacht ist, kann er mit seinen Möglichkeiten eine Mangelversorgung der Hirnzellen doch relativ gut kompensieren. Um zu verstehen, welche Konsequenzen ein Abfall des pO_2 um mehr als die Hälfte hat, muss man den Zusammenhang zwischen dem pO_2 und der hieraus resultierenden Sauerstoffbindung verstehen. Ein Blick auf die Sauerstoffbindungskurve zeigt (s. S. 31), dass bis zu einem Abfall des pO_2 im Blut bis auf etwa 60 mmHg fast alle roten Blutkörperchen noch voll mit Sauerstoff beladen sind und bei einem pO_2 zwischen 45 und 40 mmHg immer noch 80–70% der Transportkapazität der roten Blutkörperchen ausgelastet ist.

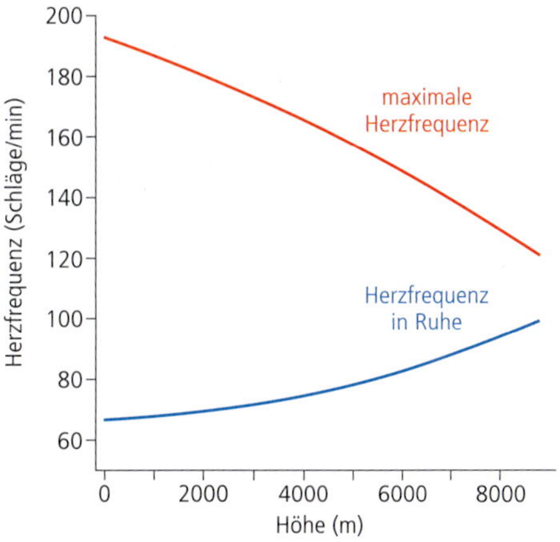

Änderung der Herzfrequenz während eines Höhenaufenthalts in Ruhe und bei Belastung. Mit zunehmendem Sauerstoffmangel steigt die Herzfrequenz in Ruhe kontinuierlich an. Die maximale Herzfrequenz unter körperlicher Belastung sinkt stetig.

Zwischen 5500 und 6500 m ist der pO_2 auf 45–40 mmHg abgefallen und bewirkt nun eine Gefäßerweiterung, die zusätzlich noch durch eine erhöhte Milchsäure- und H^+-Produktion (metabolische Azidose) gesteigert werden kann.

In den ersten Höhentagen, solange die Atmung noch nicht ausreichend angepasst und CO_2 in einem minder starken Umfang abgeatmet wird, wird die Gefäßweite vornehmlich über den Sauerstoffmangel reguliert, und die Durchblutung steigt in großen Höhen um mehr als 25%.

Nach wenigen Tagen, wenn infolge der Höhenatmung CO_2 immer stärker abfällt, wird die Durchblutung wieder vermindert, bleibt aber zunächst noch erhöht, um im weiteren Verlauf wieder auf Werte wie auf Meereshöhe zurückzugehen.

Weitgehend unbekannt hingegen ist noch das Ausmaß der Hirndurchblutung in extremen Höhen jenseits von 6500 m. In diesem Höhenbereich ist sie die Folge eines komplexen Zusammenwirkens mehrerer Einflussgrößen. Die zunehmende Abatmung von CO_2 sollte jenseits von 6000 m bzw. unterhalb eines pCO_2 von 20 mmHg keinen nennenswerten Einfluss mehr auf die Durchblutung haben; allerdings ist unklar, inwieweit der in dieser Höhe erniedrigte CO_2-Spiegel und der hieraus resultierende Abfall der H^+ mit Anstieg des Blut-pH (Alkalose) die Gefäße verengt. Die bestimmende Größe dürfte aber vornehmlich der O_2-Partialdruck sein, denn der ist ab etwa 5000 m unter den Schwellenwert von 40–45 mmHg abgefallen und gewinnt durch den weiteren Abfall einen immer stärkeren Einfluss auf die Gefäßmuskulatur. Zusätzlich werden unter dem zunehmenden O_2-Mangel auch noch vermehrt durchblutungsfördernde Botenstoffe aus den die Hirngefäße auskleidenden Zellen freigesetzt, z. B. Stickstoffmonoxid (NO).

Die verstärkte Herztätigkeit, die in großen Höhen für eine Verbesserung der Hirndurchblutung sorgt, kommt in extremer Höhe allerdings immer weniger zum Tragen, denn dort kann die maximale Herzfrequenz immer weniger gesteigert werden, auf dem Gipfel des Mt. Everest nicht mehr über 120 Schläge pro Minute.

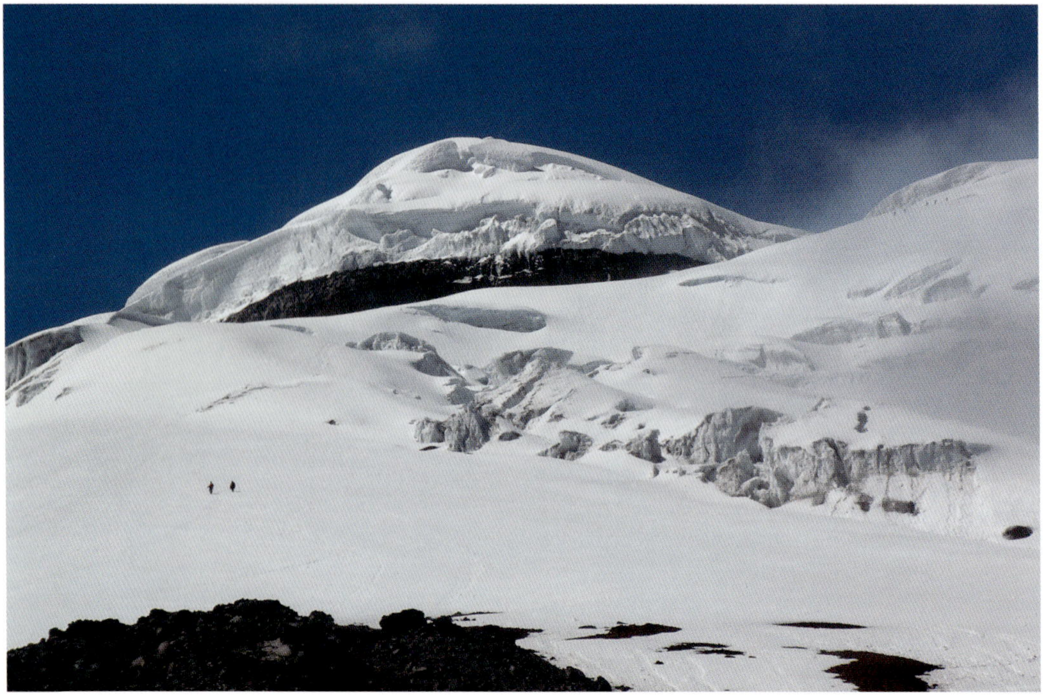

Cotopaxi (5897 m), zweithöchster Berg Ecuadors

Oft gestellte Fragen

Wie lange dauert die Akklimatisation?

Höhenziele jenseits von 2500 m lassen sich nur etappenweise und mit fortschreitender Akklimatisation erreichen. Die Akklimatisation bis 4000 m dauert einige Tage bis eine Woche und bis 5000 m bis zu zwei Wochen. In dieser Zeit kommt es zu Anpassungsvorgängen, die die Höhentoleranz immer mehr verbessern.

Damit die Höhenanpassung ungestört ablaufen kann, sollte der tägliche Höhengewinn idealerweise nicht mehr als 500–600 Hm betragen.

Muss man aus Geländegründen einmal über diese Höhen hinaus, sollte man eine zusätzliche Nacht auf der neu erreichten Höhe verbringen.

Bis zu welcher Höhe ist eine dauerhafte Anpassung möglich?

Wenn die Sauerstofflieferung durch die zuvor genannten Kompensationsmechanismen dem Sauerstoffbedarf angepasst werden kann, ist auf den unterschiedlichen Höhenstufen jenseits von 2500 m zunächst eine kurzfristige und im weiteren Verlauf auch eine dauerhafte Akklimatisation (Höhenanpassung) bis etwa 5300 m möglich. Solange aber ein Sauerstoffmangel noch nicht vollständig ausgeglichen ist, bestehen leichte Funktionsdefizite in Hirnarealen mit erhöhtem Sauerstoffbedarf. Diese Funktionsstörungen sind zeitlich begrenzt, sie bilden sich mit Abschluss der Akklimatisation wieder zurück. Oberhalb von 5300 m ist aber eine dauerhafte Anpassung und somit ein Ausgleich zwischen Sauerstoffbedarf und Sauerstofflieferung nicht mehr möglich, und so vergrößert sich mit zunehmender Höhe das Sauerstoffdefizit. Zusätzlich zu den Leistungsschwächen des Hirns kommt es auch zu einem zunehmenden körperlichen Verfall. Dieser ist nicht ausschließlich die Folge des Sauerstoffmangels, sondern auch Ausdruck weiterer höhenbedingter Veränderungen, vornehmlich von Wassermangel (Dehydrierung), Bluteindickung, Erniedrigung des Blutzuckerspiegels und der Körpertemperatur. Auf 6000 m beträgt die Überlebenszeit noch viele Wochen, auf 8000 m aber nur noch etwa 2–3 Tage. Auch bei bester Versorgung ist der körperliche Verfall nicht zu vermeiden. Gipfelziele in extremen Höhen, vor allem an Achttausendern, lassen sich nur bei bester Anpassung der Atmung und auch nur innerhalb des kurzen Zeitfensters realisieren.

Verbessert die Vorakklimatisation die Höhenanpassung?

Oft ist der Zeitrahmen knapp. Immer öfter werden Unternehmungen angeboten, deren Zeitrahmen eine ausreichende Akklimatisation nicht zulassen, z. B. Kilimandscharo- (5895 m) oder Elbrus-Besteigungen (5642 m) in einer Woche oder womöglich in noch kürzerer Zeit.

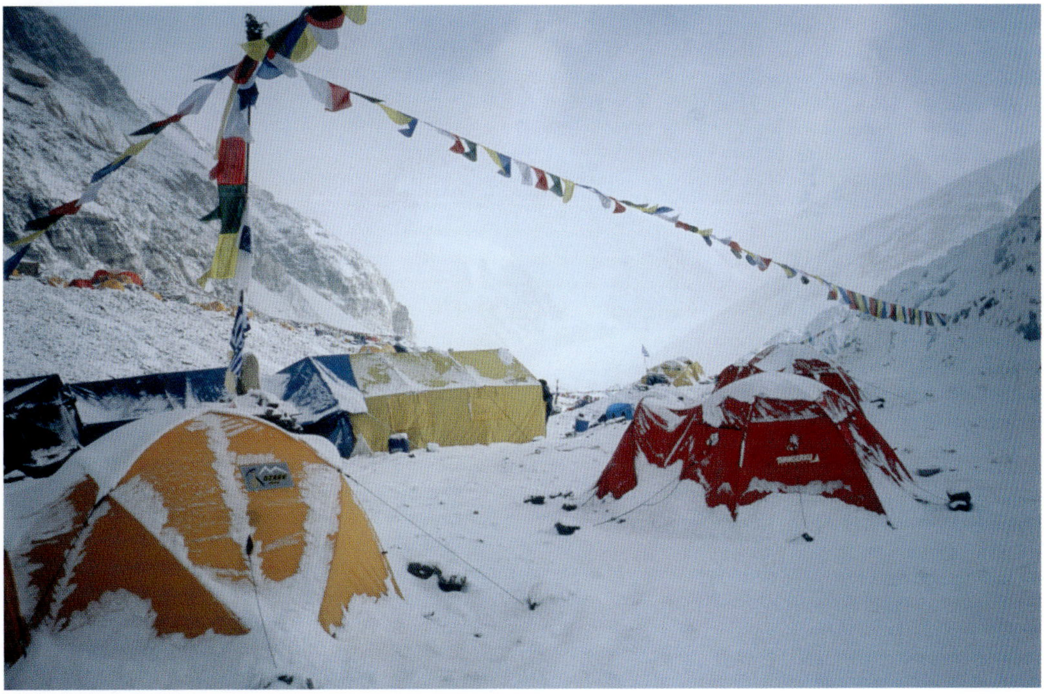

Everest-Nordseite: Schlechtwettereinbruch im vorgeschobenen Basislager, Zeit zum Akklimatisieren

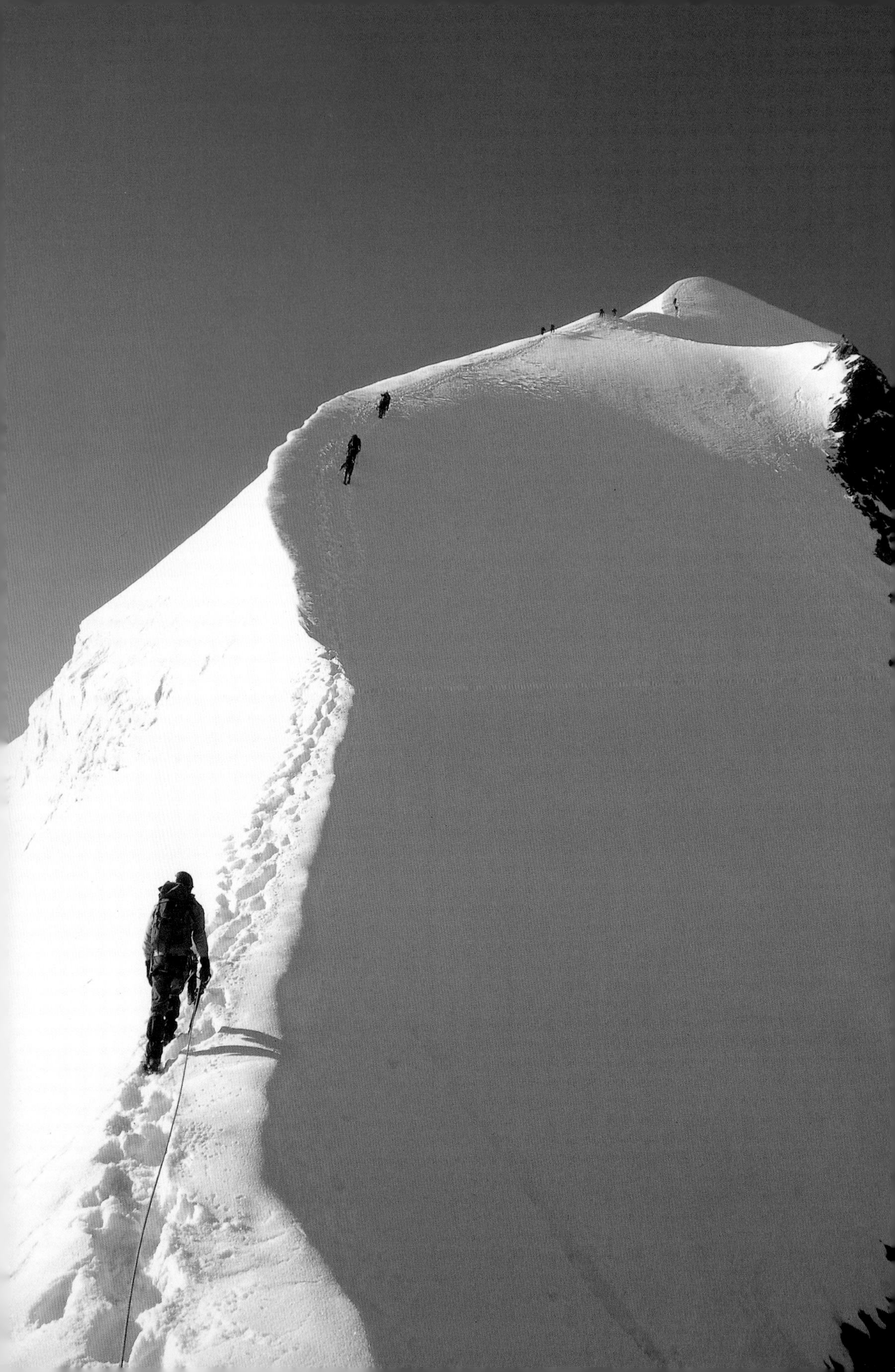

Wer partout an einer solchen Unternehmung teilnehmen möchte, muss sich vor Abreise vorakklimatisieren, entweder durch Höhenaufenthalte oder durch einen simulierten Höhenaufenthalt. Seriöse Unternehmen weisen bei verkürzter Reisedauer auf die Höhenproblematik hin, Reiseagenturen vor Ort kaum. Die Akklimatisation lässt sich vor der Abreise verbessern, wenn man zuvor große Höhen aufsucht. Es müssen nicht gleich der Montblanc oder die Margherita-Hütte im Monte-Rosa-Massiv sein, Höhen oberhalb von 2500 m sind auch schon hilfreich, allerdings gilt: je höher und je länger, desto größer der Akklimatisationsreiz und desto besser die Vorakklimatisation. Wer sich über ein verlängertes Wochenende, etwa über 4–5 Tage im Münchner Haus (2964 m) auf der Zugspitze an die Höhe anpasst, kann das Risiko höhenkrank zu werden, um das 2- bis 3-fache mindern. Der Vorteil einer Vorakklimatisation lässt sich umso effektiver nutzen, je kürzer die Zeitspanne zwischen den Höhenaufenthalten ist. Wer aber nicht die Zeit hat, sich vor einer Höhenunternehmung in alpinen Hochlagen bereits zu akklimatisieren, kann dies auch zu Hause oder in einem Hypoxiezentrum tun, indem er zeitweise sauerstoffgeminderte Luft atmet, entweder über eine Maske oder in einem speziellen Zelt oder Raum (s. S. 170). Wenn der Zeitrahmen einer Trekkingtour oder Expedition reichlich bemessen ist, bleibt während des Anstieges noch Zeit genug für eine ordentliche Akklimatisation.

Für Anstiege bis auf 7000 m sollten mindestens vier Wochen, für einen »kleinen« Achttausender mindestens sechs Wochen und für den Everest sieben bis acht Wochen eingeplant werden.

Nur dann kann man sich ausreichend an die Höhe anpassen und hat auch noch eine zweite Gipfelchance – sollte schlechtes Wetter einen ersten Versuch vereiteln.

Viertausender ohne Akklimatisation?

Dreitausender können bei guter körperlicher Verfassung und Höhenerfahrung durchaus ohne Akklimatisationspausen bestiegen werden, denn entscheidend für das Auftreten einer Höhenkrankheit ist nicht die erreichte Maximalhöhe, sondern die Höhe, in der man verweilt bzw. der örtliche Sauerstoffmangel, dem man sich längerfristig aussetzt. Bei Hochtouren ist deshalb die Höhe der Hütte, auf der man die Nacht vor dem Aufstieg verbringt, von entscheidender Bedeutung. In den Ost- und Südalpen liegt diese meistens unterhalb der bzw. um die Schwellenhöhe von 2500 m. Auf dem Gipfel selbst verbringt man nur kurze Zeit und kehrt noch am gleichen Tag wieder auf die Hüttenhöhe zurück oder steigt gar noch tiefer ab. Deshalb sind Höhenkrankheiten bei solchen Unternehmungen eher selten. Wer allerdings ein Biwak im Gipfelbereich plant oder notgedrungen einrichten muss, beim Auf- und Abstieg zu langsam ist oder die Nacht auf einer anderen, höher gelegenen Hütte verbringt, kann höhenkrank werden. In jedem Fall sollte man vor solchen Unternehmungen seine Höhenverträglichkeit schon ausgelotet haben.

Oft gemacht, aber nicht jedem zu empfehlen: Am Tag der Anreise von Vent (1900 m) zunächst mit dem Lift und dann zu Fuß bis zur Breslauer Hütte (2840 m), um dann früh am Morgen die Wildspitze (3772 m) zu »machen«. Wer sich morgens nicht fit für die restlichen 950 Hm fühlt, sollte besser auf der Hütte bleiben. Sehr beliebt sind auch Wochenendtouren zum Piz Palü (3905 m) in der Bernina vom Diavolezza-Berghaus (2973 m) oder der

Bild linke Seite: Am Biancograt

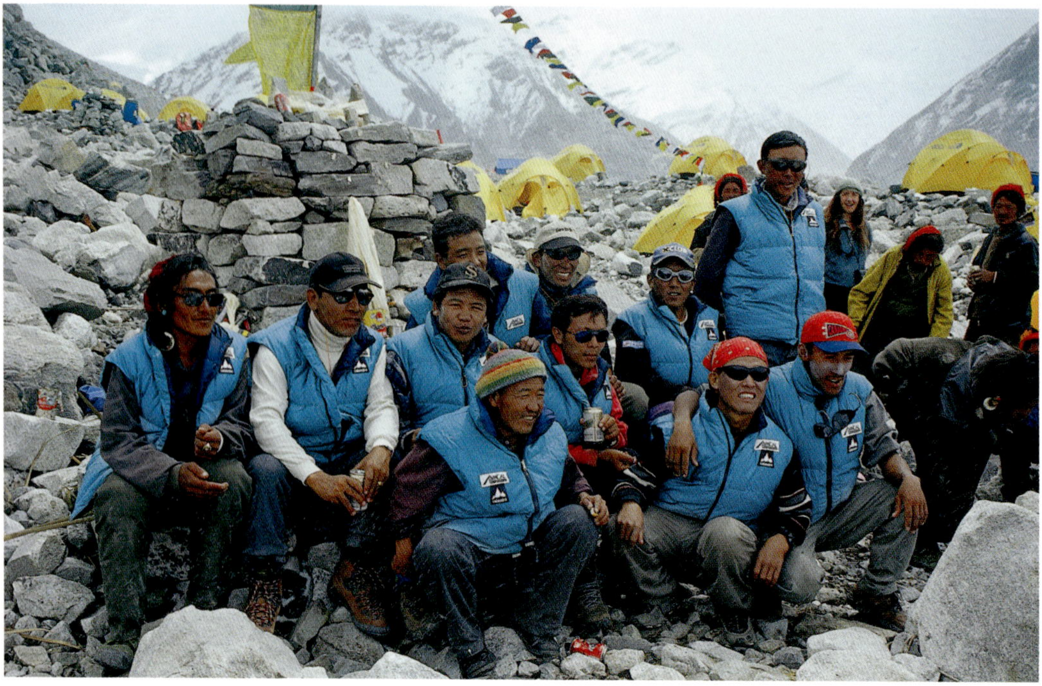

Sherpas und Khampas sind durch »Vorakklimatisation« klar im Vorteil.

Bovalhütte (2495 m). Keine Frage, solche Unternehmungen erfordern viel Erfahrung – nicht nur im Hinblick auf die Höhe. Das bei einer solchen Aufstiegstaktik immer ein Restrisiko für eine Höhenkrankheit besteht, muss jedem bewusst sein, und frühzeitiges Umkehren beim Auftreten von Beschwerden ist keine Schande!

Auch der Biancograt wird gern im Rahmen einer Wochenendtour gemacht. Nach kurzer Nacht auf der Tschierva-Hütte (2583 m) Aufstieg zum Piz Bianco (3995 m) am Ende des langen Firngrats und weiter auf den Piz Bernina (4049 m) mit Abstieg und Übernachtung auf der Marco-e-Rosa-Hütte (3597 m). Machbar oder nicht, das muss jeder für sich selbst entscheiden.

Wer am Gipfeltag mit starken Kopfschmerzen aufwacht bzw. die kurze Nacht schlaflos und mit Kopfschmerzen verbracht hat, sollte auf den Gipfelanstieg verzichten!

Schließlich sollte eine Hochtour auch ein Erlebnis sein, und mit heftigem Schädelbrummen und dem Risiko, ernsthaft höhenkrank zu werden, kann man nicht unbeschwert aufsteigen.

Aus höhenmedizinischer Sicht sind solche Unternehmungen nicht vorbehaltlos zu empfehlen. Wer kein Risiko eingehen will, akklimatisiert sich an Wochenenden zuvor an niedrigeren Gipfeln. Als Wochenendtour sind hohe Drei- bzw. niedrige Viertausender im Hinblick auf die Höhenanpassung immer grenzwertig, vor allem, wenn auch noch eine lange An- und Abreise bewältigt werden muss. Wer mit dem Auto reist, läuft darüber hinaus auch Gefahr, nach dem kräftezehrenden Auf- und Abstieg, der kurzen Nacht und dem ohnehin schlechten Hüttenschlaf das Schlafdefizit am Steuer nachzuholen!

Teil II
Höhenkrankheiten und andere Gesundheitsrisiken

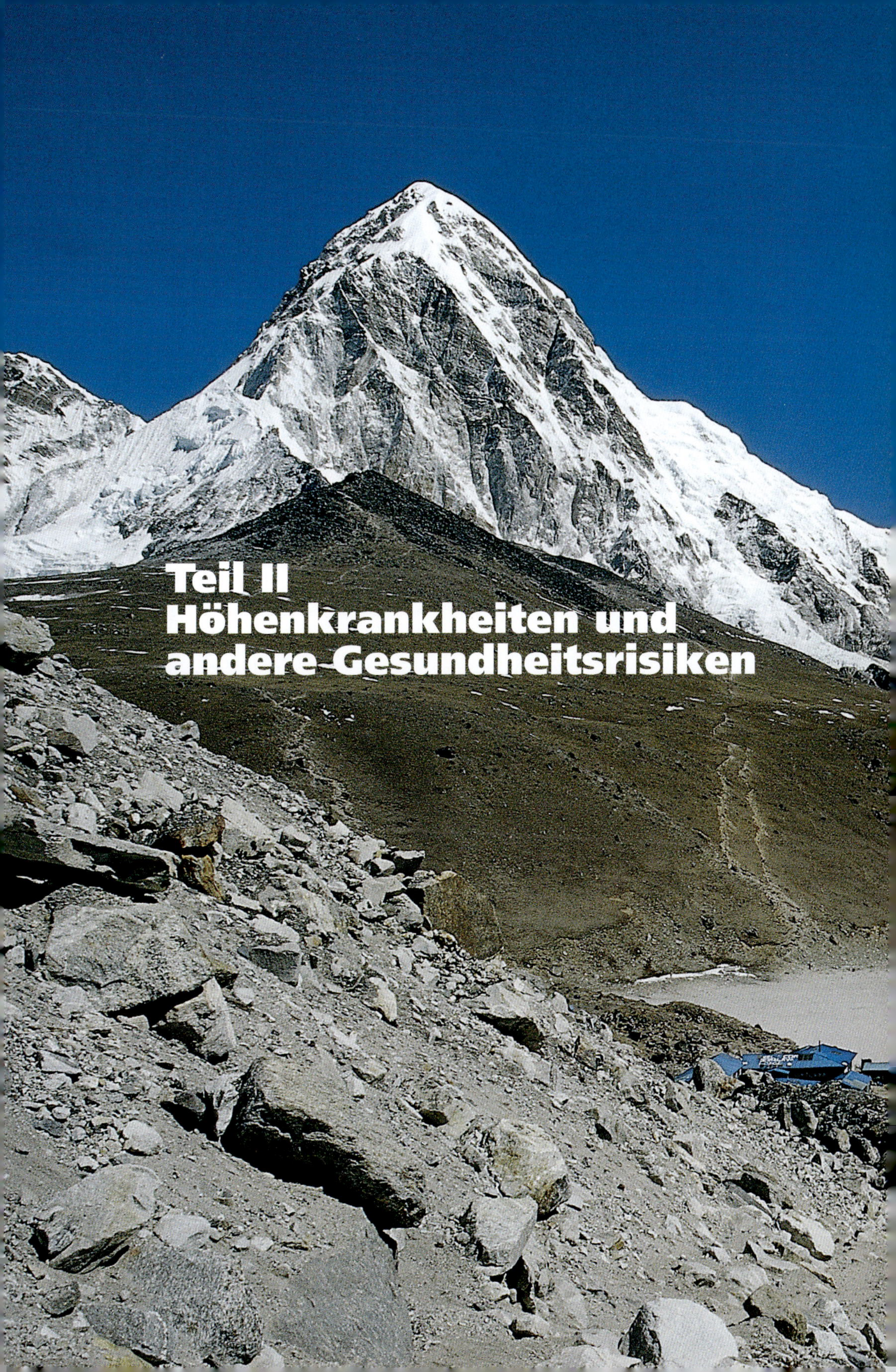

Höhenkrankheiten – Folgen einer unzureichenden Höhenanpassung

Obwohl der Mensch nachweislich nicht für die Höhe gemacht ist, ist es doch erstaunlich, welches Ausmaß an Sauerstoffmangel der menschliche Organismus letztlich toleriert, wenn man ihm nur die erforderliche Zeit zur Anpassung lässt. Während ein plötzlicher Sauerstoffmangel mit Abfall der Sättigung auf etwa 85% u. a. Herzrhythmusstörungen auslösen und eine absolute Notfallsituation entstehen lassen kann, wird ein solcher, wenn er über einen Zeitraum von einigen Tagen auftritt, beschwerdefrei kompensiert und toleriert.

Von wesentlicher Bedeutung für das Auftreten von Höhenkrankheiten sind die Aufstiegsgeschwindigkeit und die jeweilige Schlafhöhendifferenz. Wer sich beim Aufstieg Zeit lässt und die täglichen Höhenetappen nach Möglichkeit nicht über 600 Hm ausweitet, senkt das Risiko, höhenkrank zu werden, um bis das Dreifache.

Eine persönliche Anfälligkeit für Höhenkrankheiten kann ebenfalls durch einen langsameren Aufstieg und kürzere Höhenetappen verringert werden.

Auf der Gipfeletappe am Montblanc

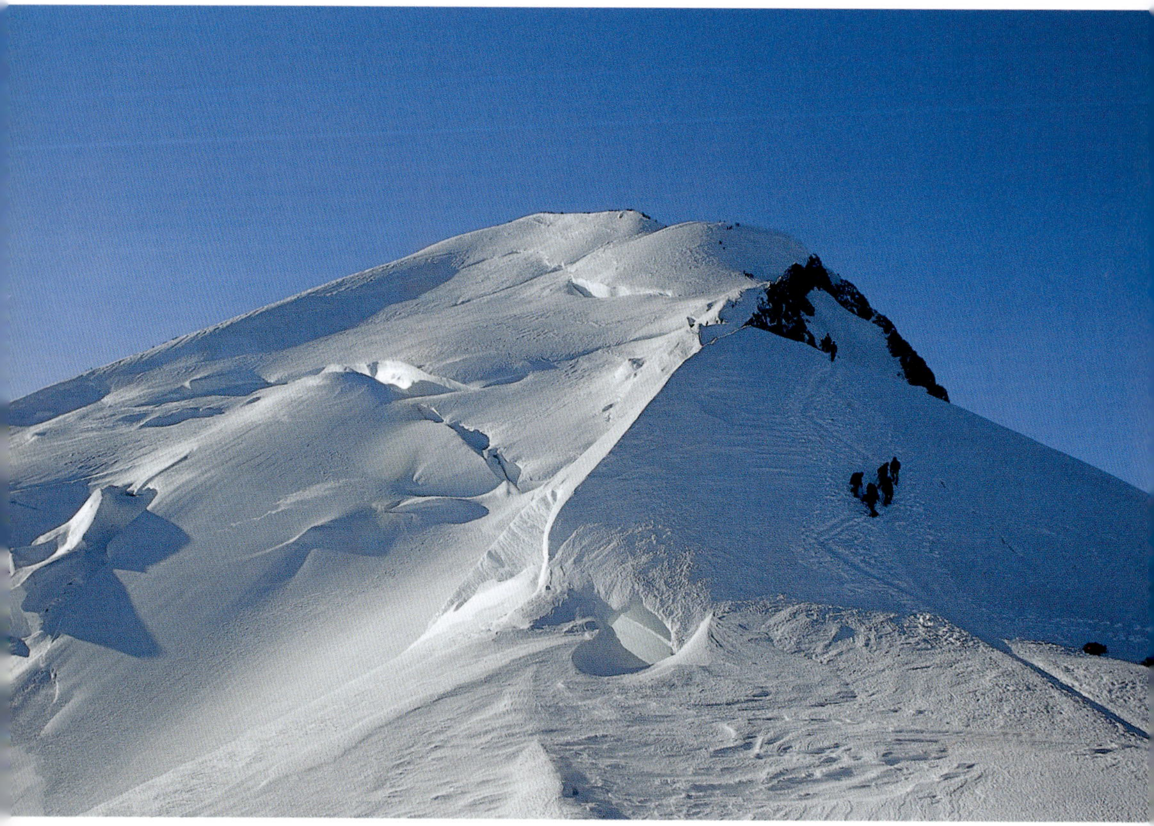

Von der akuten Bergkrankheit zum Hirn- und Lungenödem

Das Beschwerdebild bei Sauerstoffmangel ist unterschiedlich. In großen Höhen entspricht es zunächst dem einer akuten Bergkrankheit. Werden die Symptome ignoriert und der Aufstieg fortgesetzt und nimmt der Sauerstoffmangel weiter zu, können sich Höhenödeme in Hirn und Lunge entwickeln. Im Gegensatz zu der harmlosen Bergkrankheit bilden sich die Höhenödeme aber nicht mehr spontan zurück und entwickeln sich innerhalb von Stunden zu einer akut lebensbedrohenden Situation. Sie entwickeln sich, wie die akute Bergkrankheit, bei schnellen Aufstiegen bzw. Höhenexpositionen im Gehirn (Höhenhirnödem; engl. **H**igh **A**ltitude **C**erebral **E**dema, **HACE**) und in der Lunge (Höhenlungenödem; engl. **H**igh **A**ltitude **P**ulmonary **E**dema, **HAPE**) und weisen vermutlich die gleichen zugrunde liegenden krankhaften Mechanismen auf. In Höhen jenseits von 5300 m, in denen eine Akklimatisation grundsätzlich nicht mehr möglich ist, können sie sich besonders rasch entwickeln.

Aber nicht jeder, der zu rasch aufsteigt, leidet unter einer Höhenkrankheit; manche sind in der Lage, den Sauerstoffmangel in kürzester Zeit zu kompensieren, wohingegen es auch einige wenige Personen gibt, die bereits unterhalb der Schwellenhöhe von 2500 m schon höhenkrank werden.

SONDERFALL

Monika S., 37 Jahre: »Ich finde es peinlich, dass bei mir die Symptome der Höhenkrankheit schon bei 1500 Hm einsetzen. Dann treten nach etwa 1 Stunde Übelkeit, Kopfschmerzen und Schwindel auf, ferner Leistungsschwäche und Kurzatmigkeit. Offensichtlich bin ich ein unglücklicher Sonderfall, aber ich will dagegen kämpfen, damit das Skifahren länger als 2 Stunden Spaß machen kann.«

VON NULL AUF 4400 m

Huaraz, Peru, Akklimatisationstour zum Churup-See:

Schon seit dem Aufwachen habe ich leichte Kopfschmerzen, der Puls ist deutlich erhöht, um etwa 30%, der Hals ist trocken und schmerzt. Jetzt hat der Kopfdruck weiter zugenommen. Kein Wunder, wir sind in zwei Tagen von Meereshöhe auf inzwischen 4400 m angelangt. Nach der Akklimatisationstour und nach ausgiebigem Trinken geht es mir wieder besser, und der Kopfdruck ist fast verschwunden.

Einmal höhenkrank, immer wieder höhenkrank?

Bergsteiger mit einer erhöhten Anfälligkeit für Höhenkrankheiten können unter Beachtung gewisser Kriterien durchaus noch beschwerdefrei ihrer Passion nachgehen und durchaus auch noch bis auf etwa 7000 m aufsteigen. Sie müssen allerdings langsamer aufsteigen, oberhalb von 2000 m bestenfalls durchschnittlich nur etwa 300–350 Hm pro Tag (Schlafhöhe). Außerdem empfiehlt sich eine vorherige genaue Abklärung und Absprache mit einem höhenmedizinisch geschulten Arzt und eine medikamentöse Vorbeugung (s. S. 69).

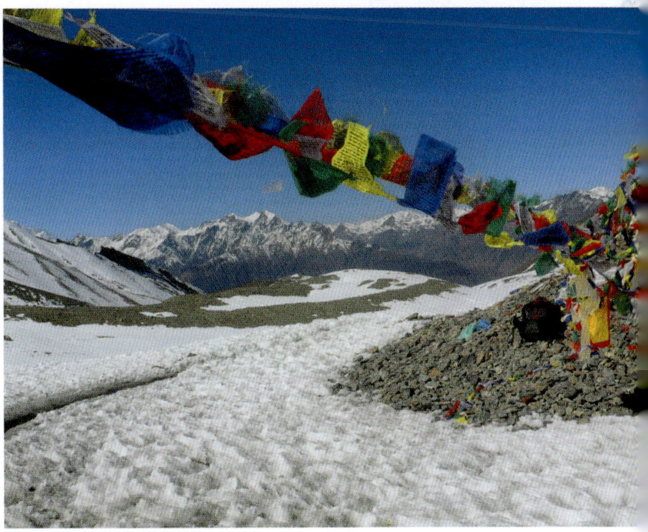

Annapurna-Umrundung, Thorong La: Passüberschreitung auf 5416 m

Wenig Zeit und schnell hoch – Höhenkrankheit garantiert

Es gibt weltweit zahlreiche interessante Höhenziele, die Jahr für Jahr von Tausenden von Höhentouristen aufgesucht werden. Mit Seilbahnen, Alpinbahnen, mit Flugzeug und auf dem Landweg können innerhalb kurzer Zeit große Höhendifferenzen überwunden werden. Die wenigsten sind an die dünne Höhenluft angepasst, reisen unmittelbar aus Küstenregionen oder Tallagen an und riskieren zwangsläufig, höhenkrank zu werden.

Die Urlaubszeit ist leider immer viel zu kurz, und wer mehr erleben will, macht vielleicht Abstriche bei den Akklimatisationstagen. Denn diese Tage bedeuten Stillstand im Hinblick auf einen weiteren Höhengewinn. Aber unser Körper lässt sich nicht überlisten, und wenn das Sauerstoffdefizit zu groß wird, lässt er uns das mit aller Deutlichkeit spüren.

Beispiel Thorong La, 5416 m – Annapurna-Umrundung

Wer die kleine Ambulanz der Himalayan Rescue Association in Manang aufsucht, kann viel hören von falscher Höhentaktik, geglückter und missglückter Rettung höhenkranker Trekker bei ihrem Versuch, den 5416 m hohen Thorong La zu überwinden, den höchsten Pass auf der Umrundung des Annapurnamassivs. Für viele ist es eine neue Höhenerfahrung und zum ersten Mal überhaupt, dass sie die 5000er- oder gar 4000er-Höhenlinie überschreiten.

Wer sich dem Pass von Osten bzw. von Manang nähert, ist vor allem wegen des weniger steilen Geländeanstiegs besser akklimatisiert und macht weniger falsch, als wer von Westen, von Muktinath aus startet. Die seltener begangene Überschreitung von Westen wird oft von Touristen gewählt, die wenig Zeit haben. Manche fliegen von Kathmandu nach Pokhara und von dort nach Jomsom (2770 m). Statt die Nacht dort oder im 3–4 Stunden entfernten Kagbeni (2800 m) auf vergleichbarer Höhe zur Akklimatisation zu verbringen, eilen sie hoch bis nach Muktinath (3710 m), was noch am gleichen Tag erreicht werden kann, zumal die Straße inzwischen weitgehend befahrbar ist und etappenweise Minibus- und Jeep-Transport zur Verfügung steht. Ganz früh am Morgen starten sie mit stärker werdenden Kopfschmerzen Richtung Thorong La und überschreiten bald die 4000er-Höhenlinie. Wie viele umkehren und wie oft das gut ausgeht, ist nicht bekannt. Bekannt werden hingegen immer wieder Fälle von Höhenwanderern, die auf halbem Weg mehr oder weniger schwer höhenkrank und mit schwankendem Schritt von anderen angetroffen werden, kaum ansprechbar sind, mit verwaschener Sprache antworten oder unsinnige Antworten geben, die sich irgendwann nur noch ausruhen wollen und zum Abstieg kaum mehr zu bewegen sind.

Noch ein Grund warum man im Thorong-Basecamp bleiben sollte …

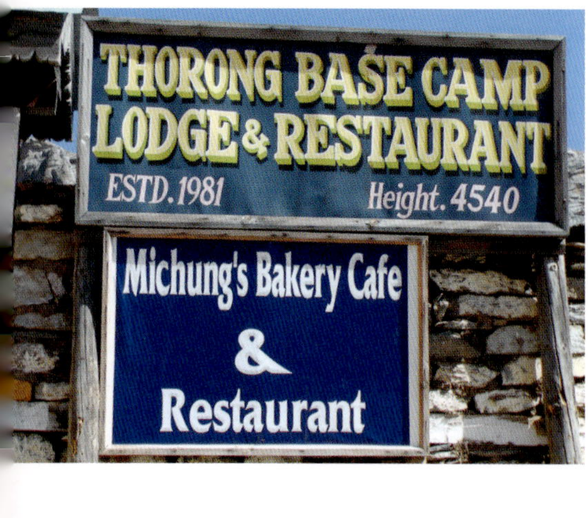

Die meisten Fälle gehen nur deshalb gut aus, weil andere beharrlich auf einem Abstieg insistieren und sie geduldig nach Muktinath zurückbringen. Aber nicht immer geht es gut aus, und auch auf der anderen Passseite sterben immer wieder Höhenwanderer an einem Höhenlungen- oder Höhenhirnödem, weil sie trotz Beschwerden weiter aufsteigen oder sich, wenn zu Fuß nichts mehr geht, auf Pferde- oder Yakrücken bis zur Passhöhe tragen lassen.

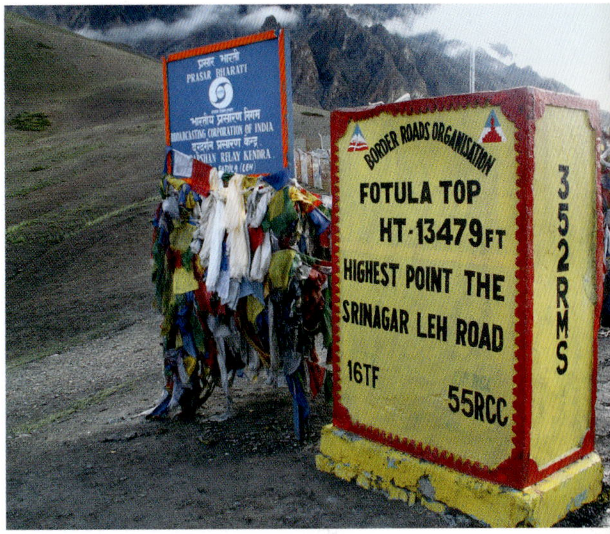
PRASAR BHARATI
BORDER ROADS ORGANISATION
FOTULA TOP
HT-13479FT
HIGHEST POINT THE
SRINAGAR LEH ROAD
16TF
55RCC
352RMS

Fatu La (4108 m), höchstgelegener Pass auf der Straße zwischen Srinagar (Kaschmir) und Leh (Ladakh, Indien)

Hoch gelegene Flugziele

La Paz-Alto, Bolivien, 4100 m, 480 mmHg: Das Stadtzentrum liegt zwar gut 400 m tiefer, aber trotzdem bleibt die Höhendifferenz gewaltig. Über die Hälfte der Touristen, die nicht höhenangepasst bzw. vorakklimatisiert sind, wird höhenkrank, einige bedürfen auch wegen eines Höhenlungenödems ärztlicher Behandlung. Ärzte und Kliniken sind auch auf die Behandlung von Höhenkrankheiten spezialisiert!

Lhasa, Tibet, 3660 m, 485 mmHg: Höhenlage wie La Paz, ähnliches Höhenrisiko. Die erste Nacht ist meistens die schlimmste. Vor allem infolge der Kreislaufumstellung mit verstärkter Durchblutung lebenswichtiger Organe und geringerer Durchblutung von Haut, Händen und Füßen frieren viele bis zum Schüttelfrost.

Leh, Ladakh, Indien, 3515 m, 500 mmHg: Etwas geringeres Höhenrisiko als in La Paz oder Lhasa. Wer von Delhi anfliegt, überwindet in kurzer Zeit 3200 Hm und braucht einige Tage im Energiesparmodus, bis er mit der Höhe einigermaßen klarkommt. Sollten sich die Beschwerden der Bergkrankheit allerdings einmal verstärken und medikamentös nicht beeinflussbar sein, dann sollten in jedem Fall kurzfristig tiefere Höhenlagen aufgesucht werden. Auf die Schnelle ist das aber kaum machbar, denn nicht selten sind Rückflüge und auch Busse auf mehrere Tage im Voraus ausgebucht. Bleibt oft nur das Taxi Richtung Srinagar bis nach Kargil auf 2710 m (230 km). Auf der Straße nach Manali erreicht man erst nach 473 km in Manali (2050 m) einen Ort und eine Höhenlage zur Regeneration.

Mit Seilbahnen rasch in große Höhen

Wer mit Seil- und Bergbahnen hohe Ziele ansteuert, muss trotz großem und raschem Höhensprung nicht höhenkrank werden. Wer nur die Aussicht genießt und nach einigen Stunden wieder hinunterfährt, wird zwar kurzatmig, aber nicht höhenkrank, weil er, bevor sich die Beschwerden einstellen können, die Höhe bereits wieder verlassen hat.

Bei 30–40% all derer, die aber in Hütten in Nähe der Bergstationen nächtigen bzw. länger als 6–12 Stunden in der Höhe verbleiben, entwickelt sich eine akute Bergkrankheit, die sich bei etwa 1% zu einem lebensbedrohenden Höhenhirnödem entwickeln kann.

Teide, das »Dach Spaniens«, 3718 m, Teneriffa: Mit Bus oder Pkw von Meereshöhe in ca. 1 Stunde hoch bis zur Seilbahnstation (2356 m). Nach 8 Minuten Ausstieg auf 3555 m. Wer dann noch die Luft und die Genehmigung für eine Besteigung hat, steigt auf bis zum Gipfel (3718 m). Im Hinblick auf die Entwicklung einer Höhenkrankheit ist ein derartiger Höhenausflug bei herz- und lungengesunden Personen unproblematisch, denn nach wenigen Stunden und bevor sich eine Höhenkrankheit entwickelt, haben sie die Gipfelhöhe wieder verlassen. Problematisch kann es aber für die werden, die einen Aufstieg zu Fuß planen, auf eine Übernachtung im Parador de Las Canadas (2150 m) zur Akklimatisation verzichten und stattdessen sofort bis zum Refugio de Altavista (3260 m) aufsteigen. 15–20% der Touristen werden in dieser Nacht von heftigen Kopfschmerzen und Schlaflosigkeit geplagt und wollen dann weder den Sonnenaufgang am Teide beobachten noch dessen Gipfel besteigen, sondern nur noch möglichst rasch runter. Der Weg ist leicht und nicht zu verfehlen, weil gut eingefasst, und sollte mal jemand in Gipfelnähe höhenkrank werden, ist ein rascher Abtransport mit der Seilbahn möglich. Allerdings auch nur, sofern diese verkehrt, also kein starker Wind geht oder feuchte Passatluftmassen die Bergspitze einhüllen.

Aiguille du Midi, 3842 m, Frankreich: Talstation Chamonix, 1040 m, Bergstation 3790 m (Höhendifferenz 2750 m)

Kleines Matterhorn, 3883 m, Wallis, Schweiz: Talstation Zermatt, 1600 m, Bergstation 3820 m, mit Gipfellift und zu Fuß bzw. mit Ski zum Gipfel (Höhendifferenz 2283 m)

Allalinhorn, 4027 m, Wallis, Schweiz: Talstation Saas Fee, 1800 m, Bergstation (Metro-Alpin) Mittelallalin, 3454 m, dann noch etwa 575 Hm bis zum Gipfel (Höhendifferenz 2227 m)

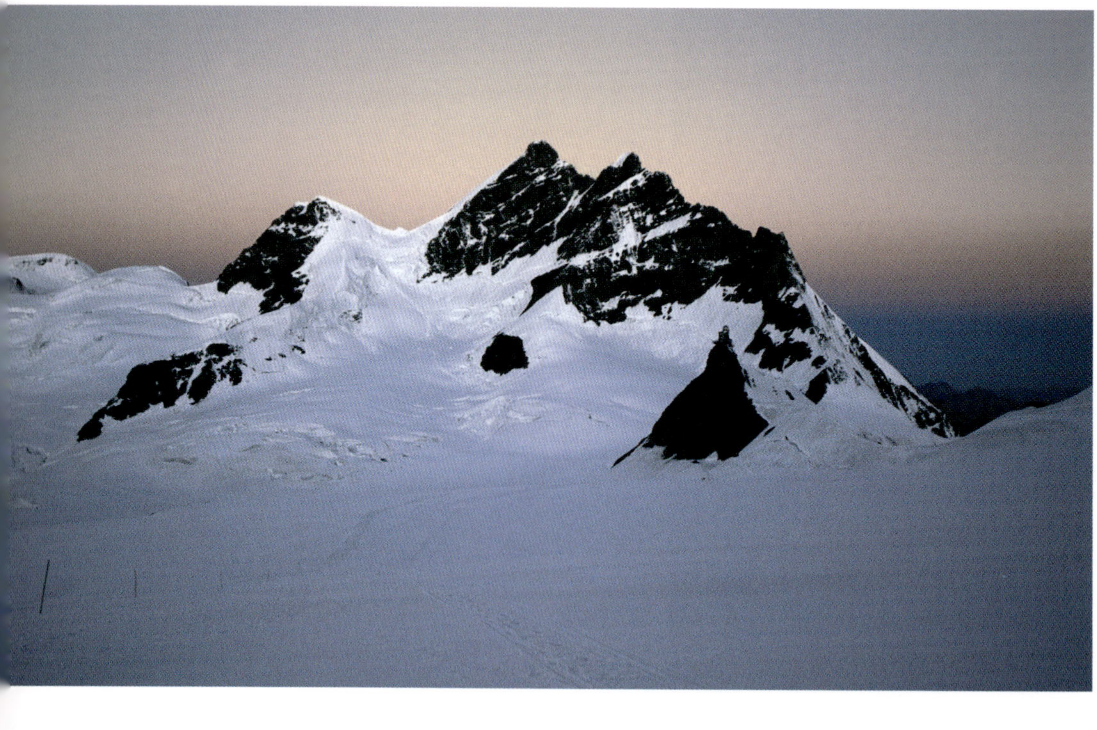

Erstes Morgenlicht hinter dem Jungfraumassiv in den Berner Alpen

TAGESAUSFLUG INS EVEREST-BASISLAGER

Everest-Nordseite, Basislager, 5300 m

Um die Mittagszeit fahren 7 Allradjeeps im Basislager vor und parken in der Nähe unserer Zelte. Kameras werden auf Stative geschraubt, man fotografiert sich vor dem Berg der Berge, dann schwärmen alle auf dem weitläufigen Gelände des Lagers aus. Gegen 19 Uhr, als es schon dunkel ist, stellt sich heraus, dass drei Leute noch fehlen. Zuletzt hatte man sie auf der Stirnmoräne gesehen. Meine Befürchtung war, dass sie möglicherweise auf dem inzwischen dünnen Eis eines Schmelzwassertümpels eingebrochen und nun unterkühlt sein könnten. Aber es sollte ganz anders kommen. Zunächst hört man Rufe, dann sieht man im Scheinwerferlicht drei Gestalten die Stirnmoräne herunterkommen, die in der Mitte wird gestützt, kann kaum noch gehen. Auf der Rückbank des Jeeps fällt der Chinese augenblicklich in sich zusammen, scheint nicht mehr ansprechbar. Wenig später stoppt der Jeep neben unseren Zelten. Der junge Mann, der völlig teilnahmslos zusammengekauert auf der Rückbank liegt, ist zwar noch nicht vollständig bewusstlos, aber nicht mehr weit davon entfernt. Er ist kaum ansprechbar, reagiert aber noch auf Schmerzreize. Die Pulsoxymetrie bestätigt meinen ersten Verdacht: Höhenhirnödem. Die Sauerstoffsättigung im Blut beträgt gerade noch 42%, der Puls geht schnell, über 150 Schläge/Min. Ich dirigiere den Jeep zum Lageroffizier und lasse sofort Sauerstoff bringen. Nach wenigen Minuten kommt Bewegung in den jungen Mann, zunächst will er sich die Maske vom Gesicht reißen, dann öffnet er die Augen, gibt wieder vernünftige Antworten und kann sogar wieder über Witze lachen. Jetzt gebe ich ihm zusätzlich noch Dexamethason, um die Hirnschwellung zu verringern. Er fasst sich ständig an den Kopf, klagt über starke Kopfschmerzen. Wir sind alle erleichtert über die glückliche Wendung. Vor zwei Tagen war die Belegschaft eines Betriebs einschließlich Chef aus Foshan, nahe Kanton, in Lhasa eingetroffen. Dort hatte man die Jeeps gemietet und war bereits nach nur einer Zwischenübernachtung in Shigatse am Fuß des Everest angelangt, viel zu rasch, um sich an die Höhe zu gewöhnen. Während die meisten unter Kopfschmerzen litten, hatte es den 28-Jährigen hingegen voll erwischt. Nun sitzt er wieder scheinbar normal auf der Rückbank, den Sauerstofffluss habe ich inzwischen auf 2 Liter/Min. reduziert, die Sättigung liegt über 95%. Aber, und das versuche ich allen klar zu machen, die Gefahr ist noch nicht vorüber. Der junge Mann muss sofort tiefer gebracht werden, am besten nach Shegar, und zwar mit permanenter Sauerstoffgabe …

Jungfrau, 4158 m, und Mönch, 4099 m, Berner Alpen, Schweiz: Talstation Grindelwald, 1050 m, Bergstation (Jungfraubahn) Jungfraujoch, 3454 m, bzw. Mönchsjochhütte, 3650 m (Höhendifferenz 2600 m), dann noch 450 bzw. 500 Hm zu den Gipfeln

Margherita-Hütte, 4559 m, Monte-Rosa-Massiv, Italien: Wer in kürzester Zeit mit der Seilbahn von Alagna (1212 m) zur Punta Indren (3260 m) und dann via Gnifettihütte noch am gleichen Tag auf die höchstgelegene Hütte der Alpen stürmt (Höhendifferenz 3344 m!), wird zwangsläufig höhenkrank, riskiert ein Höhenhirn- und Höhenlungenödem.

Mit Jeep und Bus in hoch gelegene Basislager

Die dritte englische Everestexpedition unter Leitung von Mallory brauchte 1924 von Darjeeling über Sikkim auf einem alten Handelsweg über den Natu La (4390 m) und das Chumbi Tal noch etwa 4 Wochen bis zum Everest-Basislager auf der Nordseite des Berges; heute kann, wer es eilig hat, von Kathmandu über Zhangmu in 4 Tagen dort sein oder nach einem Flug nach Lhasa, wenn er sich beeilt, bereits in 2–3 Tagen, was der Akklimatisation allerdings weniger förderlich ist.

Auch in den Anden können Hochlagen mit Jeeps kurzfristig erreicht werden. Diese sind allerdings selten so abgeschieden wie Höhenziele im tibetischen Hochland, und rasche Abstiege sind eher möglich.

ERSTMALS KOPFSCHMERZ IN NAMCHE BAZAR

Einige Lodgebesitzer auf dem Weg zum Everest Basecamp in Namche Bazar halten dann auch entsprechende Ratschläge bereit: noch eine weitere Nacht bleiben bzw. vorerst nicht weiter aufsteigen und Diamox® nehmen. Denn die 800 Hm von Phakding nach Namche Bazar (3450 m) hinauf haben einige höhenkrank gemacht, sie leiden erstmals unter Kopfschmerzen, schlafen schlecht oder überhaupt nicht, fühlen sich schwach und haben keinen Hunger. Nur zu gern nehmen sie den Rat an, eine weitere Nacht zu bleiben, kommerzielle Agenturen planen ohnehin eine 2. Nacht zur besseren Akklimatisation dort ein. Aber Diamox®! Soll man das nehmen, hilft das wirklich (s. S. 69)?

Akute Bergkrankheit

Nicht wenige Höhenwanderer erreichen im Himalaya neue persönliche Höhen und erfahren die Folgen der dünnen Höhenluft erstmals dort auf einer Höhenwanderung.

Zeichen der Bergkrankheit sind:

- Kopfschmerzen
- Appetitlosigkeit
- Müdigkeit
- Schwäche
- Übelkeit
- Schlafstörungen
- Lidschwellungen

Sie treten innerhalb von 6–12 Stunden nach Erreichen eines neuen Höhenziels jenseits von 2500 m auf.

Lidödem, sichtbare Schwellung beider Oberlider

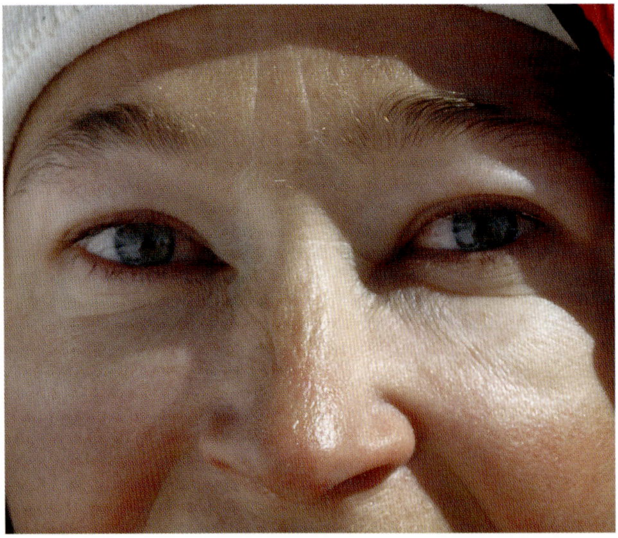

Während des zweiten und dritten Tages nehmen die Beschwerden an Stärke zu und bilden sich dann am vierten und fünften Tag wieder zurück, sofern man sich schont bzw. dem Körper die Möglichkeit der Anpassung gibt. Jüngere Personen reagieren oft empfindlicher auf Sauerstoffmangel.

Die Anpassung an die Höhe ist individuell unterschiedlich und betrifft vornehmlich die Fähigkeit, die Atmung möglichst rasch und effektiv der Höhe anzupassen. Denn wenn die Atemfrequenz erhöht und die Atemtiefe verstärkt werden und so das Atemluftvolumen vergrößert wird, kann die Sauerstoffknappheit am ehesten kompensiert werden. Aber nicht bei jedem reagiert die Atmung so prompt und gut, und deshalb leidet der eine mehr und der

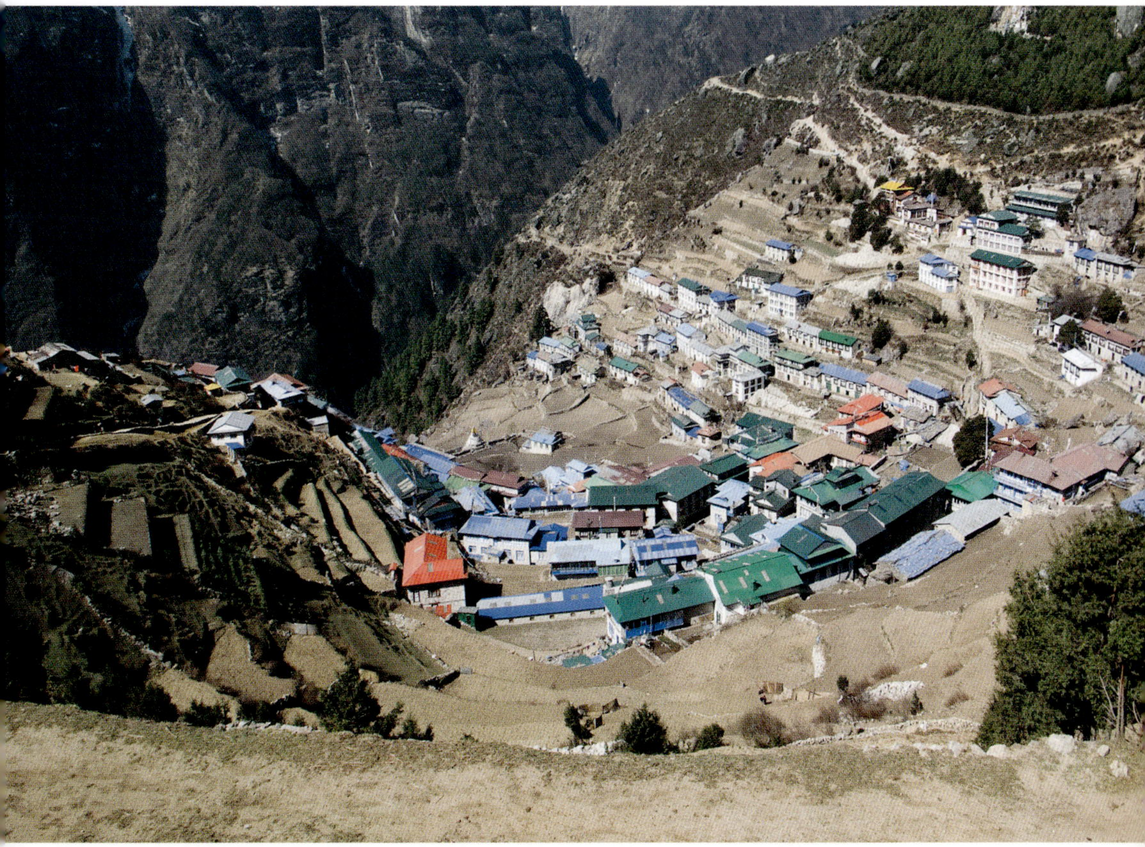

Namche Bazar (3450 m), in einem kesselförmigen Bergeinschnitt im Khumbu, Nepal

andere weniger unter Sauerstoffmangel und eingeschränkter körperlicher Leistungsfähigkeit. Deswegen muss man nicht zwangsläufig höhenkrank werden, aber das persönliche Risiko hierfür ist größer. Auch viele Extrembergsteiger wurden nicht mit dieser am Berg so hilfreichen Fähigkeit ausgestattet, aber ernsthaft höhenkrank sind sie deshalb nicht zwangsläufig geworden. Nach Ankunft auf der Mönchsjochhütte (3650 m) unweit des Jungfraujochs in den Berner Alpen klagt fast jeder Zweite, der neu ankommt, über einen Kopfdruck oder pochende Schmerzen über den Schläfen, und am nächsten Morgen sind etwa 25% der am Vortag Angekommenen höhenkrank. Der Schlaf war gestört (s. Höhenschlaf, S. 27), und die Beschwerden sind stärker als am Tag zuvor; auch zeigt sich dann bei etwa jedem dritten Bergsteiger der Austritt von Blutplasma in das Unterhautfettgewebe, oft von weitem schon erkennbar an den Schwellungen der Augenlider. Auch Finger und Füße sind angeschwollen, und so mancher Ehering und Schuh sitzt jetzt fester als zuvor.

Auf der höchstgelegenen Hütte der Alpen, der Margherita-Hütte im Monte-Rosa-Massiv am Gipfel der Signalkuppe, 4559 m hoch, leidet fast jeder, der aus den Talregionen aufsteigt, unter starken Kopfschmerzen und 30–60%, je nach Anfälligkeit, am nächsten Tag unter den Beschwerden der akuten Bergkrankheit. Auf Alpenhütten, die um 3000 m hoch liegen, werden 10–15% der neu Angekommen höhenkrank.

Ursache der Kopfschmerzen noch unbekannt

Jahrelang hat man die Kopfschmerzen mit den Folgen eines erhöhten Hirndrucks erklärt, teils als Folge einer verstärkten Durchblutung, teils als Folge eines druckbedingten oder faktorvermittelten Flüssigkeitsaustritts aus den kleinsten Hirngefäßen, vergleichbar den höhenbedingten Schwellungen an den Augenlidern, den Fingern und in der Knöchelregion. In neueren kernspintomographischen Untersuchungen zur Ursache der Hirnschwellung konnten allerdings Folgen einer geschädigten und durchlässigeren Bluthirnschranke mit Austritt von Blutplasma nicht beobachtet werden (extrazelluläres Ödem).

Als Ausdruck eines anaeroben Stoffwechsels ließ sich aber eine Erhöhung der Sauerstoffradikalen im Blut und im Hirnwasser nachweisen, zusätzlich als Folge eines zellulären Energiemangels und einer eingeschränkten Funktion der Ionenpumpen in den Zellwänden ein intrazelluläres Ödem. Die verstärkte Durchblutung und das intrazelluläre Ödem führen aber nur zu einer diskreten Hirnschwellung von durchschnittlich 0,6%, wie Untersuchungen bei höhenkranken Personen in einer simulierten Höhe von 4500 m gezeigt haben. Nachweisen konnte man diese ausschließlich im Corpus callosum, einem Nervenfaserbündel, das beide Hälften des Großhirns miteinander verbindet.

Das Beschwerdebild der akuten Bergkrankheit lässt sich somit weniger mit einem erhöhten Hirndruck erklären als vielmehr mit erhöhten Stickstoffmonoxid-Spiegeln in Folge des Energiemangels. Erhöhte Konzentrationen von NO können wie ein erhöhter Hirndruck auch Schmerzempfindungen bzw. Kopfschmerzen über Nervenzellen des Trigeminusnervs auslösen.

Chamba Lhakhang (Roter Tempel) in Leh, Ladakh, Indien

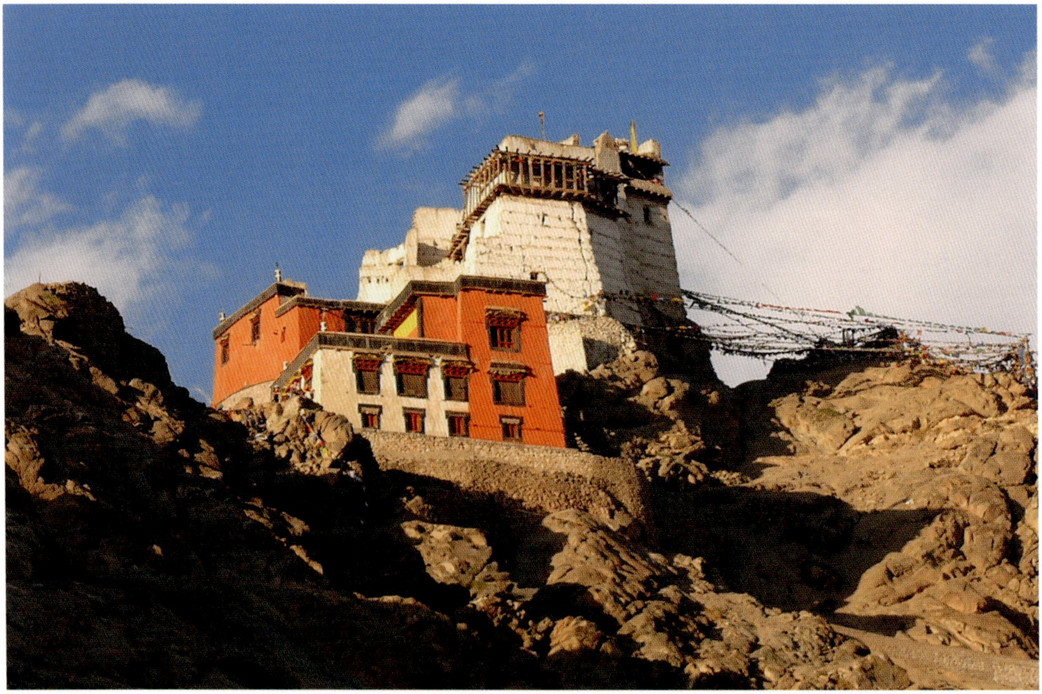

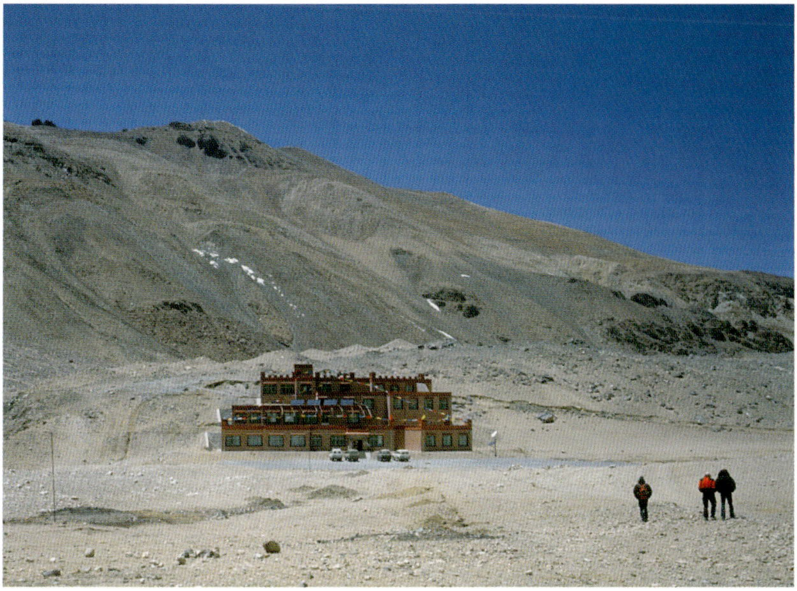

Everest-Nordseite: Hotel gegenüber dem Rongbuk-Kloster (5030 m)

Den Schweregrad einer akuten Bergkrankheit bestimmen

Der Lake-Louise-Fragebogen (Lake Louise Score) ist ein Bewertungsschema zur Beurteilung des Schweregrades einer akuten Bergkrankheit. Er wurde 1991 anlässlich des Internationalen Hypoxie Symposiums im kanadischen Lake Louise erstmals vorgestellt. Bewertet werden in einer subjektiven Einschätzung der Schweregrad von Kopfschmerzen und Magen-Darm-Beschwerden und das Ausmaß von Müdigkeit bzw. Schwäche, Schwindelbeschwerden und Schlafstörungen. Jeder dieser 5 Beschwerdekomplexe kann in Abhängigkeit der jeweiligen Beschwerdestärke mit 0 bis 3 Punkten bewertet werden. Bei Beschwerdefreiheit geht er jeweils mit 0 Punkten in die Summation mit ein. Somit können höchstens 15 Punkte insgesamt vergeben werden. Bei einer Summe von 3–5 Punkten liegt eine leichte und bei 6–15 Punkten eine schwere Bergkrankheit vor.

Bei einer leichten akuten Bergkrankheit (3–5 Punkte) Rasttag einlegen, viel trinken und nicht weiter aufsteigen. Bei stärkeren Beschwerden (> 6 Punkte) und wenn diese sich nach Ankunft in Ruhe und nach Einnahme von Kopfschmerzmittel nicht kurzfristig bessern, Abstieg auf die letzte Schlafhöhe, auf der noch Beschwerdefreiheit bestand bzw. medikamentöse Behandlung, wenn Abstieg kurzfristig nicht möglich ist (s. S. 65).

Ein zweiter Teil des Lake Louise Score basiert zusätzlich auf einer objektiven Einschätzung und Bewertung von Bewusstseinslage, Gleichgewichtsbeschwerden und Flüssigkeitsansammlungen unter der Haut (Ödemen) sowie einer Befragung zur Einschränkung der Leistungsfähigkeit (keine – gering – mäßig – schwer). Für den Bergsteiger und medizinischen Laien ist aber nur der erste Teil dieses Bewertungsschemas von Interesse, er ist im Vergleich zu den beiden anderen Teilen auch in seiner Aussage zuverlässiger.

»WIEDER JUNGGESELLE«

Basislager Gasherbrum, 5100 m: Jeder spürt die Höhe, geschwollene Augenlider, Lidödeme, hat fast jeder. Thomas hat vorsorglich seinen Ehering abgenommen, als dieser den Finger immer stärker einschnürte.

Subjektive Einschätzung (Lake Louise Score)

Kopfschmerz	
0	Kein Kopfschmerz
1	Geringer Kopfschmerz
2	Mäßiger Kopfschmerz
3	Massiver Kopfschmerz
Magen-Darm-Beschwerden	
0	Normaler Appetit
1	Appetitlosigkeit oder leichte Übelkeit
2	Mäßige Übelkeit oder Erbrechen
3	Schwerste Übelkeit oder Erbrechen
Müdigkeit und/oder Schwäche	
0	Keine Müdigkeit/Schwäche
1	Geringe Müdigkeit/Schwäche
2	Mäßige Müdigkeit/Schwäche
3	Schwere Müdigkeit/Schwäche
Schwindel	
0	Kein Schwindel
1	Leichter Schwindel
2	Mäßiger Schwindel
3	Schwerer Schwindel
Schlafstörungen	
0	So gut wie immer geschlafen
1	Nicht so gut wie gewöhnlich geschlafen
2	Oft aufgewacht, schlecht geschlafen
3	Konnte überhaupt nicht schlafen

Höhenhirnödem

Spätestens wenn Kopfschmerzmittel keine Wirkung mehr zeigen oder wenn Gleichgewichtsstörungen und Schwindel auftreten, zeichnet sich der Übergang von der harmlosen akuten Bergkrankheit in eine lebensbedrohende Hirnschwellung, das Höhenhirnödem, ab. Im Verlauf dieser Entwicklung verlieren die Betroffenen immer mehr die Kontrolle über ihren Körper und sich selbst und sind verwirrt. Gangstörungen, Schwindelzustände, Halluzinationen und vernunftwidriges Handeln sind charakteristische Zeichen. Die Häufigkeit des Auftretens ist abhängig von Aufstiegsgeschwindigkeit, Schlafhöhe und persönlicher Anfälligkeit.

Zeichen eines Höhenhirnödems sind:

- gestörte Koordination von Bewegungsabläufen: oft Gangstörungen (Strichgang nicht möglich) oder Unvermögen, Gegenstände sicher in den Händen zu halten (Getränke werden verschüttet)
- Zunahme von Kopfschmerzen trotz Einnahme von Kopfschmerzmittel
- Übelkeit mit Erbrechen
- Halluzinationen
- vernunftwidriges Verhalten
- im fortgeschrittenen Stadium weitere Hirndruckzeichen: zunehmende Bewusstseinsstörung, Pupillenerweiterung, Krämpfe, Abfall der Herzfrequenz unter 50 Herzschläge/Min., Blutdruckabfall, Temperaturanstieg, Arm- und Beinlähmungen, Atemlähmung

Das Höhenhirnödem tritt bevorzugt zwischen 4000 und 5500 m auf.

Höhenhirnödem bei Everest-Base-Camp-Touristen

Sowohl das Base Camp auf der nepalesischen Südseite als auch das auf der tibetischen Nordseite liegen auf etwa 5300 m. Auf der Südseite kommt das Höhenhirnödem kaum vor. Das Basislager ist gut zu Fuß erreichbar. In der Regel fliegt man nach Lukla (2850 m) und beginnt dort den mehrtägigen Aufstieg und erreicht das Lager weitgehend akklimatisiert. Auf der Nordseite dagegen führt eine Piste bis zum Lager, der Aufstieg erfolgt immer passiv per Jeep oder Bus und nicht selten zu rasch. Touristen, die über Lhasa (3660 m) einreisen, mieten dort häufig Allrad-Jeeps und treffen mitunter schon nach 2 Übernachtungen höhenkrank im Basislager ein. Viele treten unmittelbar nach Besichtigung der Everest-Nordflanke wieder die Rückreise an, einige übernachten in Zelten, andere unterhalb des Lagers in einem Hotel gegenüber dem Rongbuk-Kloster. Gefährdet sind alle die Touristen, die über Nacht bleiben.

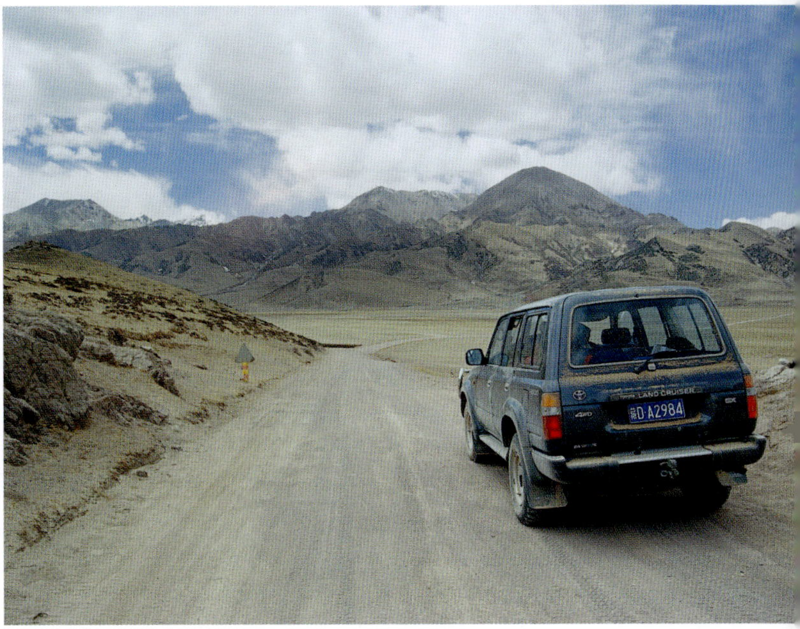

Mit dem Jeep zum Everest-Basislager auf der Nordseite

Während unserer Everest-Expedition 2004 wurde ich in der kurzen Zeit, in der ich mich jeweils im unteren Basislager aufhielt, allein mit drei Touristen konfrontiert, die ein Höhenhirnödem entwickelten. Eine organisierte Hilfe oder Rettung ist nicht zu erwarten, weil es eine solche nicht gibt, und auch ein rascher Rückzug in tiefer gelegene Gebiete ist kaum möglich.

Folgen des Sauerstoffmangels für das Gehirn

Bei ausreichender Durchblutung deckt das Gehirn den Energiebedarf zu 99% durch einen aeroben Stoffwechsel. Hierbei wird der primäre Energieträger Glukose abgebaut, und es entsteht der sekundäre Energieträger ATP sowie die Abbauendprodukte CO_2 und Wasser. ATP liefert in der Zelle die Energie, die bei Prozessen des Funktions- und Erhaltungsstoffwechsels benötigt wird. Etwa 40% des Energiebedarfs der Nervenzellen werden zum Erhalt struktureller und physiologischer Zelleigenschaften und etwa 60% für die eigentliche Funktion, die Generierung elektrischer Signale, verbraucht. Bei einem langsam entstehenden O_2-Mangel können die Hirnzellen mit Schutzmaßnahmen reagieren. Mit wachsendem O_2-Mangel stellen sie ihre speziellen Funktionen aber immer weiter ein und beschränken ihren Energiestoffwechsel immer mehr auf das eigene Überleben.

Der zur Aufrechterhaltung der Zellfunktionen erforderliche Energielieferant ATP kann bei O_2-Mangel vorübergehend auch durch einen sauerstofffreien Abbau von Glukose (anaerobe Glykolyse) gebildet werden. Dieser Stoffwechselweg führt zu einer Ansäuerung der Zellen durch vermehrten Anfall spezieller Stoffwechselprodukte (z. B. Wasserstoff-Ionen, Laktat etc.). Diese wirken gefäßerweiternd und verbessern die Anflutung des Sauerstoffs.

Bleibt die Sauerstoffversorgung der Hirnzellen weiterhin unzureichend und kann ATP nicht in ausreichender Menge produziert werden, dann müssen zwangsläufig die Hauptverbraucher, die Ionenpumpen in der Zellwand, die die erforderlichen Konzentrationen von Natrium- und Kalium-Ionen in der Zelle aufrechterhalten, ihre Funktion einschränken. Im ungünstigsten Fall schwellen die Zellen dann an, und es entwickelt sich ein intrazelluläres Hirnödem (s. auch S. 36).

Mit fortdauerndem und zunehmendem Sauerstoff- und Energiemangel wirkt sich darüber hinaus auch das größer werdende Ungleichgewicht zwischen Bildung und Abbau beson-

DIE HÖHE WIRD OFT UNTERSCHÄTZT

Everest-Nordseite, Rongbuk-Kloster, 5000 m

Das kleine tibetische Gästehaus gegenüber dem Rongbuk-Kloster, 5000 m hoch und mit exzellentem Blick auf den Mount Everest, ist ein beliebter Anlaufpunkt für Touristen, die mit Jeeps und Bussen anreisen. In den vergangenen zwei Tagen habe ich viele Touristen beobachtet, die still und teilnahmslos in einer Ecke saßen und kaum ansprechbar waren; andere hielten den Kopf in den Händen, alle zeigten Zeichen einer Höhenkrankheit. Fast alle waren über Lhasa angereist und hatten sich zwar schon teilweise akklimatisiert, der letzte Höhensprung auf 5000 m allerdings wurde nur von den wenigsten ohne spür- und sichtbare Zeichen bewältigt. Heute aber fällt mir ein knapp 30-jähriger Chinese aus Kanton (Kwangchow, 11 m ü. M., 150 km nordwestlich von Hong Kong) auf, der eine auffällige Gangunsicherheit zeigt. Er torkelt immer wieder durch den Gastraum, alle Bewegungen scheinen ungerichtet und zufällig, mal setzt er sich da, mal dort hin, und ständig verschüttet er seinen Tee. Niemand scheint beunruhigt oder erkennt in seinem Zustand etwas Besorgniserregendes. Kein Zweifel, der junge Mann ist schwer höhenkrank. Er bietet deutliche Zeichen eines Höhenhirnödems. Schließlich messe ich seine Sauerstoffsättigung: Nur 46% und der Puls knapp unter 150/Min.! Als Erstes versuche ich ihn über die Ernsthaftigkeit seiner Situation aufzuklären, aber er scheint nicht verstehen zu wollen, obwohl sein Englisch ausreichend für die Konversation ist. Aber das ist bekannt, die Betroffenen realisieren nicht den Ernst der Situation, zumindest nicht in allerletzter Konsequenz. Ich gebe ihm Dexamethason und verschaffe ihm so einen kleinen Zeitvorteil. Dann organisiere ich einen Transport in das etwa 1000 m tiefer liegende Tingri.

ders reaktionsfreudiger Sauerstoffverbindungen, sogenannter Sauerstoffradikale, immer nachteiliger aus. Es sind Atome und Moleküle mit mindestens einem ungepaarten Elektron und ihre Reaktionsfreudigkeit resultiert aus dem Bestreben, jeweils Elektronenpaare zu bilden. Auf der Suche nach Reaktionspartnern reagieren sie auch mit Membranmolekülen. Infolge dieser Reaktionen kann es zu Schäden an Zellmembranen und insbesondere an der Blut-Hirn-Schranke (BHS) kommen.

Nachweisbare Hirnschwellung und Mikroblutungen

Das Höhenhirnödem wird als Endstufe der akuten Bergkrankheit angesehen, da ihm offenbar der gleiche Entstehungsmechanismus zugrunde liegt. Im Gegensatz zur Bergkrankheit entsteht beim Höhenhirnödem eine nachweisbare Störung der Blut-Hirn-Schranke mit Austritt von Blutflüssigkeit (extrazelluläres Ödem). Da sich das Gehirn im knöchernen Schädel nicht ausdehnen kann, kommt es zum Druckanstieg, der die Durchblutung und somit die weitere Sauerstoffzufuhr einschränkt. Die Schrankenstörung an den Hirngefäßen ist regional unterschiedlich stark ausgeprägt. Kernspintomographisch ließen sich Flüssigkeitsaustritte bzw. Ödeme bislang vornehmlich im Corpus callosum, einem dicken Nervenstrang, der die Verbindung und den Informationsaustausch zwischen den beiden Großhirnhälften darstellt, nachweisen und dort nahezu exklusiv im hinteren Abschnitt, dem Splenium. Allerdings muss es auch in anderen Hirnarealen zu Schrankenstörungen kommen, wie Eisenablagerungen, Überreste von Mikroblutungen, nahelegen. Dass bei der akuten Bergkrankheit wie bei dem Höhenhirnödem Flüssigkeitsansammlungen nahezu ausschließlich im Splenium auftreten, dem hinteren Abschnitt des Nervenfaserbündels, das beide Großhirnhälften wie eine Datenautobahn verbindet, und dass darüber hinaus erste Hirnleistungsschwächen in der Höhe ihren Ursprung im Hippocampus haben, legt auch die Vermutung nahe, dass die Durchblutungssteuerung in den hinteren Bezirken des Großhirns unter Sauerstoffmangel womöglich weniger effizient sein könnte als die der vorderen und mittleren Bezirke.

Im Gegensatz zur Bergkrankheit ist das Höhenhirnödem eine gefährliche Erkrankung. Es kann in Höhen ab ca. 4000 m auftreten. Zwischen 4000 und 5500 m sind etwa 1% der Höhenwanderer und Bergsteiger betroffen. Über die Häufigkeit des Höhenhirnödems bei Höhenbergsteigern in Höhenbereichen jenseits von 5300 m, in denen eine dauerhafte Anpassung nicht mehr möglich ist, und insbesondere in der »Todeszone« beim Versuch den Gipfel zu erreichen, gibt es keine Zahlen, weil die Todesursache in dieser Höhenzone selten geklärt werden

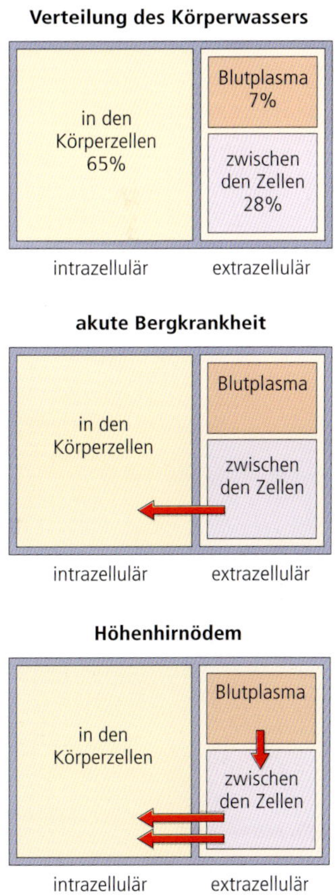

Intra- und extrazelluläres Hirnödem. **Akute Bergkrankheit:** nur diskretes intrazelluläres Ödem, Wasser dringt aus dem Zwischenzellraum vermehrt in Zellen ein. **Höhenhirnödem:** verstärktes intrazelluläres und zusätzlich auch extrazelluläres Ödem, Wasser gelangt vermehrt in Zellen und aus Gefäßen in den Zellzwischenraum.

NICHT ERKÄLTET, SONDERN HÖHENKRANK

Everest-Nordseite, Basislager, 5300 m

Eine 56-jährige, sportlich aktive Trekkerin, die unsere Expeditionsgruppe begleitet, ist nach der Ankunft im Basislager auffallend ruhig. Den ganzen Nachmittag über schon war ihr kalt und übel und sie fühlte sich schwach. Die Beschwerden erklärt sie mit einer Verschlechterung ihrer Erkältung. Beim Abendessen lässt sie ihr Essen stehen. Obwohl nichts auf eine lebensbedrohende Höhenkrankheit hinweist, überrede ich sie zu einer Messung der Sauerstoffsättigung. Diese zeigt einen dramatischen Abfall. Nur noch 52%! Bei einem derart niedrigen Wert besteht sofortiger Handlungsbedarf. Nachdem die Trekkerin ohnehin am nächsten Morgen die Rückreise nach Kathmandu antreten will, entscheide ich mich für die Sauerstoffgabe. Bereits bei den ersten Atemzügen vollzieht sich eine wundersame Wandlung. Die Sauerstoffsättigung steigt über 90%, und die Beschwerden sind wie weggeblasen. Der Puls sinkt von über 110 auf unter 90/min, und Füße und Hände, eben noch eiskalt, werden warm. Mit einem Sauerstofffluss von nur 0,5 l/min verbringt sie eine ruhige und angenehme Nacht. Um 4:45 Uhr steht der Jeep zum Abtransport nach Zhangmu an der nepalesischen Grenze bereit. Später erzählt sie mir, dass sie damals beim Abendessen »so komisch gesehen habe, alle runden Gegenstände seien kantig und viel größer gewesen«.
Einzelfälle? Sicher nicht! Die Dunkelziffer ist hoch, vor allem an der Nordseite des Himalaya, wo Jeeps und Lkw oft bis in die über 5000 m hoch gelegenen Basislager fahren.

kann. Junge Bergsteiger mit einer guten körperlichen Kondition trifft es öfter, da sie die empfohlenen Akklimatisationszeiten oft nicht einhalten.

Ohne Behandlung führt das Höhenhirnödem bereits nach wenigen Stunden zum Bewusstseinsverlust und Tod, spätestens jedoch innerhalb von 24 Stunden.

Aber auch eine rasch einsetzende Behandlung ist keine sichere Gewähr mehr für ein Überleben.

Everest-Nordseite, auf dem Weg zum vorgeschobenen Basislager (6400 m)

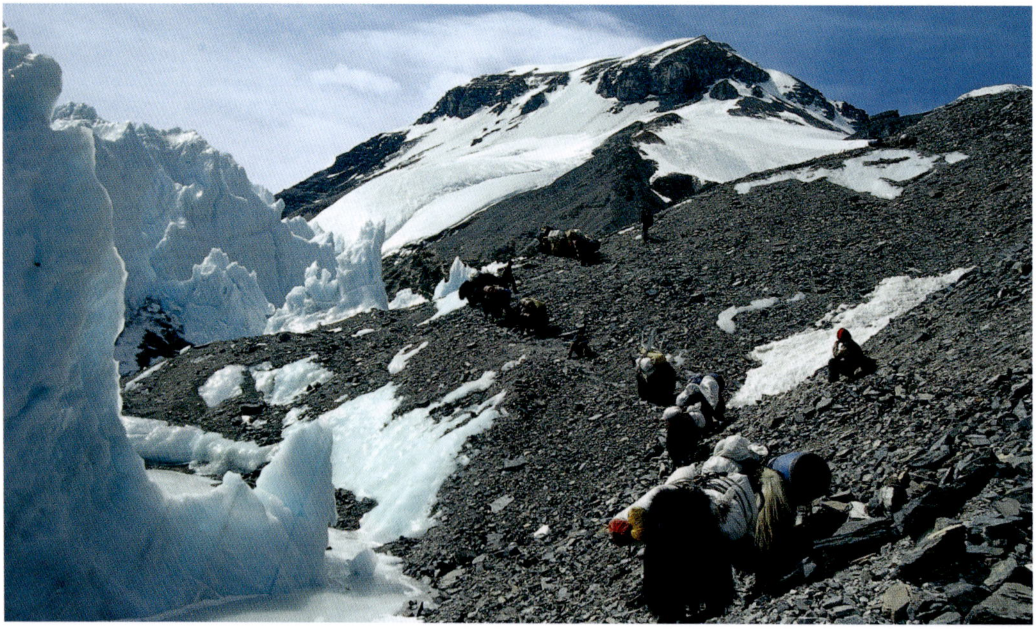

Anzeichen bleiben häufig unbemerkt

Am Anfang der gestörten Hirnfunktion in extremer Höhe steht, bevor sich das Höhenhirnödem entwickelt, die gestörte Wahrnehmung (s. S. 77), und die ist geeignet, Fehlentscheidungen herbeizuführen, die unmittelbar zum Tod führen. Ein Blick auf die Statistik der Achttausenderbesteigungen zeigt, dass die meisten Todesfälle im Abstieg passieren und somit mit zunehmender Dauer des Aufenthalts in der Gipfelzone. Sie sind Folgen eines zunehmenden Sauerstoffmangels, der zunächst zu einer Einschränkung unserer Wahrnehmungen und letztlich zu einem Höhenhirnödem führt. Das Tückische daran ist, dass man diese schleichende Entwicklung zum Höhenhirnödem an sich selber kaum spürt, und auch die Begleiter bemerken es selbst kaum, weil sie mit sich selbst beschäftigt sind und weil auch sie in der dünnen Höhenluft nur eingeschränkt leistungsfähig sind, sowohl körperlich als auch geistig.

Um derartige Hirnfunktionsstörungen zu vermeiden, muss der Aufenthalt jenseits von 7500 m so kurz wie möglich sein. Bei den »kleineren Achttausendern«, wo das Gipfellager knapp unter dieser Höhe liegt, ist das oft machbar. Bei den höheren Achttausendern und vor allem am Everest aber kaum. Dort liegen die Gipfellager bereits in der »Todeszone«. Und bereits in der kurzen Nacht vor dem Aufstieg, in der man versucht, das Sauerstoffdefizit so gut wie möglich zu kompensieren, hat man bei den kleinsten Verrichtungen schon gespürt, wie schwierig das ist, und hat auch schon erste Einschränkungen bemerkt, vor allem, dass alles Denken und Handeln mehr Zeit braucht, alles wie in Zeitlupe abläuft.

Und auf dem Gipfel, am Ende der Schinderei, sind die Strapazen des Aufstiegs zwar vorüber, aber die Unternehmung ist nicht beendet. Wenn ein Marathonläufer sich mit letzter Kraft über die Ziellinie schiebt und dann erschöpft zu Boden geht, hat das keine Konsequenzen. Für einen Bergsteiger, der sein Achttausenderziel erreicht und sich dabei völlig verausgabt hat, aber schon. Zwar kann er sich ausruhen, aber erholen wird er sich nicht, dazu ist die Luft zu dünn. Der O_2-Partialdruck in der Lunge ist inzwischen auf den kritischen Wert von 35 mmHg und darunter abgefallen, und die zur Kompensation des Sauerstoffmangels verstärkte Atmung führt zu einem extremen Abfall des CO_2-Partialdrucks und zu einer ausgeprägten Alkalose. Ein weiterer Anstieg des pH-Wertes ist mit dem Leben nicht mehr vereinbar. Die biologischen Einschränkungen werden immer größer. Und das wird sich sobald nicht ändern, weil es noch viele Stunden dauern wird, bis man aus der »Todeszone« wieder herauskommt. Das ist das eigentliche Problem in diesen Höhen, dass es von einem hohen Gipfel keine schnelle Möglichkeit der Rückkehr gibt. Aber wenn unsere biologische Flamme nicht mehr genug Sauerstoff zum Brennen hat, gibt sie auch kaum noch Kraft und Wärme, und unsere hochkomplexen Reaktoren in den Aberbillionen Körperzellen schalten zwangsläufig immer mehr in den Sparmodus. Zuerst stellen sie ihre Funktion ein und versuchen zum Schluss nur noch zu überleben. Aber wenn der Sauerstoffmangel immer größer wird, dann können auch die diversen Schutzmechanismen nicht mehr die Entwicklung eines Höhenhirnödems verhindern, und die Rettung aus eigener Kraft ist nicht mehr möglich.

Everest-Südseite, Ankunft auf dem Südsattel (8000 m)

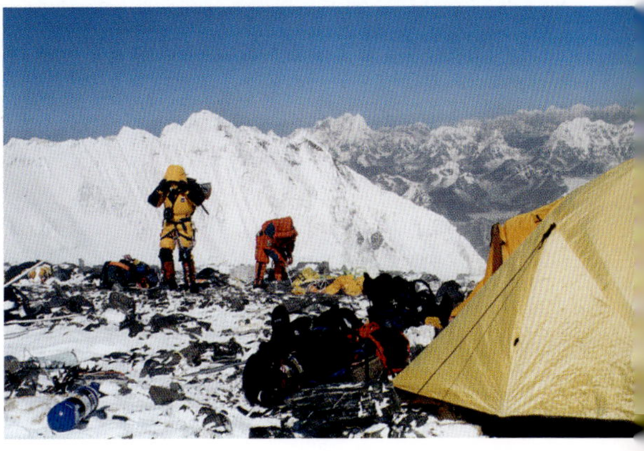

MÖGLICHST SCHNELL RUNTER

Cho Oyu, Gipfellager, 7450 m

Seit längerer Zeit schon beobachten wir ein Knäuel von Bergsteigern in dem felsig durchsetzten Gelände oberhalb des Gelben Bandes, das im Abstieg kaum vorwärtszukommen scheint. Jetzt löst sich aus diesem Knäuel eine Gestalt und kommt atemlos und gestikulierend auf uns zu. Es ist Martha, die Anstrengungen des Tages stehen ihr ins Gesicht geschrieben. »Karl«, ruft sie kurzatmig, »Karl hat Probleme!« Ich schnappe mir unsere Notfall-Sauerstoff-Flasche, quäle mich Schritt für Schritt hoch. Karl kann sich kaum noch auf den Füßen halten, er ist apathisch, kaum mehr ansprechbar und leidet an einem Höhenhirnödem. Axel, der zweite Expeditionsarzt, hat ihm bereits Dexamethason gespritzt; trotzdem wirkt er körperlich und psychisch weiterhin stark angeschlagen. Wir legen ihm die Sauerstoffmaske an und führen ihn nach unten ins Lager. Nima Sherpa kommt uns mit warmem Tee entgegen. Karl ist unruhig, er bleibt nicht sitzen, ständig reißt er sich die Atemmaske herunter, steht auf und irrt zwischen den Zelten hin und her auf der Suche nach irgendwelchen imaginären Gegenständen. Keine Frage, Karl ist weiterhin in Lebensgefahr und muss rasch weiter nach unten gebracht werden.

Halluzinationen

Halluzinationen treten überwiegend bei Erschöpfungszuständen und auch im Rahmen eines Höhenhirnödems auf. Bergsteiger sehen dann plötzlich Menschen vor sich, die bereits vor Jahren schon gestorben sind, oder sie sehen völlig fremde Menschen. Manche werden sich dann bewusst, dass sie nicht mehr Herr ihrer Sinne sind, und treten den Rückzug an. Viele führen Konversationen mit ihren imaginären Gesprächspartnern, lassen sich sogar Ratschläge geben und befolgen diese auch. Oswald Ölz, Höhenbergsteiger und Höhenmediziner, hatte ein diesbezügliches Erlebnis auf einem Nebengipfel im Annapurnamassiv. Auf dem Gipfel des Glacier Dome auf knapp 7200 m erblickt er bei der Gipfelrast plötzlich eine ihm fremde Person, die ihm den Rat gibt, die Abstiegsroute zu wechseln. Ölz hat den vermeintlich kürzeren Weg genommen und ist abgestürzt. Abgesehen von einigen Blessuren hat er den Absturz überlebt. Aber nicht immer geht es so glimpflich aus, manche stürzen sich zu Tode oder nehmen den Rat sich hinzusetzen und sich auszuruhen nur zu dankbar an.

Höhenlungenödem

Außer im Gehirn kann sich auch in der Lunge eine gleichermaßen lebensbedrohende Höhenerkrankung entwickeln, das Höhenlungenödem. Es tritt etwa doppelt so häufig auf wie das Höhenhirnödem, kann sich entweder völlig unabhängig oder auch mit diesem und der akuten Bergkrankheit entwickeln.

Leitsymptome sind ein plötzlicher Leistungsabfall und eine zunehmende Kurzatmigkeit, auch in Ruhe bzw. beim Rasten. Weitere Anzeichen sind:

- beschleunigte Atmung
- schneller Puls
- Blaufärbung von Haut und Lippen (erst bei O_2-Sättigung < 80%) infolge Sauerstoff-Untersättigung des Blutes
- Husten, anfänglich trocken, später mit blutig-schaumigem Auswurf
- Rasselgeräusche beim Atmen

Das Höhenlungenödem entwickelt sich oft zwei bis vier Tage nach Überschreiten der Schwellenhöhe von 2500 m und am häufigsten, zu etwa 70%, in Höhen zwischen 3000 und 5500 m.

Gefäßverengung in der Lunge

Sauerstoffmangel führt in der Lunge immer zu einer Gefäßverengung. Auch unter Normalbedingungen löst Sauerstoffmangel in weniger gut belüfteten Lungenbläschen (Alveolen) eine Verengung und somit Druckerhöhung in den zuführenden Lungenarteriolen aus. Damit soll eine bessere Durchblutung gut belüfteter Lungenbezirke und eine möglichst optimale Sauerstoffbeladung der roten Blutkörperchen unter körperlicher Belastung sichergestellt werden. Für die Auslösung des Höhenlungenödems oft entscheidend ist der weitere Abfall der Sauerstoffsättigung im Schlaf. Im Gegensatz zum Körperkreislauf mit einem mittleren Druck zwischen 90 und 100 mmHg liegt dieser im Lungenkreislauf (Lungenarterien) unter Normalbedingungen nur zwischen 10 und 20 mmHg. Anstiege bis auf das Doppelte sind in der Höhe nicht ungewöhnlich, insbesondere nicht bei denen, die sich zum ersten Mal in großen und extremen Höhenbereichen aufhalten. Bei Bergsteigern mit Höhenlungenödem wurden sogar Anstiege um das 2- bis 3-fache bis auf 65 mmHg gemessen. Dann wird Blutflüssigkeit in die Lungenbläschen gepresst, und es entwickelt sich ein Lungenödem. Zusätzlich ist auch der energieverbrauchende Transport der Flüssigkeit aus den Alveolen gestört. Bei für das Höhenlungenödem anfälligen Personen wird die Verengung der Lungengefäße auch noch durch eine unzureichende Produktion gefäßerweiternder Stoffe (Stickstoffmonoxid) begünstigt und das Risiko für die Entwicklung eines Höhenlungenödems bis auf das Dreifache erhöht. Auch vorbestehende Atemwegsinfekte können die Toleranz gegenüber Sauerstoffmangel vermindern und die Entwicklung eines Höhenlungenödems begünstigen.

RECHTZEITIG UMGEKEHRT

Everest-Trek, Pheriche, 4250 m

Auf dem Weg hinauf nach Pheriche kam uns ein Tross entgegen. Angeführt wurde er von einem Sherpa, der ein Pferd am Zügel führte. Auf dem Pferd saß ein auffällig blasser und kurzatmiger Mann mittleren Alters. Der Mann auf dem Pferd stellte sich als US-Amerikaner vor, der nach Ankunft in Pheriche eine zunehmende Kurzatmigkeit bemerkte und deshalb die Erste-Hilfe-Station der HRA (Himalayan Rescue Association) aufsuchte. Dort stellte man ein beginnendes Höhenlungenödem fest. Man gab ihm Nifedipin, ein drucksenkendes Mittel, und organisierte, auch weil es noch früh am Tag war, einen Transport auf dem Pferderücken hinunter nach Tengboche (3850 m). Eine Rettungsaktion, die sicher kostengünstiger war. Nur ist der zeitliche Spielraum nicht immer so groß. Manchmal ist das Höhenödem so weit fortgeschritten, dass letztlich nur noch ein sofortiger Hubschraubertransport 3000 m tiefer nach Kathmandu hilft.

HRA-»Klinik« in Pheriche

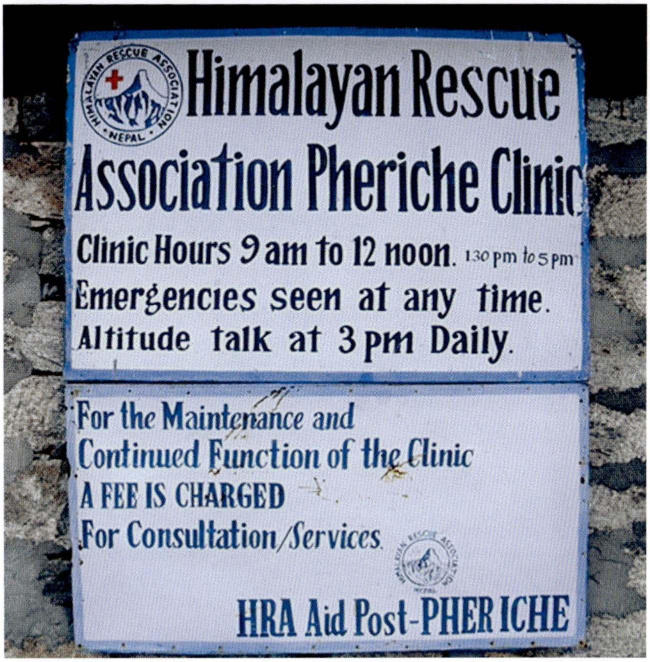
HIMALAYAN RESCUE ASSOCIATION NEPAL
Himalayan Rescue
Association Pheriche Clinic
Clinic Hours 9 am to 12 noon. 130 pm to 5 pm
Emergencies seen at any time.
Altitude talk at 3 pm Daily.
For the Maintenance and
Continued Function of the Clinic
A FEE IS CHARGED
For Consultation/Services.
HRA Aid Post-PHERICHE

Das Atmen wird zur Qual

Der erhöhte Einstrom von Flüssigkeit in die Lungenbläschen verstärkt die in der Höhe ohnehin bestehende Luftknappheit dramatisch. Die Betroffenen richten sich dann spontan auf und ringen nach Luft.

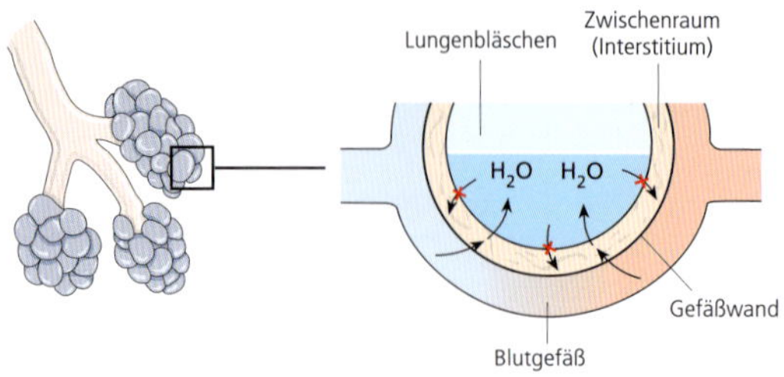

Aus den Blutgefäßen und dem Zellzwischenraum (Interstitium) in die Lungenbläschen eindringende Flüssigkeit wird normalerweise über energieverbrauchende Transportprozesse wieder aus den Alveolen entfernt. Beim Höhenlungenödem ist der Flüssigkeitseinstrom verstärkt, zusätzlich der Flüssigkeitstransport aus den Lungenbläschen aufgrund des Sauerstoffmangels gestört, und die Lungenbläschen füllen sich mit Flüssigkeit.

Und weil das Blut immer schlechter mit Sauerstoff beladen wird, färben sich bald Haut und Lippen blau. Die Flüssigkeit in den Lungenbläschen brodelt bei jedem Atemzug, das blasige Rasseln kann bereits mit aufgelegtem Ohr über dem Rücken gehört werden. Und spätestens wenn blutig-schaumiger Auswurf hochgehustet wird, ist auch für den Laien das Höhenlungenödem erkennbar.

Entwickelt sich das Höhenlungenödem tagsüber und unter körperlicher Belastung, macht es sich durch einen auffälligen Leistungsknick bemerkbar. Den Betroffenen fällt Gehen, Steigen und überhaupt jede körperliche Aktivität immer schwerer, ständig müssen sie rasten und nach Luft schnappen. Später verschwindet die Atemnot auch nicht mehr beim Rasten. Gleichzeitig verstärkt sich der Husten, und mit jedem Hustenstoß gelangt bluthaltiger Schaum in den Mund und auf die Lippen.

Bei rasch einsetzender Behandlung liegt die Sterblichkeit unter 10%. Ist jedoch ein rascher Abtransport in tiefere Höhenlagen oder eine sofortige Sauerstoffgabe nicht möglich, steigt sie schnell auf 70% und mehr.

Zur Senkung des Blutdrucks in den Lungengefäßen war bislang das blutdrucksenkende Medikament Nifedipin das Mittel der Wahl. In jüngster Zeit kommen zunehmend auch die Potenzmittel Sildenafil und Tadalafil zur Anwendung.

ATEMBESCHWERDEN NEHMEN ZU

Aconcagua, Plaza de Mulas (4350 m)

J. E., 47 Jahre, hat in der 2. Nacht nach Ankunft im Basislager Plaza de Mulas schlecht geschlafen, nach kurzem Einschlafen war er immer wieder mit Atemnot aufgewacht, und dann hat er kein Auge zugemacht. Ständig war die Luft zu knapp, und das Atmen fiel ihm schwer. Nach Mitternacht legt er den Rucksack und Kleidung unter Kopf und Oberkörper, weil er sich dann mit dem Atmen etwas leichter tut, aber der Lufthunger wird nicht weniger. Wenn er stark ausatmet, vernimmt er schließlich in der Lunge ein leises Rasseln. Beim Frühstück ist er müde, der kurze Weg zum Gemeinschaftszelt fällt ihm schwer, Hunger hat er nicht, aber das Atmen wird nun in aufrechter Position etwas leichter. Die Sauerstoffsättigung liegt bei nur noch 70%. Bereits am Vortag lag sie mit 80% schon 10 Prozentpunkte unter dem Wert der anderen Teilnehmer. In der nachfolgenden Nacht aber treten wieder Atembeschwerden auf, nun allerdings stärker als in der Nacht zuvor. Im Liegen bekommt er ganz schlecht Luft, er setzt sich auf und muss zeitweise Sauerstoff aus der Flasche nehmen, zusätzlich nimmt er 20 mg Nifedipin. Am nächsten Morgen ist die Sauerstoffsättigung noch weiter gefallen und der Blutdruck auf 180/120 mmHg gestiegen. Mit dem Helikopter wird er ausgeflogen. Bis Ankunft in Los Penitentes (2680 m) rasche Besserung, bei der Fahrt über den Cumbre Pass (3200 m) nach Santiago in Chile aber wieder Verschlechterung der Atmung und Rasseln in der Lunge.

Schon bei früheren Höhenunternehmungen hatte er ähnliche Probleme mit der Atmung, erstmals vor etwa 20 Jahren bei einer 2. Übernachtung auf der Mönchsjochhütte (3650 m) nach Anreise aus Grindelwald, da plagten ihn Atemnot und ein Engegefühl in der Brust, später hat er eine zweite Übernachtung in der Höhe wenn möglich vermieden. 7 Jahre zuvor am Kilimandscharo ab der Mandarahütte (2700 m) litt er wieder unter leichter Atemnot. Nach dem Abstieg und während einer 3-tägigen Safari war er wieder völlig beschwerdefrei. Aber beim Rückflug (Kabinendruckhöhe 2300 m) trat erneut leichte Atemnot auf.

Die Aufstiegsgeschwindigkeit ist entscheidend

Wenn man von Kathmandu mit einem gecharterten Hubschrauber ins Everest-Basislager fliegt – nur betuchte akklimatisierte Bergsteiger und nichtakklimatisierte Journalisten, die zeitnah Interviews für spektakuläre Berichte sammeln, machen das –, bedeutet dies einen Höhensprung von über 4000 m innerhalb einer Stunde. Für die Journalisten hat das in der Regel aber keine Konsequenzen, außer dass sie kurzatmig sind, ihnen das Hirn nicht mehr so gehorcht und ihnen nun die eine oder andere Frage, die sie stellen wollten, nicht mehr einfällt. Schließlich fliegen sie wenige Stunden später, und somit bevor die Höhenkrankheit sich entwickelt hat, wieder zurück. Aber wenn es wegen technischer Defekte oder eines raschen Wetterumschwungs mit schlechter Sicht Probleme mit dem Rückflug gibt, ist die Aufregung plötzlich groß, denn das Risiko höhenkrank zu werden, betrifft nun fast jeden, und das Risiko für ein Höhenödem ist nun ungleich höher. Im Vergleich zum Bergsteiger und Höhentrekker, der das Basislager in der Regel erst nach einem etwa 1-wöchigen Aufstieg erreicht und dessen Risiko für ein Höhenlungenödem bei etwa 2% liegt, steigt dieses nun auf etwa 15%.

Wie beim Höhenhirnödem und der Bergkrankheit ist die Aufstiegsgeschwindigkeit für die Entwicklung eines Höhenlungenödems entscheidend.

Aber nicht immer ist das Beschwerdebild eindeutig, und manchmal bestehen sowohl Zeichen eines Höhenhirnödems als auch eines Höhenlungenödems.

Aconcagua: Abstieg zum Basislager Plaza de Mulas durch mannshohe Büßereistürme

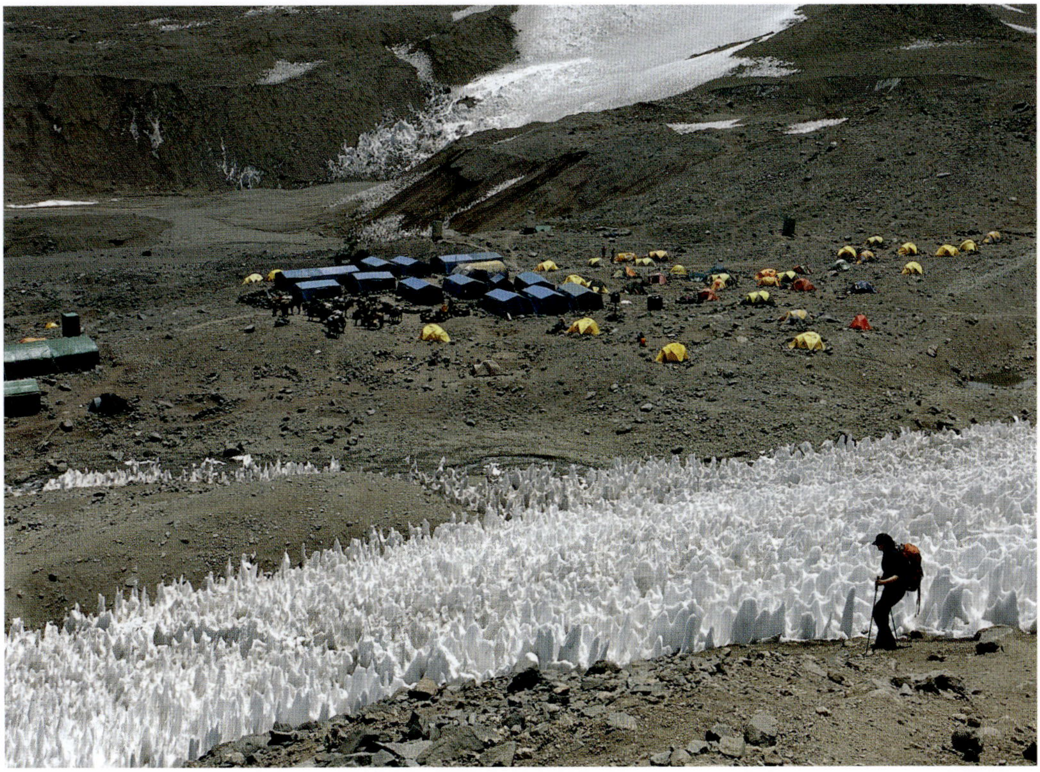

BEIM ERSTEN HOHEN AUFSTIEG SCHWER HÖHENKRANK

Kilimandscharo, Rongai-Route, Kibohütte, 4700 m

K. M., 47 Jahre, keine Vorerkrankungen und Beschwerden, keine Höhenerfahrung, in körperlich guter Verfassung. Bei der Leistungsdiagnostik (Laufbandtest) maximale Sauerstoffaufnahme (VO_{2max}) von 57,0 ml/kg*min. Auf 4300 m (Mawenzi-Tarn-Hütte) abends Sättigungswerte von 76%, am nächsten Morgen bei ca. 70%. Beim weiteren Aufstieg zur Kibo-Hütte ab 4500 m rapider Leistungsabfall und Gangunsicherheit mit Stolpern und Atemnot, jedoch auskultatorisch unauffällig. Blutdruck 120/80 mmHg, erhöhte Herzfrequenz in Ruhe mit 115 Schlägen/Min., keine Kopfschmerzen, kein Erbrechen, keine Übelkeit, kein Husten, keine Medikamenteinnahme (auch kein Diamox®) zuvor. Bei Ankunft auf der Kibo-Hütte (4700 m) Sättigungswerte von 48%, jedoch völlig orientiert. Nach medikamentöser Versorgung mit Dexamethason und Diamox® sofortiger Abstieg auf 3700 m. Zunächst keine Nifedipin-Gabe, um einen selbstständigen Abstieg nicht zu gefährden. Auf einer Höhe von 3700 m Verbesserung der Symptomatik, jedoch keine Beschwerdefreiheit, Sauerstoffsättigung immer noch bei 77% – die anderen Teilnehmer lagen ca. 10% höher –, leichter Husten, kein Fieber. Trotz Therapie mit Nifedipin retard keine Änderung der Sättigungswerte auf dieser Höhe. Beschwerdefreiheit erst auf ca. 2000 m mit Normalisierung der Sauerstoffsättigung.

Der Leistungsabfall und der stark erhöhte Puls sprechen für ein Lungenödem, die Gangunsicherheit und die fehlenden Rasselgeräusche in der Lunge für ein Hirnödem, und der Abfall der Sauerstoffsättigung spricht für beides.

(Frank Möckel, Schwerpunktpraxis für Sport-, Reise- und Ernährungsmedizin, Regensburg)

Erstes Hochlager am Aconcagua

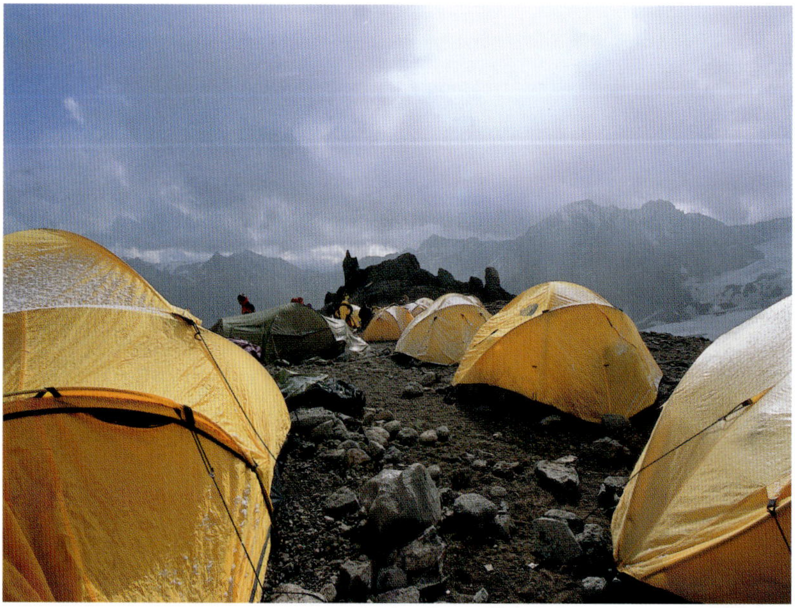

Höhenkrankheiten richtig behandeln

Da die Höhenkrankheiten ihre Ursache alle im Sauerstoffmangel der Höhenluft haben, ist ihre Behandlung auf dessen Beseitigung ausgerichtet.

Akute Bergkrankheit

Bei der akuten Bergkrankheit muss man dem Körper nur die Zeit zur Anpassung geben, die Einlage eines Ruhetags reicht oft aus. Störende Kopfschmerzen lassen sich gut mit Ibuprofen beseitigen. Da das Mittel bei empfindlicher Magenschleimhaut eher nicht genommen werden sollte, empfiehlt sich in solchen Fällen das etwas schwächer wirksame Paracetamol.

Wenn sich die Beschwerden trotz Ruhetag und körperlicher Schonung weiter verschlechtern, sollte am besten wieder auf die nächst tiefere Schlafhöhe abgestiegen werden, auf der zuvor Beschwerdefreiheit bestand, oder zumindest 500 m tiefer.

Behandlung der akuten Bergkrankheit:

- Ruhetag
- körperliche Schonung
- bei störenden Kopfschmerzen: Ibuprofen 400 mg nach Bedarf, max. 4x/tägl.
- bei Verschlechterung: Abstieg bis auf letzte Schlafhöhe, auf der Beschwerdefreiheit bestand, jedoch mindestens 500 Hm

Wenn Abstieg nicht möglich ist bzw. hierzu ein Zwischenanstieg erforderlich wäre oder bei starken Beschwerden zur Vermeidung des Fortschreitens in ein Höhenhirnödem vorsorglich Dexamethason: 1 Tablette (4 mg), alle 6 Std. wiederholen, bis Zwischenabstieg beendet ist bzw. Beschwerden rückläufig sind.

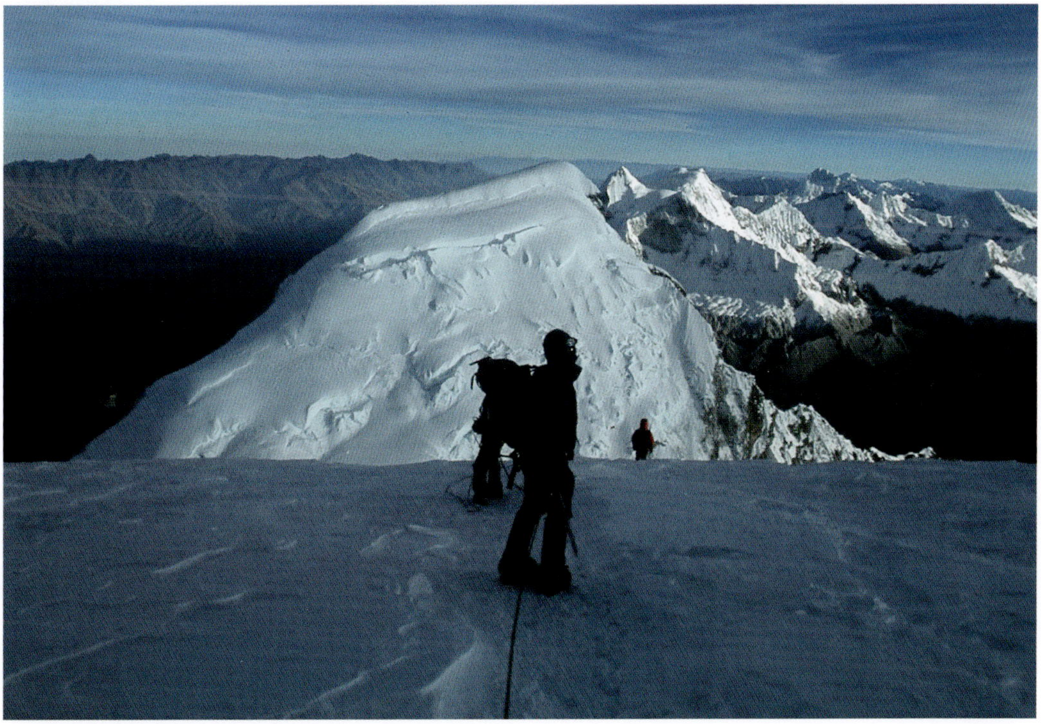

Auf dem Huascaran-Südgipfel (6768 m), Blick zum niedrigeren Nordgipfel

Höhenhirnödem

Beim Höhenhirnödem und bei schwereren Verlaufsformen der akuten Bergkrankheit kann der Sauerstoffmangel am schnellsten durch Gabe von Sauerstoff in die Atemluft beseitigt werden. Begleitet werden muss diese Erstmaßnahme aber immer durch einen Abstieg oder Abtransport in niedrigere Höhen. Steht kein Sauerstoff zur Verfügung, kann alternativ mit der Behandlung in einem Überdrucksack der Sauerstoffgehalt in der Atemluft erhöht werden (s. u.). Allerdings ist diese Behandlung sehr aufwendig.

Zusätzlich zur Behandlung im Überdrucksack oder mit Sauerstoff muss die Hirnschwellung beim Höhenhirnödem medikamentös mit Dexamethason und Acetazolamid behandelt werden.

Behandlung des Höhenhirnödems:

- Sauerstoffgabe: initial 2–4 l/min, später kann der Fluss wieder reduziert werden, je nach Anstieg der Sauerstoffsättigung. Mittels Pulsoximetrie kontrollieren (s. S. 33)! Sättigung sollte ca. 95% betragen. Alternativ Behandlung im Überdrucksack
- Dexamethason: initial 8 mg, am besten intravenös (geschulte Person) oder intramuskulär, dann alle 6 Std. 1 Tablette (4 mg)
- Acetazolamid (Diamox®): 250 mg alle 8 Std., zusätzlich reichlich Flüssigkeitszufuhr
- Rascher Abstieg bzw. Abtransport um mindestens 1000 Hm bzw. vorübergehende Behandlung im Überdrucksack
- Oberkörper hochlagern
- Kälteschutz

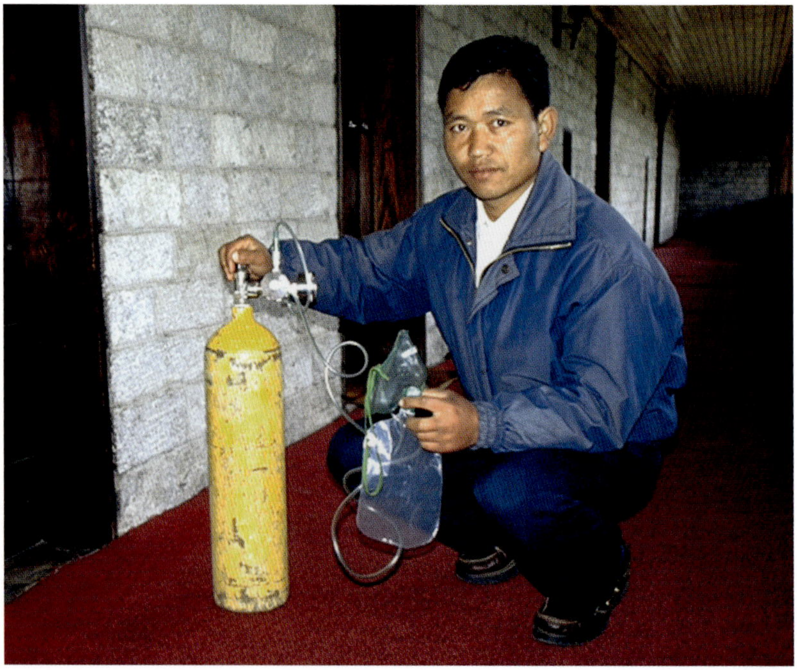

Im Everest View Hotel (3889 m) oberhalb von Namche Bazar wird Sauerstoff für Notfälle bereitgehalten.

Höhenlungenödem

Bei dem Höhenlungenödem ist Dexamethason nicht wirksam. Der erhöhte Druck in den Lungengefäßen kann mit Nifedipin sehr gut gesenkt werden. Es sollte, um stärkere Drucksenkungen im Körperkreislauf zu vermeiden, retardiertes Nifedipin (Nifedipin retard) verabreicht werden. Bei dieser Zubereitung wird der Wirkstoff verzögert freigesetzt. Wenn kein Sauerstoff zur Verfügung steht, kann die Behandlung in einem Überdrucksack lebensrettend sein (s. u.), vor allem wenn nachts ein Abstieg aus irgendwelchen Gründen nicht möglich ist oder keine Transportmöglichkeit besteht.

Behandlung des Höhenlungenödems:

- Sauerstoffgabe: initial 2–4 l/min, später kann der Fluss reduziert werden, je nach Anstieg der Sauerstoffsättigung. Mittels Pulsoximetrie kontrollieren (s. S. 33)! Sättigung sollte ca. 95% betragen. Alternativ Behandlung im Überdrucksack
- Nifedipin retard, 20–30 mg alle 12 Std. Alternativ sind möglicherweise vergleichbar wirksam (allerdings bislang noch nicht ausreichend überprüft):
- Tadalafil (Cialis®), 10 mg alle 12 Std. (an Nebenwirkungen können Kopfschmerzen und Übelkeit auftreten, somit Beschwerden wie bei einer akuten Bergkrankheit)
- Sildenafil (Viagra®), 50 mg alle 10 Std. (Nebenwirkungen wie bei Tadalafil)
- Rascher Abstieg bzw. Abtransport um mindestens 1000 Hm bzw. vorübergehende Behandlung im Überdrucksack
- Oberkörper hochlagern, wenn möglich sitzende Position
- Kälteschutz

Behandlung im Überdrucksack

Ein Überdrucksack ist ein leichter, luftdicht verschließbarer Nylonsack. Mittels Hand- oder Fußpumpe kann der Luftdruck in dem Sack um maximal 170 mmHg erhöht und so ein rascher Abstieg simuliert werden. Wegen der exponentiellen Druckabnahme in der Höhe ist der simulierte Abstieg umso größer, je höher man die Behandlung durchführt. Auf 6000 m kann man den bestehenden Umgebungsdruck von ca. 350 mmHg auf 520 mmHg erhöhen und einen Abstieg bis auf 3100 m simulieren. Auf dem 8000 m hohen Südsattel zwischen Everest und Lhotse könnte man eine Höhe von 4500 m simulieren, allerdings ist ein Einsatz des Überdrucksacks jenseits von 7000 m illusorisch. Überhaupt ist es in diesen Höhen sinnvoller, Notfall-Sauerstoff mitzuführen, denn die Überdruckbehandlung erfordert einen permanenten körperlichen Einsatz bzw. ein

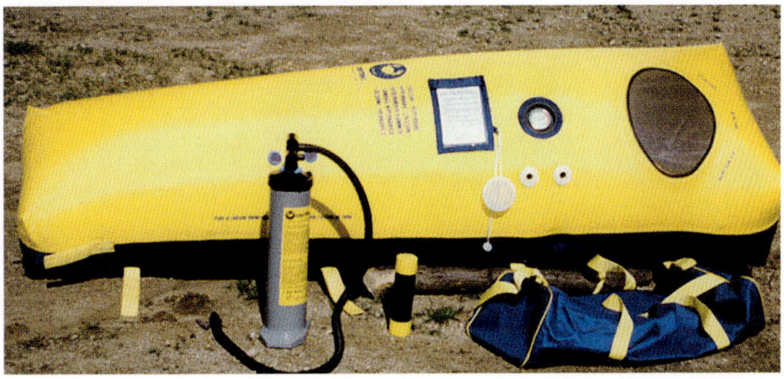

Certec-Überdrucksack mit Handpumpe

regelmäßiges Pumpen mit 10–15 Pumpstößen pro Minute, denn die Luft im Sack muss ständig erneuert werden. In der dünnen Höhenluft ist das sehr anstrengend, zumal die Behandlung über einen Zeitraum von jeweils 1–2 Stunden fortgeführt werden muss.

Vor einer Behandlung muss sichergestellt sein, dass der Druckausgleich im Mittelohr funktioniert, eventuell muss bei einem Schnupfen dieser mit abschwellenden Nasentropfen herbeigeführt werden, denn sonst drohen schmerzhafte Einrisse im Trommelfell und Mittelohrentzündungen. Ebenfalls sinnvoll ist es, zuvor die Blase zu entleeren bzw. die Mitnahme einer Pinkelflasche in den Sack. Und dann kann es nicht schaden, auch noch ein Messer mit hineinzunehmen, denn sollte der Helfer beim Pumpen schwächeln oder vielleicht selber höhenkrank werden, dann stellt sich u. U. die Frage: »Wie komme ich aus dem Sack wieder raus?«

Nach 1–2 Stunden hat sich der Zustand oft so weit gebessert, dass der Betreffende aus dem Sack herausgeholt und tiefer gebracht werden kann.

Tieferbringen bedeutet »Tragen« und nicht »beim Runtergehen begleiten«, denn jede körperliche Anstrengung, manchmal sind es nur »wenige Schritte«, können die ursprüngliche Schwere der Höhenkrankheit wieder herbeiführen.

Wenn sich der Zustand wieder verschlechtert, muss erneut im Überdrucksack behandelt werden.

Sowohl bei Trekkingtouren als auch bei Expeditionen ist die Mitnahme von Notfallsauerstoff vielfach sinnvoller und effizienter als die Mitführung eines Überdrucksacks, auch die Anwendung ist einfacher und erfordert keine spezielle Schulung.

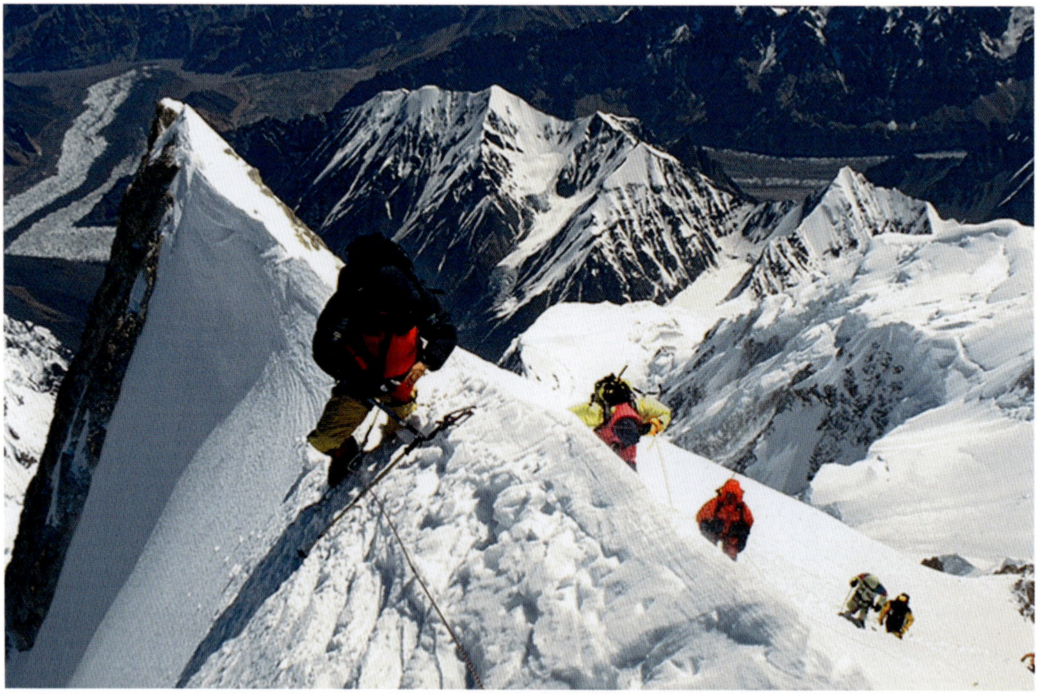

Überschreitung des Gipfelgrates am Gasherbrum II

Höhenkrankheiten mit Medikamenten vorbeugen?

Grundsätzlich ist eine medikamentöse Unterstützung der Akklimatisation nicht erforderlich. Die beste Vorbeugung gegen Höhenkrankheiten ist eine gute Höhen- und Anpassungstaktik (s. S. 116). Sinnvoll kann eine medikamentöse Unterstützung jedoch sein, wenn große Höhendifferenzen kurzfristig überwunden werden müssen und der maximale Höhenaufenthalt hierbei länger als 6 Stunden beträgt oder wenn eine erhöhte Anfälligkeit für Höhenkrankheiten besteht und deren Entwicklung vorgebeugt werden soll. Dann kann zu einer Prophylaxe mit Acetazolamid geraten werden.

Bei einer erhöhten Anfälligkeit für das Höhenlungenödem und bei Aufstiegsgeschwindigkeiten von über durchschnittlich 350 Hm pro Tag empfiehlt sich – nach Rücksprache mit dem betreuenden Arzt – eine Prophylaxe mit Nifedipin, bei entsprechender Anfälligkeit für das Höhenhirnödem eine kurzfristige Prophylaxe mit Dexamethason.

Art, Umfang und Risiken der medikamentösen Vorbeugung mit Nifedipin und Dexamethason und alle weiteren Verhaltensmaßnahmen müssen unbedingt mit einem erfahrenen Höhenmediziner vorab besprochen werden, insbesondere auch wegen möglicher Nebenwirkungen.

Auch Sildenafil (Viagra®) oder das um Stunden länger wirksame Tadalafil (Cialis®), das ebenfalls zur Steigerung der männlichen Potenz eingesetzt wird, senkt den Druck im Lungenkreislauf, wie jüngste Untersuchungen gezeigt haben. Zur Vorbeugung werden sie gegenwärtig alternativ eingesetzt; inwieweit sie auch zur Behandlung eines bestehenden Höhenlungenödems geeignet sind, kann gegenwärtig auf Grund der noch geringen Erfahrungen noch nicht abschließend beantwortet werden.

GUTE KONDITION SCHÜTZT NICHT VOR HÖHENKRANKHEIT

Gipfellager Alpamayo, 5400 m

W. H., 36 Jahre, konditionsstarker Ausdauersportler und Mountainbiker, hat nach dem ersten Materialtransport ins Hoch- und Gipfellager auf 5400 m rasende Kopfschmerzen und heftigen Würgereiz, Zeichen einer schweren akuten Bergkrankheit. Bis zum Abstieg in das Basislager Arhuaycocha, 4200 m, ist er wieder völlig beschwerdefrei. 2 Tage später nach dem erneuten Aufstieg ins Gipfellager klagt er wieder über heftige Kopfschmerzen und erbricht sogar. Absteigen will er nicht. Nach 250 mg Diamox® und ausreichendem Trinken werden die Beschwerden besser, und am folgenden Morgen um 4:00 Uhr ist er wieder fit … und Stunden später hat er sein Ziel, den Gipfel des Alpamayo (5947 m), erreicht.

Acetazolamid (Diamox®)

Das harntreibende Acetazolamid entwässert und vermindert die Hirnschwellung während der Anpassungsvorgänge in der Höhe. Ferner hemmt es in niedriger Dosierung (< 5 mg/kg) das Enzym Carboanhydrase in der Niere, erhöht dadurch die Bikarbonat-Ausscheidung und senkt so den Blut-pH. Hierdurch werden Atemantrieb und Sauerstoffsättigung im Blut verbessert, mit positiven Auswirkungen auf Kopfschmerzen und Schlaf. Bei einer Sulfonamidallergie allerdings sollte man auf das Mittel verzichten. Vorteilhaft ist ein Beginn der Einnahme bereits 24–48 Stunden vor dem Aufstieg, und diese sollte bis zu 2 Tage nach Erreichen der Zielhöhe weitergeführt werden. Zu empfehlen ist eine Tagesdosis von 500 mg, verteilt auf zwei Einzeldosen von je 250 mg morgens und abends. An Nebenwirkungen können Missempfindungen und Kribbeln in Fingern und Zehen und ein schwefelartiger Geschmack im Mund auftreten. Auch Bier schmeckt dann leider so. Am lästigsten aber ist, dass man mehrmals in der Nacht aus dem Zelt muss, um die Blase zu entleeren.

MIT MATE-DE-COCA-TEE DIE »SOROCHE« VERHINDERN?

Huaraz, Peru, 3050 m

Zur Begrüßung und ersten Akklimatisation gibt es einen Mate-de-Coca-Tee. Der Coca-Anbau hat in Peru eine lange Tradition. Bereits den Bergläufern, die im alten Inkareich Nachrichten transportierten, sagte man nach, dass sie sich mit Coca-Blättern berauschten und so die körperlichen Strapazen der langen und steilen Wege leichter erduldeten. Vielleicht stammt auch aus dieser Zeit der Glaube, dass Coca die Akklimatisation unterstützt. Es gibt Leute, die schwören auf die Wirkung des Tees und behaupten, er würde die Akklimatisation beschleunigen, was bislang allerdings noch nicht bewiesen ist. Eine Tasse Tee enthält weniger als 10 mg Kokain, eine Menge, die vergleichbar stimulierend wirkt wie Kaffee. Aber nicht nur die Höhe, sondern auch der übermäßige Genuss des Coca-Tees kann schuld daran sein, wenn man nachts schlecht schläft.

NACH VIELEN HOHEN GIPFELN ERSTMALS BESCHWERDEN

Gipfellager Huascaran (kurz unter der Garganta), 5800 m

G. M., 61 Jahre, entwickelt nach Ankunft im Lager kurz unterhalb der Garganta (5800 m) erneut zunehmende Kopfschmerzen. Einige Tage zuvor hatte er den Gipfel des Alpamayo ohne Beschwerden erreicht, aber nach einem Rasttag auf 5400 m und beim nächtlichen Aufbruch zum Quitaraju am Ende des Gletscherplateaus und kurz vor dem Einstieg erstmals über Kopfschmerzen geklagt, erbrochen und den Aufstieg abgebrochen. Nach Rückkehr im Lager hatten sich die Beschwerden wieder zurückgebildet. Ein Jahr zuvor hatte er den Gipfel des Muztagh Ata (7546 m) ohne Probleme erreicht. Einige Tage später im Basislager des Huascaran (4250 m) ist er beschwerdefrei, ebenso im 1. Hochlager (5200 m), das am nächsten Tag erreicht wird. Aber am darauf folgenden Tag, 600 m höher, nach Erreichen des Gipfellagers hat er nun wieder Kopfschmerzen und erbricht wieder. Am späteren Nachmittag nimmt er 250 mg Diamox®. Beim Abmarsch um 0:30 Uhr fühlt sich G. zwar nicht gänzlich beschwerdefrei, aber »wieder viel besser«. 30 Minuten später gibt er auf. Die Kopfschmerzen haben wieder zugenommen, Finger und Zehen sind kalt, und er fühlt sich schlapp.

Alpamayo-Gipfellager, 4:00 Uhr morgens, Fertigmachen zum Aufstieg

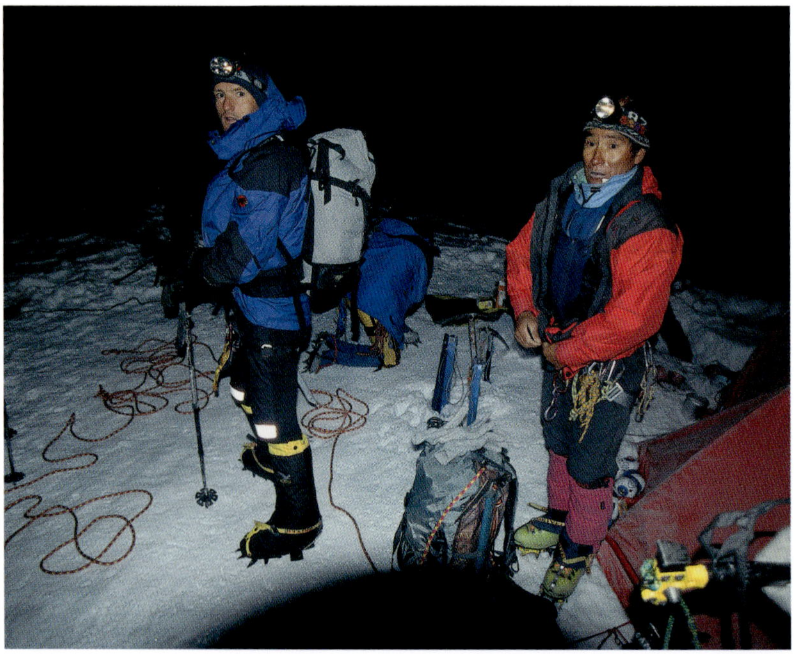

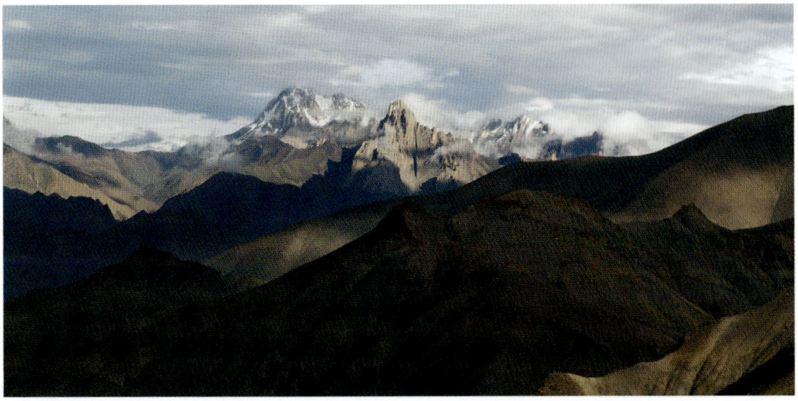

Blick vom Fatu La nach Süden auf das Zanskar-Gebirge im Zentralhimalaya

Diamox® wird gelegentlich auch »bei Bedarf« eingenommen, um kurzfristig Beschwerden einer Höhenkrankheit zu beseitigen. Aber nicht immer geht die Rechnung auf.

Medikamentöse Vorbeugung der Bergkrankheit und des Höhenhirnödems

Es empfiehlt sich die Einnahme von Acetazolamid, in einer Dosierung von 250 mg alle 12 Std. Sie sollte idealerweise 1–2 Tage vor dem Aufstieg begonnen und bis zum Erreichen der Zielhöhe fortgesetzt werden. Wenn danach nicht wieder sofort abgestiegen wird, bis zum Abstieg weiter nehmen, maximal jedoch für weitere 3 Tage. Erfolgt dann ein weiterer Anstieg, muss die Einnahme weitergeführt werden.

Medikamentöse Vorbeugung des Höhenlungenödems

Eine gut wirksame Vorbeugung ist mit dem Blutdrucksenker Nifedipin retard in einer Dosierung von 20–30 mg alle 12 Std. möglich, alternativ auch mit Tadalafil in einer Dosierung von 10 mg alle 12 Std. oder mit 50 mg Sildenafil alle 10 Std.

Psyche, Verstand und Sinnestäuschungen in extremer Höhe

Wer nicht bis an Grenzen geht, kann auch keine Grenzen verschieben. Aber nicht alle Grenzen lassen sich verschieben. Unsere absoluten Grenzen beginnen dort, wo wir anfangen unser biologisches System zu überfordern. Und das lässt sich nicht überlisten. So mancher Bergsteiger, der wissen wollte, was sein Körper leistet, wie lange ihn Muskeln aufwärts tragen, der Kopf ihn weiter treibt und die Herzpumpe Wärme und Energie im Körper verteilt, hat diesen persönlichen »Grenzgang« mit dem Tod bezahlt. Aber nicht die körperlichen Reserven entscheiden allein über

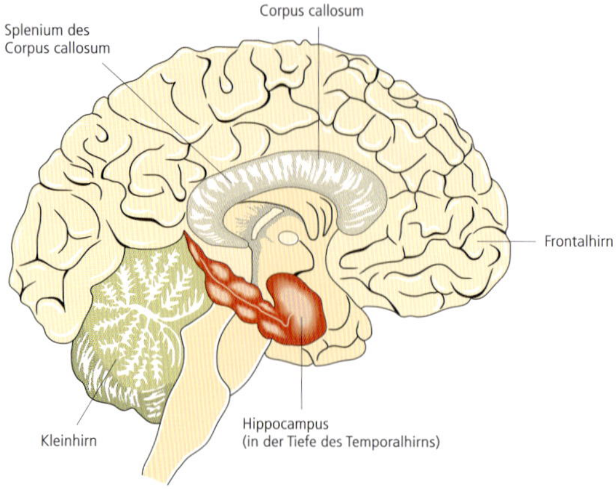

Hippocampus und Corpus callosum: Gehirnstrukturen, die besonders frühzeitig auf Sauerstoffmangel reagieren

den Erfolg an hohen Bergen. Auch Psyche (Motivation, Stimmung) und Verstand (kognitive Funktionen, z. B. Wahrnehmung, Konzentrationsfähigkeit, Planen und Problemlösen, Handlungskontrolle und Überprüfung des Handlungsergebnisses) müssen stabil sein und vor allem bleiben. Aber bevor Sauerstoffmangel zu dem tödlichen Höhenhirnödem führt, hat er oft schon weit früher Psyche und Verstand beeinträchtigt.

Damit in der Höhe immer vernünftige und adäquate Entscheidungen getroffen werden können, ist immer auch ein ungestörtes Funktionieren des Gehirns erforderlich. Doch wie ungestört funktioniert das Gehirn auf einem hohen Berg? Und welche Folgen haben mögliche, wenn auch vorübergehende Hirnfunktionsstörungen?

Das Gehirn ist eines der stoffwechselaktivsten Organe und braucht deshalb viel Sauerstoff. Sauerstoffmangel kann nur bis zu einem gewissen Grad kompensiert werden. Solange dies im Rahmen einer Höhenanpassung noch nicht erfolgt oder wenn dies in extremen Höhen nicht mehr möglich ist, kommt es zu Störungen diverser Hirnfunktionen.

Am empfindlichsten auf Sauerstoffmangel reagiert offenbar ein Hirnareal im limbischen System, das »Seepferdchen« im Schläfenhirn. Der lateinische Name Hippocampus resultiert aus seiner charakteristischen S-Form, die an ein Seepferdchen erinnert. Dieser Hirnabschnitt ist für die Langzeitspeicherung von Informationen von wesentlicher Bedeutung, insbesondere von Episoden (Ereignisse, einschließlich persönlicher Erlebnisse) und von Wissensinhalten (topografisches Wissen, Namen). Wird dieses Hirnareal in seiner Funktion beeinträchtigt, dann können Episoden oder topografisches Wissen nicht mehr zuverlässig abgerufen und neue Informationen nicht mehr zuverlässig gespeichert werden. Episoden sind wesentlich durch den zeitlichen, örtlichen und persönlichen Kontext charakterisiert; dieser Kontext geht bei einer Funktionsstörung des Hippocampus leicht verloren, sodass es zu Fehleinschätzungen von Ereignissen hinsichtlich Zeit, Ort und persönlicher Umstände kommen kann. Interessanterweise sind sogenannte hoch überlernte Routinen, z. B. automatisierte Handlungen, von Funktionsstörungen des Hippocampus nicht betroffen.

Der Kopf und die Angst

Als Kammerlander im Mai 1996 solo am Nordostgrat zum Gipfel des Mt. Everest unterwegs ist, möchte er in der Nacht aussteigen und umkehren. Sein Begleittross weiter unten spürt, dass die Psyche kippt; sie stabilisieren ihn, reden ihm gut zu. Kurz nach Sonnenaufgang erreicht er das Gipfellager auf 8300 m und einige Stunden später steht er, knapp 17 Stunden nach seinem Aufbruch vom vorgeschobenen Basislager, auf dem Gipfel. Später sagt Kammerlander, dass die Stimmen seiner Freunde ihm die Einsamkeit am Berg nahmen, ihn stabilisiert haben und ihm neue Kraft gaben.

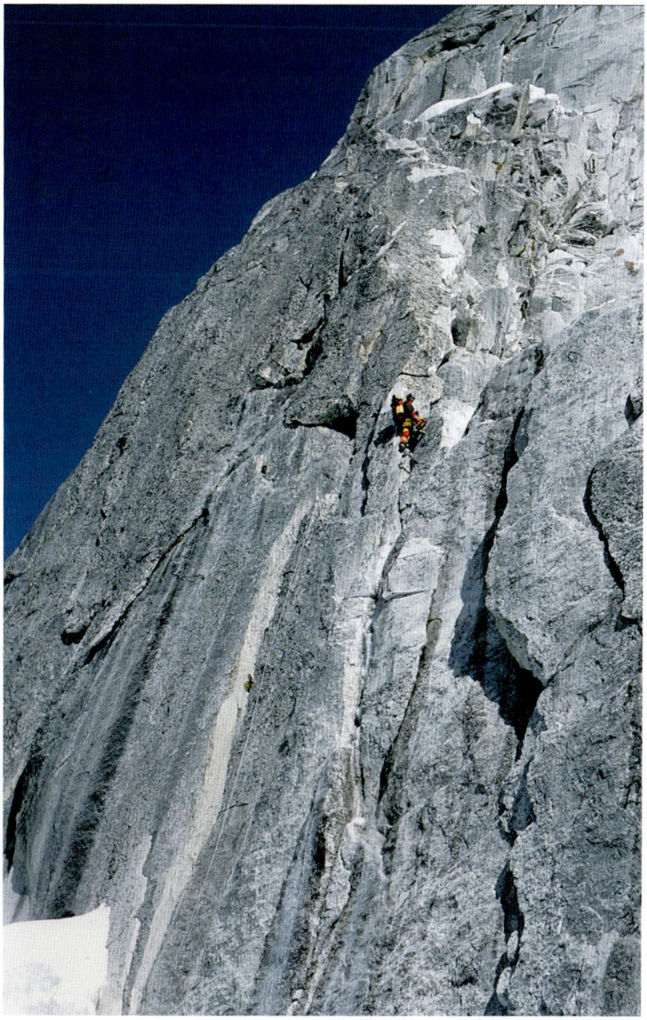

Nuptse East, in den ersten Seillängen am Südostpfeiler

Was war passiert? Warum wollte Kammerlander umkehren, als er alleine und nachts sich am Nordgrat in technisch unschwierigem, aber unangenehm zu begehendem Gelände hochmühte? War das schon Ausdruck eines Sauerstoffmangels? Etwa jeder dritte Bergsteiger bricht die Besteigung hoher Berge ab, nicht weil die körperliche Fitness nicht ausreicht, sondern weil der Kopf einen Strich durch die Rechnung macht – und dieser streikt nicht nur, weil vielleicht auch Ehrgeiz oder Leidensfähigkeit fehlen, sondern vor allem auch, weil Motivation, Emotionalität und Entscheidungsfähigkeit in der dünnen Höhenluft beeinträchtigt werden.

Das Spektrum der emotionalen Reaktionsmuster ist individuell sehr unterschiedlich. Generiert werden sie über spezielle Regelkreise im Gehirn, insbesondere im Frontalhirn und in limbischen Hirnarealen. In diesen Strukturen werden u. a. visuelle und auditive Sinneseindrücke mit Emotionen verbunden, d. h., sie erfahren eine gefühlsmäßige (affektive) Bewertung, die dann die entscheidende Grundlage für Reaktionen und Verhaltensänderungen bildet. Es ist also gut vorstellbar, dass bei einem Höhenbergsteiger, der im Dunkeln und vor allem solo aufsteigt, diesen Sinneseindrücken eine negative Emotionalität zugeordnet wird und er als Verhaltenskonsequenz dieser affektiven Bewertung den Rückzug antreten will. Diese negative Bewertung und die daraus resultierende Entscheidung müssen aber nicht zwangsläufig Ausdruck eines Sauerstoffmangels sein. Kammerlander war darüber hinaus gut akklimatisiert, aber ausschließen lässt sich derartiges im Einzelfall nie, zumal das limbische System ein neuronales Netzwerk darstellt, das sehr frühzeitig auf Sauerstoffmangel reagiert.

Dass in derartig exponierten Situationen oft auch Angst entsteht, ist nicht ungewöhnlich. Manchmal ist es die Ungewissheit um die persönliche Verträglichkeit der dünnen Höhenluft, oder es sind technische Probleme in schwierigen Kletterpassagen, oder es ist die Einsamkeit, die durch Dunkelheit bei nächtlichen Anstiegen verstärkt wird, oder das Wissen um das Abgeschnittensein von der Zivilisation. Und auch die eingeschränkte Leistungsfähigkeit, die uns ständig vor Augen führt, dass wir Gefangene des Berges sind und dass schnelle Flucht nicht möglich ist, kann Angst machen.

Angst ist eine natürliche affektive Funktion und für das Überleben in gefährlichen Situationen wichtig. Sie warnt vor der Gefahr und zwingt zu Entscheidungen. Solange die Wahrnehmungen nicht nennenswert beeinträchtigt sind und ausreichend zuverlässige sowie brauchbare Informationen über die Umwelt und den eigenen Zustand liefern, sind diese vernünftig und führen zu angepassten Entscheidungen oder zur Umkehr. Angst kann aber auch hilflos und kopflos machen und zu nicht angepassten Reaktionen führen, und zwar vornehmlich dann, wenn sie einer fehlerhaften Wahrnehmung und/oder Einschätzung der aktuellen Bedingungen und der eigenen Entscheidungen bzw. des eigenen Verhaltens unterliegt. Und auf hohen Bergen ist diese oft die Folge eines Sauerstoffmangels.

Das Gedächtnis lässt nach

Erste Folgen eines Sauerstoffmangels können spätestens in den um 5000 m hoch gelegenen Basislagern an Achttausendern beobachtet werden. Welcher Bergsteiger kennt nicht die Situation: Man ist im Basislager angekommen, und dann fallen einem partout viele Dinge nicht mehr ein – Namen, Ereignisse, Zahlenkombinationen und vieles anderes mehr. Vor einigen Stunden und mehrere Hundert Meter tiefer hatte man all das noch ständig im Kopf und parat, aber so sehr man auch sein Hirn martert, nun ist es weg!

Unser komplexes Gedächtnissystem weist bereits jenseits von etwa 5000 m individuell mehr oder weniger spürbare und vor allem auch nachweisbare Einschränkungen auf. Namen können z. B. schlecht gemerkt und schlecht erinnert werden. Noch stärkerer und länger anhaltender Sauerstoffmangel führt auch zu Funktionsstörungen der Großhirnrinde und da-

Gipfellager mit Alpamayo, Cordillera Blanca

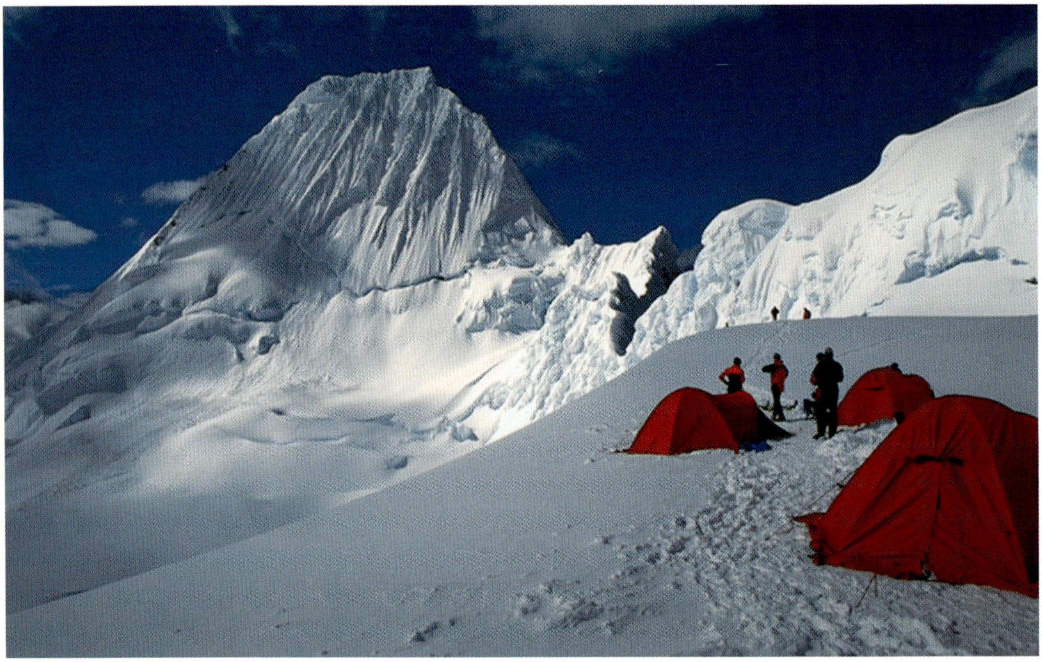

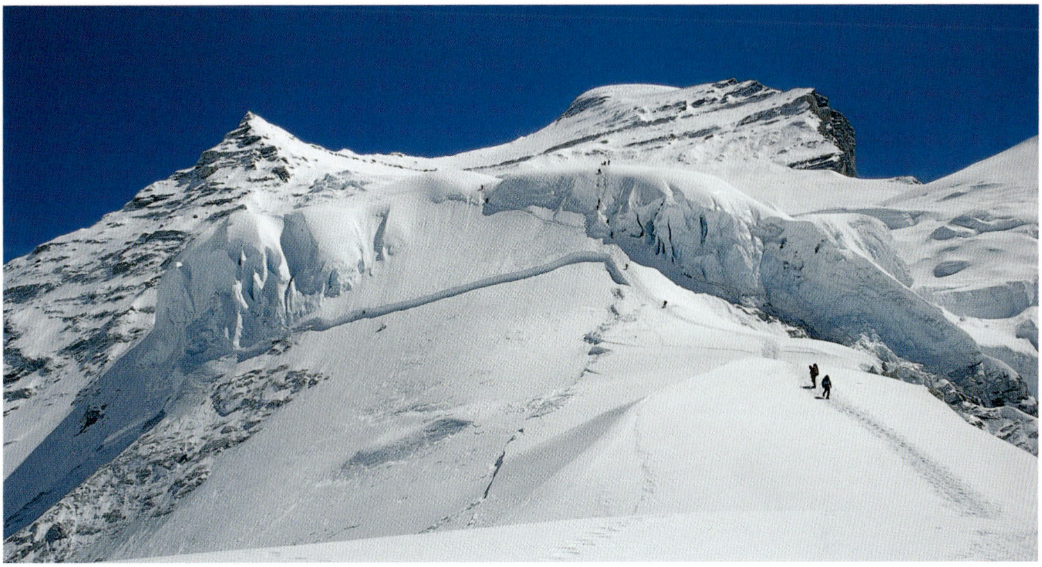

Cho Oyu, Abriss eines Schneebretts unterhalb des Eisbruchs

mit zu unspezifischen (z. B. allgemeine Herabsetzung der kognitiven Geschwindigkeit und der Reaktionsschnelligkeit) und spezifischen Funktionsstörungen (z. B. in der Wahrnehmung, im Denken und Urteilen und in der Fingergeschicklichkeit). Das Ausmaß der gestörten Hirnfunktionen ist individuell unterschiedlich stark ausgeprägt, d. h., es besteht eine individuell unterschiedliche Empfindlichkeit gegenüber Sauerstoffmangel. Eigenartigerweise zeigen die Personen, die den Sauerstoffmangel über eine effizientere Anpassung der Atmung besser kompensieren und somit eine bessere arterielle Sauerstoffsättigung haben, stärkere Einschränkungen.

Auch nach dem Abstieg noch Funktionsdefizite

In zahlreichen neuropsychologischen Tests wurden nicht nur während der Höhenexposition, sondern auch nach dem Abstieg und auch noch später zumindest für eine begrenzte Zeit kognitive Defizite (z. B. beim Verstehen und Denken) sowie auch eine herabgesetzte Reaktionsgeschwindigkeit und eine beeinträchtigte Bewegungskoordination (Feinmotorik) festgestellt.

Bergsteiger der US-amerikanischen Everest Expedition 1981 (AMREE), die alle jenseits von ca. 7500 m zusätzlichen Sauerstoff benutzten, wiesen wenige Tage nach Abstieg und Rückkehr nach Kathmandu Gedächtnisstörungen auf, wobei sowohl das Einspeichern neuer Informationen (Lernen) als auch das Erinnern von Gedächtnisinhalten erschwert waren, aber auch feinmotorische Fähigkeiten waren noch beeinträchtigt. Während die Gedächtnisstörungen nach spätestens 1 Jahr nicht mehr nachweisbar waren, bestanden die feinmotorischen Einschränkungen aber noch fort. Nach Rückkehr von einem Achttausender bemerken manche Bergsteiger derartige Probleme erstmals, wenn sie sich wieder an Zahlenkombinationen (z. B. Kontonummern, Pin-Nummern) oder auch Passwörter erinnern wollen, die ihnen dann partout nicht einfallen.

Als Ursache der Gedächtnisstörungen hat man zwischenzeitlich tierexperimentell Veränderungen an Nervenzellen im Hippocampus, aber auch in der Hirnrinde und in Teilen der Basalganglien nachgewiesen. Die Basalganglien, unter der Hirnrinde gelegene Kerngebiete, sind wie das Kleinhirn und das limbische System in den neuronalen Regelkreis zwischen den Wahrnehmungszentren in der Hirnrinde, den Assoziationszentren und den motorischen Zentren eingebunden und haben sowohl Einfluss auf Wahrnehmung, Erkennen und Lernen als auch auf Motivation, Emotion und Bewegungsverhalten. Im Tierexperiment waren die Funktionsstörungen allerdings reversibel. Inwieweit das menschliche Gehirn in einem vergleichbaren Ausmaß neue Nervenzellen ausbilden und derart Funktionen untergegangener Neurone ersetzen kann, ist gegenwärtig noch ungewiss.

Die »Alltagstauglichkeit« unseres Gehirns dürfte aber nach allem, was wir bislang wissen, nach Rückkehr aus extremer Höhe somit nicht bzw. nur vorübergehend und auch nur unwesentlich beeinträchtigt sein.

Nachdem man ihnen die Last genommen hat, suchen sich die hungrigen Yaks Gräser und Kräuter.

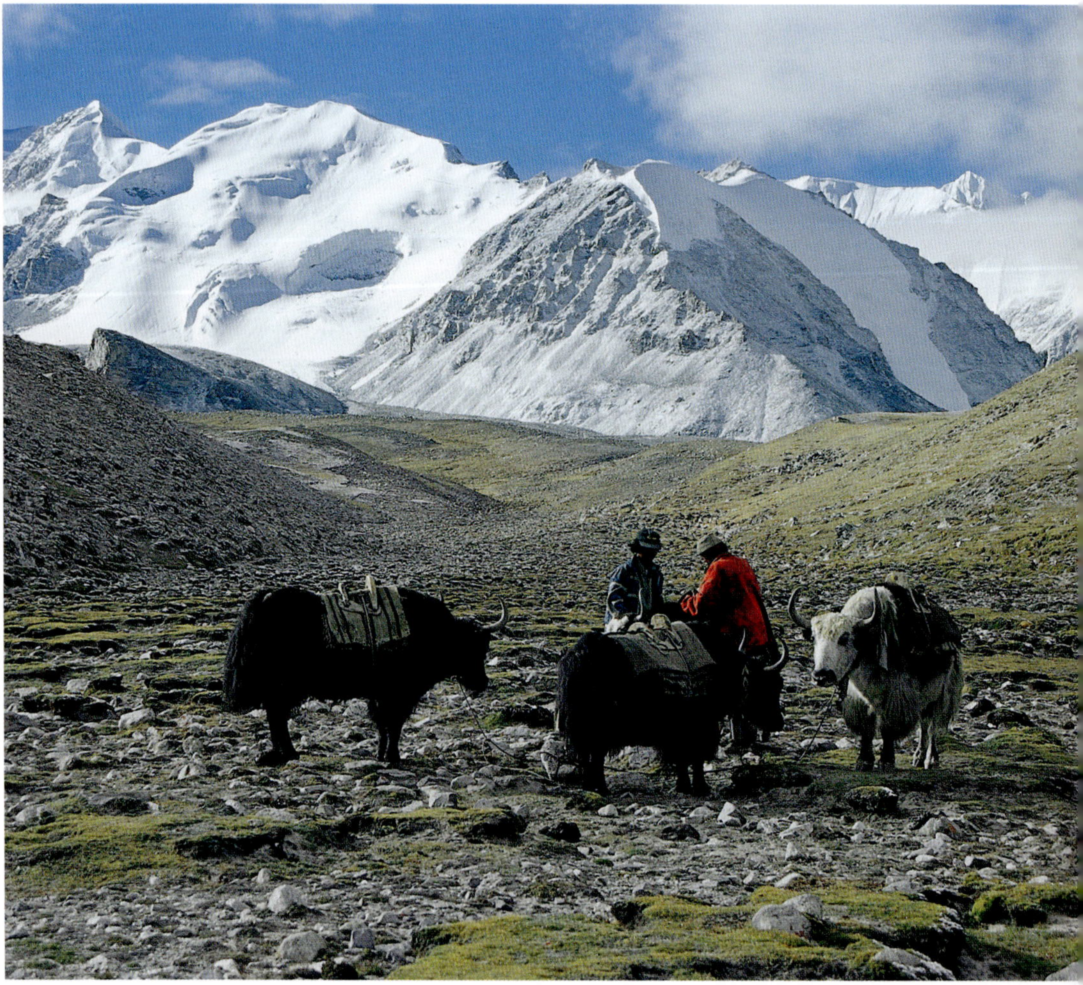

Eingeschränkte und fehlerhafte Wahrnehmungen

Alle Sinnesreize werden an die zuständigen primären sensorischen Hirnareale in der Hirnrinde weitergeleitet und bewirken dort Sinnesempfindungen. Die verschiedenen Sinnesreize, die uns über den eigenen Körper und die Außenwelt informieren, stammen aus der Haut, die Druck- und Temperaturempfindungen und Schmerz (Oberflächensensibilität) vermittelt, und von Nervenimpulsen aus Muskeln und Sehnen (Tiefensensibilität), die über Stellung und Bewegung des Körpers informieren, sowie aus den Hör-, Seh- und Gleichgewichtssystemen und dem Geschmacks- und Geruchssinn. Aber erst die detaillierte Verarbeitung dieser Sinnesempfindungen in der Großhirnrinde führt im Abgleich mit früher gespeicherten Informationen zum Verständnis und zur Einordnung des Wahrgenommenen und bildet die Grundlage für adäquate Reaktionen auf die Sinnesreize. Diese komplexe Verknüpfung verschiedener Sinnesinformationen im Gehirn und deren adäquate Weiterverarbeitung sowie Einordnung kann z. B. unter Rauschmitteleinfluss (Alkohol, Drogen), aber auch durch Sauerstoffmangel gestört sein.

PETER HABELER

Erste Everest-Besteigung ohne Flaschensauerstoff, 8. Mai 1978, Hillary Step, 8800 m

Peter Habeler: »Trotz aller Euphorie war ich körperlich total am Ende. Ich ging nicht mehr aus eigenem Willen, sondern nur noch mechanisch, wie ein Automat. Ich trat aus mir heraus und hatte die Vision, dass da ein anderer an meiner Stelle ging ...«

Die gestörte Verarbeitung von Informationen der Oberflächen- und Tiefensensibilität führt bei Höhenbergsteigern oft zu einer beeinträchtigten Körperwahrnehmung. Dadurch kommt es zu unflüssigen Bewegungen bis hin zur Gangunsicherheit, häufigem Hinfallen und Störungen der Gleichgewichtskontrolle (Schwindel). Manche berichten auch, dass sie zeitweise den Eindruck hatten, als ob sie schwebten. Auch die Feinmotorik der Hände und vor allem das Schriftbild sind beeinträchtigt. Einfache Verrichtungen, wie z. B. Schuheschnüren und das Anlegen der Steigeisen, fallen schwer und benötigen viel Zeit. Bergsteiger, die oberhalb von 8500 m ohne zusätzlichen Sauerstoff unterwegs waren, berichten darüber hinaus oft, dass sie den Eindruck hatten, sie gingen neben sich her (außerkörperliche Erfahrung oder Autoskopie).

Manchmal ist das auch nur eine verschwommene Vorstellung, die kommt und geht oder auch längere Zeit bleibt. Wenn Gleichgewicht und Koordination gestört sind, dann ist es oft nur noch eine Frage der Zeit, bis ein Unglück passiert. Denn nur eine ungestörte Körperwahrnehmung ermöglicht eine sichere Bewegung und Orientierung im Gelände.

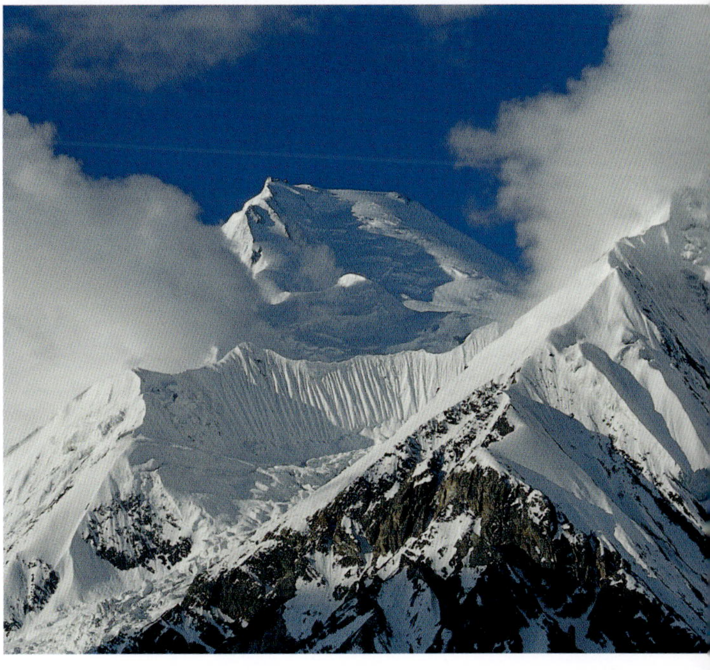

Chogolisa im Karakorum (7668 m) mit dem waagrechten Gipfelgrat: »Schicksalsberg« von Hermann Buhl

Auditive und visuelle Sinnestäuschungen

Die gestörte Wahrnehmung von Informationen des Hörsinns kann zu einer erschwerten Zuordnung von Geräuschquellen, einem erschwerten Verstehen von Sprache bis hin zur Wahrnehmung imaginärer Stimmen (auditive Pseudohalluzinationen) führen.

Störungen des Sehsinnes können von einer verfälschten Wahrnehmung gegenständlicher Größen und Formen, räumlicher Beziehungen und Distanzen bis hin zum Sehen nichtexistenter Gegenstände (z. B. topografischer Gegebenheiten) und Personen (visuelle Pseudohalluzinationen) reichen. Im Gegensatz zu den auditiven und visuellen Halluzinationen im Rahmen eines Höhenhirnödems (s. S. 60) merkt der Bergsteiger allerdings bei einer Pseudohalluzination noch, dass es sich nicht um eine reale Wahrnehmung handelt (bei einer Halluzination wäre dies nicht mehr der Fall). Pseudohalluzinationen können auch bei ausgeprägter Übermüdung auftreten.

Riechstörungen

Immer wieder berichten Bergsteiger unabhängig von einer Einnahme von Acetazolamid, das den Geschmack beeinträchtigen kann, dass in extrem hohen Basislagern z. B. Bier »anders« als gewohnt schmeckt. Auch nach Rückkehr von einem hohen Berg oder nach Überschreitung eines hohen Gebirgspasses in Nepal schmecken Bier und Sekt »anders«. Das »Andersschmecken«, diese subjektive Missempfindung, lässt sich jeweils schlecht in Worte fassen, sie wird darüber hinaus auch nicht als sehr störend empfunden, auch weil sie sich kurzfristig wieder zurückbildet. Möglicherweise wird Kohlensäure in der Höhe schlechter geschmeckt, Ursache dieser »Schmeckstörung« kann aber letztlich auch eine Riechstörung sein. Denn mit dem Schmecksinn können nur die Geschmacksqualitäten süß, salzig, sauer und bitter erfasst werden, während die weiteren Nuancierungen ausschließlich über den Riechsinn vermittelt werden, was viele mit einem Schnupfen bei einem guten Glas Rotwein zu ihrem Leidwesen schon feststellen mussten. In kürzlich veröffentlichten Untersuchungen wurden sogar schon Einschränkungen bei der Wahrnehmung von Duftmolekülen in einer simulierten Höhe von 2700 m festgestellt, wobei diese nicht nur mit dem erniedrigten O_2-Partialdruck, sondern auch mit der geringeren Duftmoleküldichte in der Höhe und der erniedrigten relativen Luftfeuchtigkeit erklärt werden. Andererseits hat man als Höhenbergsteiger aber schon mehrfach die Erfahrung gemacht, dass Duftmoleküle von Schweißfüßen selbst bis in extreme Höhen empfindliche Nasen noch stören können.

IMAGINÄRER BEGLEITER

Nanga Parbat, Rakhiot-Flanke, Mai 1953:
Um 7 Uhr morgens betritt Hermann Buhl den Silbersattel, 7 Stunden später ist die Bazhin-Mulde erreicht. Völlig erschöpft nimmt er Pervitin® (Aufputschmittel Methamphetamin) und beginnt den Aufstieg zum Hauptgipfel, den er um 19 Uhr erreicht. Später im Abstieg schafft er es nicht mehr bis zum schützenden Zelt, zu lang ist der Weg, und außerdem ist es inzwischen schon dunkel. Oberhalb der Bazhin-Mulde muss er die Nacht stehend in Eiseskälte verbringen. Beim weiteren Abstieg am nächsten Tag halluziniert er, sieht einen Begleiter neben sich, »ich weiß, dass das Unsinn ist, aber das Gefühl bleibt ...«; er redet mit ihm, nimmt nochmals Pervitin®. Später, als er seine Handschuhe vermisst, fragt er seinen Begleiter, ob er sie gesehen habe, und sein Begleiter antwortet: »Du hast sie doch verloren!« Etwa 40 Stunden später erreicht er wieder sein Zelt.

Weitere höhentypische Gesundheitsrisiken

Neben dem Sauerstoffmangel können bei Höhenunternehmungen auch die Kälte, die Trockenheit der Höhenluft und die starke ultraviolette Sonnenstrahlung die Gesundheit schädigen.

Unterkühlung und Erfrierungen

Die Lufttemperatur ist neben der Intensität der Sonneneinstrahlung vor allem von der Höhe abhängig. Pro 1000 Hm sinkt die Temperatur um durchschnittlich 6,5 °C. Bis zum Everestgipfel reduziert sie sich auf etwa –40 °C. Bei Windstille und wolkenlosem Himmel können die Tagestemperaturen oberhalb von 6000 m zeitweise noch auf über 20 °C klettern, aber bei Bewölkung auch wieder rasch bis auf –20 °C abfallen.

GOSSIP

»What's cold and black and lies at the bottom of the waste basket? A himalayan climber's toe!« (gehört im »Rum Doodle« in Kathmandu)

Unterkühlung

Bewegung ist notwendig, um Körperwärme zu erzeugen, denn zum Erhalt des Stoffwechsels ist unser Körper auf Temperaturkonstanz angewiesen (ca. 37 °C). Mit zunehmender Auskühlung verlangsamt sich der Stoffwechsel, es wird weniger Energie bereitgestellt. Um in den lebenswichtigen Organen die Temperatur zu halten, wird die Durchblutung in der Körperperipherie gedrosselt, und nur noch Gehirn und innere Organe werden ausreichend durchblutet. Sinkt die Kerntemperatur weiter (< 32 °C), drohen Bewusstseinsstörungen bis zur Bewusstlosigkeit, Herzrhythmusstörungen und schließlich der Kältetod. Wer immer wieder zum Verschnaufen stehen bleiben muss, kühlt rascher aus. Auch die richtige Kleidung ist wichtig. Die äußerste Schicht muss winddicht, aber dampfdurchlässig sein, die Unterbekleidung muss die Körperfeuchte nach außen abgeben können und darf nicht nass werden. Denn Nässe und Wind an der Haut verstärken die Auskühlung besonders schnell. Aber auch eine ausreichende und kohlenhydratreiche Ernährung ist wichtig. Wer zu wenig »Brennstoff« hat, kann auch nur wenig verbrennen, ist zu langsam unterwegs und kann seine Körpertemperatur nicht halten. Und wer nicht genug trinkt, vermindert den durch die Kälte ohnehin schon eingeschränkten Blutfluss an Fingern, Zehen, Nase und generell in der Haut noch weiter und lässt die Temperatur in der äußeren Körperschicht noch stärker abfallen.

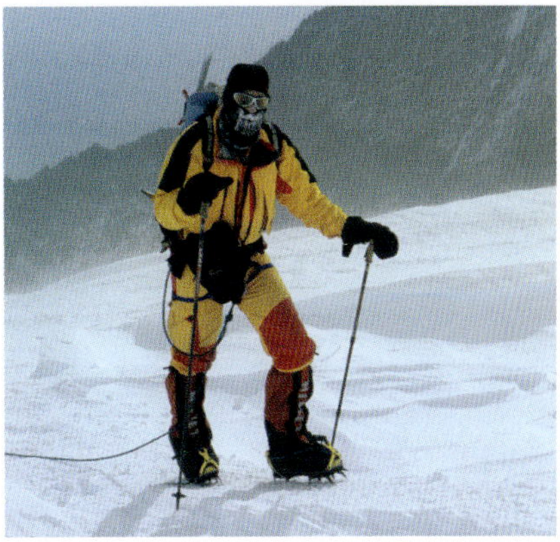
Mt. Vinson, Antarktis: Unterwegs zum Gipfellager

Kälte und Wind muss man akzeptieren, aber man muss die Risiken für Kälteschäden durch eine untaugliche Bekleidung, eine schlechte körperliche Kondition und ein mangelhaftes Ess- und Trinkverhalten nicht noch weiter erhöhen.

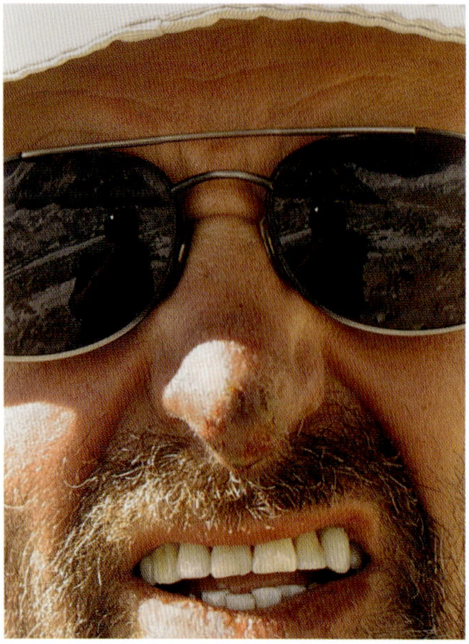

Erfrierungen I. und II. Grades an Fingern und Nasenspitze

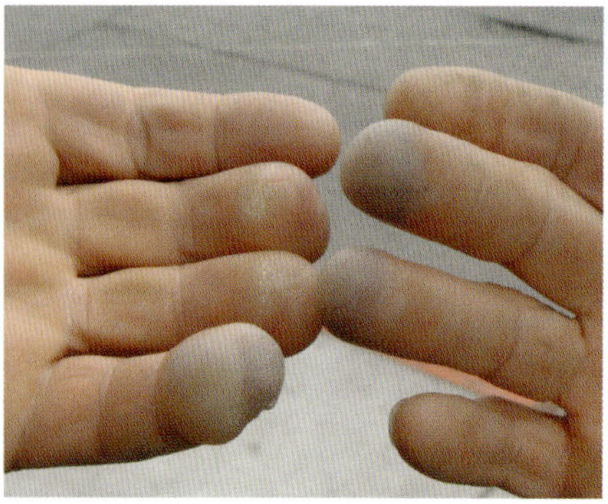

Ermüdung und Erschöpfung, ein Sturz in eine Gletscherspalte oder Verletzungen, die die Bewegung einschränken oder bewegungsunfähig machen, lassen die Körpertemperatur generell und an den der Kälte besonders ausgesetzten Fingern und Zehen noch stärker sinken. Und in einem unvorhergesehenen Wettersturz mit Abfall der Lufttemperatur und hohen Windgeschwindigkeiten hat auch ein gut trainierter und leistungsstarker Bergsteiger kaum Möglichkeiten eine Auskühlung und Erfrierungen zu verhindern.

Scott Fischer, Rob Hall und viele andere Bergsteiger erfroren in der Höhe, entweder weil sie in der dünnen Höhenluft zu erschöpft waren und keine Kraft mehr für den Abstieg hatten oder durch einen Wettersturz oder Erfrierungen an Händen und Füßen am weiteren Abstieg gehindert wurden. Wenn die Hände ihren Dienst versagen, kann kein Rucksack mehr geöffnet, keine Flasche mehr zum Trinken an den Mund geführt, kein Handschuh mehr angezogen werden. Dann geht fast nichts mehr, auch einfachere Abstiegspassagen werden zu einem schier unüberwindbaren Hindernis, und in Absturzgelände bedeutet die eingeschränkte oder fehlende Sicherungsmöglichkeit fast immer den Tod.

Erfrierungen

Spätestens wenn der Kälteschmerz nachlässt, Zehen und Finger gefühllos zu werden beginnen, sollte man umkehren.

Erfrierungen können sich neben Fingern und Zehen auch an kälteexponierten Gesichtsabschnitten, vor allem an Nase, Wange und Ohrmuschel, in unterschiedlicher Stärke manifestieren. Bei Erfrierungen unterscheidet man verschiedene Schweregrade:

- Grad I: Die betroffenen Hautbezirke blassen ab, nach Wiedererwärmung verstärkte Durchblutung und Hautrötung, vollständige Ausheilung
- Grad II: Die Haut ist tiefrot bis violett, es bilden sich Blasen. Ausheilung mit bleibenden Schäden
- Grad III: Schwarzfärbung, Zelltod bzw. Gewebeuntergang in der Haut und in Teilen des Unterhautgewebes
- Grad IV: Schwerste Vereisung mit Zerstörung aller Gewebeschichten

Erstmaßnahmen sind das Auftauen im Wasserbad bzw. mit warmen Auflagen (38–40 °C) und eventuell eine medikamentöse Behandlung der Schmerzen, z. B. Morphin, 5–10 mg i.v.

Zusätzlich kann gegebenenfalls eine Verbesserung der Fließfähigkeit des Blutes mit einem Aderlass oder einer Hydroxyethylstärke-Infusion im Einzelfall, und wenn verfügbar, sinnvoll sein. Maßnahmen einer stationären Behandlung sind die Fibrinolyse (Auflösen von Blutgerinnseln, die die Durchblutung beeinträchtigen), die weitere Hemmung der Blutgerinnung und die lokale Wundbehandlung zur Vermeidung von Infektionen.

Atemwegsinfekte und Höhenhusten

Bis zu 70% aller Infekte bei Trekkern und Bergsteigern betreffen die Atemwege. Die trockene und kalte Höhenluft schädigt die unspezifische Immunabwehr und begünstigt Infektionen, die wiederum in der sauerstoffarmen Luft nicht oder nur sehr zögerlich abheilen. Nicht selten bedeutet so eine Infektion das Ende einer Höhenunternehmung.

Dem Höhenhusten kann kein Höhenbergsteiger entgehen. Art und Umfang der Ausprägung sind individuell jedoch sehr unterschiedlich.

Im Extremfall kann der Höhenhusten so heftig werden, dass unter Hustenattacken Rippen brechen. In den meisten Fällen stört er den Schlaf, weil man durch das Husten ständig geweckt wird. Je höher man steigt, umso stärker wird er. Bislang galt ausschließlich die Auffassung, dass die kalte und trockene Höhenluft die Ursache hierfür seien. Inzwischen weiß man aber aus einem simulierten Druckkammeraufstieg auf Everesthöhe, dass er auch bei einer Lufttemperatur von 18–24 °C und einer Luftfeuchtigkeit von 30–60% auftritt. Somit ist offenbar eher der abnehmende Atmosphärendruck und weniger Lufttrockenheit und Kälte ursächlich wirksam. Früher nahmen Expeditionsteilnehmer häufig einen codeinhaltigen Hustensaft vor dem Schlafengehen, unterdrückten damit den quälenden Hustenreiz und förderten auch die Müdigkeit, weswegen Codein vielfach auch als Einschlafhilfe begehrt war. Codein bremst allerdings auch den Atemantrieb und lässt die Sauerstoffsättigung im Blut weiter fallen, was den Einsatz codeinhaltiger Präparate in der Höhe relativiert. Denn mit jedem weiteren Abfall der Sauerstoffsättigung im Blut verzögert sich auch die Akklimatisation, und das Risiko höhenkrank zu werden nimmt zu.

Als bessere Alternative bietet sich heutzutage das ebenso gut hustendämpfende Noscapin (Capval®) an. Im Gegensatz zu Codein beeinträchtigt es weder Atmung noch Sauerstoffsättigung und macht auch nicht müde.

HÖHENHUSTEN

Everest-Basislager, 5300 m

Peter Steele, britischer Expeditionsarzt bei der Internationalen Himalaya-Expedition zum Everest 1971, erwischt es stark: »In einer Höhe, wo das bloße Atemholen schwierig war, hatte ich einen bellenden Husten, der mich andauernd quälte. Ein solcher Hustenanfall von mehreren Minuten Dauer ließ mich hilflos nach Luft ringen und verursachte starke Rippenschmerzen.«

Gesundheitsschäden durch UV-Strahlung

Der ultraviolette und nicht sichtbare Anteil des Sonnenlichts wird von der dünnen Ozonschicht in der Stratosphäre größtenteils herausgefiltert. Dies gilt vor allem für das energiereiche UV-C (Wellenlänge < 280 nm) und zum Teil für das UV-B (Wellenlänge

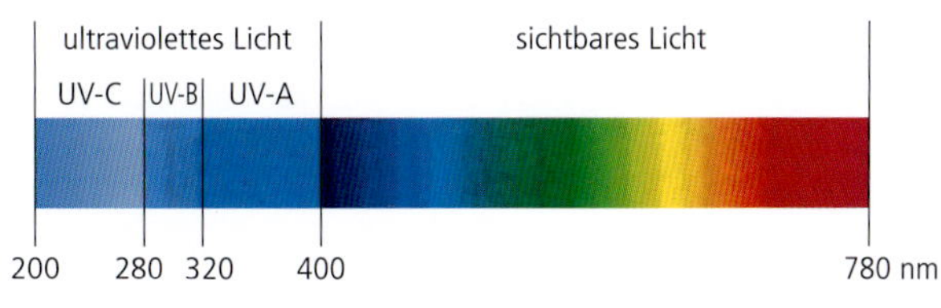

Ultraviolettes und sichtbares Lichtspektrum

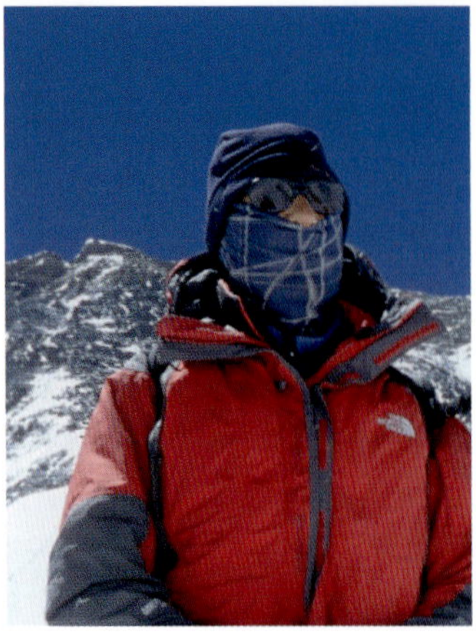

Textiler Sonnenschutz

320–280 nm), während das langwelligere UV-A (400–320 nm) weitgehend ungefiltert zur Erde gelangt. Es macht etwa 90–95% der terrestrischen UV-Strahlung aus. UV-B hat zwar eine geringere Eindringtiefe (50–100 µm) als das UV-A (bis zu 5 mm), schädigt aber Haut und Augen wesentlich stärker. Mit Ausdünnung der Ozonschicht gelangt inzwischen aber mehr UV-Strahlung auf die Erde. Vor allem in der Höhe muss der intensiveren Strahlung Rechnung getragen werden, auch wenn die Sonne durch Wolken verdeckt ist.

Gesundheitsschäden durch UV-A-Strahlung:

- Netzhautschäden
- Hautbräunung, kurz anhaltend ohne Verdickung der Hornschicht
- Hautalterung (Verlust elastischer Fasern)
- Hautkrebs (geringeres Risiko)
- Linsentrübung (grauer Star)

Gesundheitsschäden durch UV-B-Strahlung:

- Schneeblindheit (Hornhaut- und Augenbindehautschaden)
- Hautbräunung, lang anhaltend mit Verdickung der Hornschicht
- Sonnenbrand
- aktiviert Lippenherpes
- Hautkrebs (höheres Risiko)

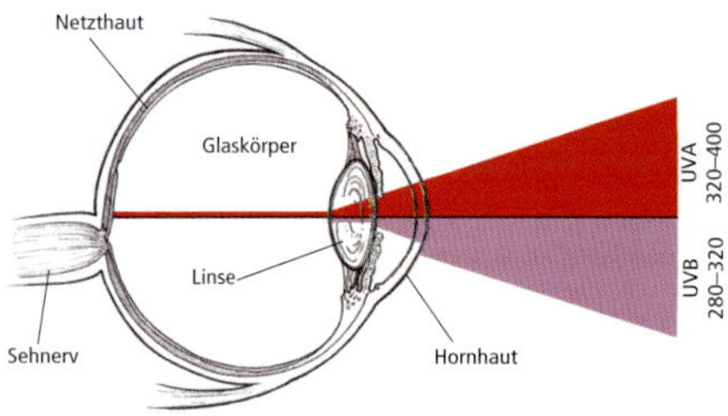

Augenschäden durch UV-Strahlung

Schneeblindheit

Ein Bergsteiger, der ständig über den Rand seiner Brille schaut, weil diese beschlagen oder mit einer Eisschicht bedeckt ist, handelt grob fahrlässig, denn er nimmt in Kauf, dass er diese einzige Orientierungsmöglichkeit verliert. Wenn bereits im Abstieg die Sehkraft immer mehr nachlässt und der Tritt zaghafter gesetzt werden muss, weil der Boden immer mehr verschwimmt, wird die Sache kompliziert, denn ohne Sicht ist auch ein im Grunde unschwieriger Abstieg ein unkalkulierbares Risiko. Reicht es noch bis zum letzten Hochlager, dann ist die Situation schon günstiger, aber immer noch schwierig genug. Nicht nur, dass man immense Schwierigkeiten mit den üblichen Handgriffen hat – vom Feuermachen und Schneeschmelzen bis zum Auffinden der Ausrüstung, die jetzt mühsam ertastet werden muss –, man muss nun auch so lange in der Höhe bleiben, bis sich die Augen wieder so weit erholt haben, dass ein kontrollierbarer Abstieg möglich ist. Im ungünstigsten Fall kann dies 48 Stunden und länger dauern.

An ungeschützten Augen schädigt die ultraviolette Lichtstrahlung, vornehmlich im kurzwelligen und energiereichen UV-B-Spektrum, Horn- und Bindehaut des Auges an einem Achttausender bereits innerhalb kürzester Zeit. 4–6 Stunden

WOLKEN SIND KEIN UV-SCHUTZ

Cho Oyu, Materialtransport zum Lager II, 7050 m

Die Sonne hat sich bislang noch nicht gezeigt, der Himmel ist bewölkt und es schneit. Wozu soll man sich also an so einem grauen Tag gegen eine Sonne schützen, deren Strahlen scheinbar nicht die dicke Wolkendecke durchdringen? Alle die, die an diesem Tag auf Sonnenschutz verzichten, bereuen spätestens am Abend im Basislager ihre Fehleinschätzung. Ein kräftiger Sonnenbrand im Gesicht ist die Strafe für die Nachlässigkeit.

später lösen sich die strahlengeschädigten Deckzellen der Horn- und Bindehaut. An der geschädigten Augenbindehaut werden dann die darunter liegenden Nervenendigungen freigelegt, wodurch es zu starken Schmerzen, Tränenfluss, Fremdkörpergefühl und Lichtempfindlichkeit kommt.

Erleichterung schaffen zähflüssige Zubereitungen oder Gele, die im Handel zum Ersatz von Tränenflüssigkeit bei »trockenem Auge« angeboten werden. Diese Filmbildner stellen eine Gleitschicht her und mindern das extrem schmerzhafte Fremdkörpergefühl »wie Sandkörner« bei jedem Lidschlag. Auch Wundsalben, z. B. Bepanthen®-Augensalbe, dick aufgetragen, wird als sehr angenehm empfunden. Sehr wichtig ist jedoch, jeden weiteren Lichteinfall in das Auge zu verhindern, entweder durch einen lockeren Verband oder eine Augenklappe. Wenn nur ein Auge betroffen ist, sollte nach Möglichkeit das gesunde Auge gleichfalls abgedeckt werden, um gegenseitige schmerzhafte Mitbewegungen von Augapfel und Augenlidern zu verhindern. Nach Verlust der Deckzellen besteht die Gefahr einer Infektion des ungeschützten Fasergewebes der Hornhaut und tieferer Schichten der Bindehaut, weswegen das Auftragen einer antibiotischen Salbe (z. B. Refobacin®-Augensalbe) als Vorsorgemaßnahme sinnvoll ist. Die starken Schmerzen können mit Ibuprofen, hochdosiert bis zu 800 mg täglich, behandelt werden, noch wirksamer mit Tramadol.

Die Beschwerden dauern etwa 6–8 Stunden und bilden sich dann innerhalb von 48 Stunden allmählich wieder zurück.

SONNENBRILLE: EIN MUSS!

Everest, Nordgrat, 7900 m

J. M. hat Probleme mit der Brille, ständig vereist sie, mehrere Versuche, das Eis zu beseitigen, misslingen. Eine Ersatzbrille hat er nicht dabei, und nachdem er die Brille nicht absetzen möchte, schaut er von nun an ständig über den Brillenrand. Als er Stunden später kurz vor Mitternacht Richtung Nordostgrat unterwegs ist, verspürt er bereits ein leichtes Brennen in den Augen. Nach Sonnenaufgang bleibt die Sicht durch die Brille bis zum Gipfel zunächst ausreichend. Beim Abstieg aber beschlägt sie wieder, und wiederum schaut er über den Brillenrand. Während der Übernachtung im Gipfellager werden die Augenschmerzen stärker, und bei der Etappe zum 2. Hochlager sieht er zunehmend schlechter und muss bereits von einem Sherpa geführt werden. J. M. kann sich inzwischen auch nicht mehr selbst versorgen. Sein Sherpa hilft ihm beim An- und Auskleiden, macht Tee, füttert ihn und bringt ihn nach 65 Stunden etappenweise hinunter ins vorgeschobene Basislager.

Höhenbedingte Netzhautblutungen

Neben der Schneeblindheit kann noch ein anderes Ereignis die Sehkraft beeinträchtigen: die Netzhautblutung. In der Netzhaut liegen die Fotozellen, die wie bei einem Fotochip in der Digitalkamera einfallendes Licht in elektrische Energie umwandeln. Wird der Lichteinfall auf die Netzhaut durch eine Einblutung behindert, werden die Fotosensoren in ihrer Funktion beeinträchtigt. Je näher eine Blutung an das Zentrum der Netzhaut, den Ort der besten Wahrnehmung mit dem dichtesten Bestand an Sensorzellen, heranreicht, desto stärker die Beeinträchtigung.

Meistens hat eine Einblutung aber keine Konsequenz für das Sehvermögen, und auch wenn der zentrale Netzhautbezirk betroffen ist, kommt es doch nie zu einer Erblindung, eher zu einem Verschwommensehen. Zudem wäre es schon ein extrem seltener Zufall, wenn gleichzeitig beide Augen und auch noch in gleicher Weise betroffen wären. Ausgelöst werden die Einblutun-

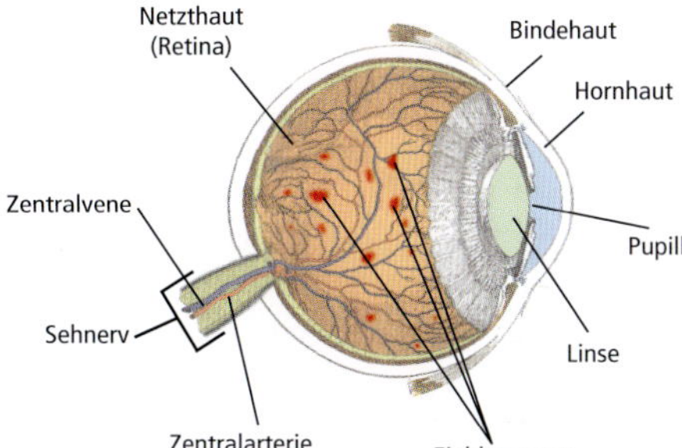

Höhenbedingte Netzhautblutung

GLÜCK GEHABT

Cho Oyu, Basislager, 5680 m

»Oxygen, please oxygen« – atemlos und gestikulierend kommt ein Mann auf uns zu. Chris rennt sofort zu unserem Depot und bringt eine Sauerstoff-Flasche, die wir für Notfälle bevorraten. So schnell es geht, folgen wir ihm bergwärts bis ins Lager der Italiener. Dort liegt ein junger Mann bewusstlos vor seinem Zelt auf dem Boden. Zwei Ärztinnen, im Schlaf von dem Notfall überrascht, knien noch im Schlafanzug neben ihm und versuchen verzweifelt die Situation in den Griff zu bekommen. Zig Spritzen am Boden, aber immer noch keine Atmung, und auch das Herz hat aufgehört rhythmisch zu schlagen. Elektroschock, Beatmung mit Beatmungsbeutel, Infusionen und immer wieder rufen sie seinen Namen, tasten den Puls, aber der junge Mann zeigt keine Reaktion. Was war passiert? Der bewusstlose Italiener ist Diabetiker und Teilnehmer der Trekking-Gruppe, die nicht höher als bis zum Basislager aufsteigen wollte. Sein Zeltnachbar beobachtet am frühen Morgen plötzlich, wie er nach Atem ringt und kurz darauf bewusstlos wird. Im EKG zeigt sich ein Kammerflimmern, eine Lungenembolie. Später erfahren wir, dass der junge Italiener überlebt hat. Von sechs Trägern wurde er 700 Hm tiefer ins Zwischenlager geschafft, eine beachtliche Leistung.

gen durch die Druckerhöhung in den Hirngefäßen während der ersten Tage der Höhenexposition, oft bestehen gleichzeitig auch Beschwerden einer akuten Höhenkrankheit. Jenseits von 4000 m sind diese punktförmigen Einblutungen in die Netzhaut nicht ungewöhnlich, oberhalb von 5000 m ist fast jeder zweite Bergsteiger betroffen. Behandlungsbedürftig sind diese Einblutungen aber nicht. Abgesehen davon, dass sie kaum Beschwerden verursachen, bilden sie sich wieder spontan zurück.

Thrombose, Embolie und der plötzliche Herztod

Für längere Aufenthalte in extremen Höhen ist unser biologisches System nicht geeignet. Die Anzahl der roten Blutkörperchen müsste in der dünnen Luft so stark ansteigen, dass unser Herz nicht mehr in der Lage wäre, das dickflüssige Blut durch unsere Gefäße zu pumpen. Bereits bei der üblichen Bluteindickung in der Höhe leistet unser Herz schon Schwerstarbeit, aber bei gut trainierten und gesunden Höhenbergsteigern ist das selten ein Problem. Doch trotzdem bleibt ein Restrisiko, nämlich dass das in Venen langsamer fließende, dickflüssige Blut gerinnt und Gefäße verschließt.

Mit Beginn einer körperlichen Belastung und Steigerung der venösen Strömungsgeschwindigkeit nach einem Biwak oder einer kalten Zeltnacht, beim Stuhlgang mit heftiger Bauchpresse oder nach einer lang anhaltenden Hustenattacke, aber auch spontan kann sich ein Blutgerinnsel lösen und in die Lungengefäße eingeschwemmt werden. Je nach Größe bleibt es dort in den Verästelungen der Lungenarterien stecken und verschließt ein mehr oder weniger großes Gefäß. Nicht nur, dass solche von der Zirkulation abgeschlossenen Areale nicht mehr für den Gasaustausch zur Verfügung stehen und die Atmung noch weiter erschweren, auch das Herz, das bereits Schwerstarbeit verrichtet, wird infolge der plötzlichen Widerstandserhöhung im Lungenkreislauf noch stärker gefordert und kann an dieser Überforderung versagen. Der Bergsteiger, dem es eben noch gut ging, fällt wie vom Blitz getroffen zu Boden, klagt über Übelkeit und ist kurz darauf tot. In extremen Höhen ist die Lungenembolie mit akutem Rechtsherzversagen

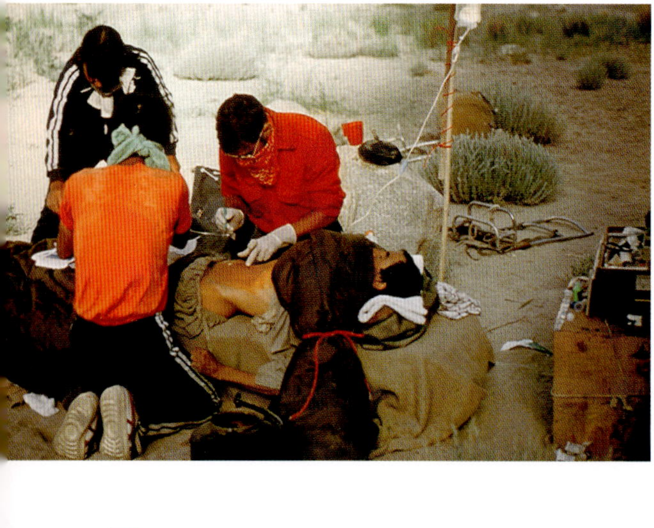

Komplikation einer akuten Blinddarmentzündung: Notoperation auf dem unteren Baltorogletscher im Karakorum

eine der häufigsten nichtunfallbedingten Todesursachen. Blutgerinnsel können auch in anderen Körperregionen Beschwerden verursachen: Der plötzliche Herztod an hohen Bergen ist fast immer die Folge einer ausgeprägten Lungenembolie. Sie ist neben Spaltenstürzen und Lawinenverschüttungen das größte Todesrisiko in extremen Höhen.

Das Risiko einer Thrombose und Embolie wird oft durch eigenes Zutun vergrößert, weil wir vor allem auf den Gipfeletappen zu wenig trinken.

Wie viele Getränke nimmt man denn schon mit auf einen Sieben- oder Achttausender? Möglichst wenig, weil man alles hochschleppen muss. Und wie oft trinkt man auf dem Weg zum Gipfel? Möglichst selten, weil man zum Trinken den Rucksack abnehmen und die Überhandschuhe ausziehen muss.

Hier kommt aber niemand umhin, sich eine vernünftige Strategie im Voraus auszudenken. Trinken ist ein absolutes Muss und beginnt bereits schon vor dem Aufstieg und noch im Zelt. Ein bis zwei Liter Flüssigkeit sollten bei Tagesetappen in großen und extremen Höhen mitgenommen werden, auf Gipfeletappen zwei bis drei Liter, und die sollten so verstaut sein, dass sie gut erreichbar sind. Empfehlenswert sind Trinkrucksäcke. Es gibt sie inzwischen auch schon mit einer isolierenden Neoprenumhüllung. Unter der Daunenkleidung getragen, bleibt ihr Inhalt warm, der wärmt darüber hinaus den Rücken, und den Trinkschlauch kann man hinter dem Reißverschluss der Daunenjacke so platzieren, dass er jederzeit griffbereit ist. Aus eigener Erfahrung kann ich so etwas nur empfehlen.

DARMVENENTHROMBOSE

Ein Höhenbergsteiger wird mit Verdacht auf eine Blinddarmentzündung und mit typischen Schmerzen im rechten Unterbauch notfallmäßig nach Kathmandu gebracht. Die Verdachtsdiagnose bestätigte sich jedoch nicht, Ursache der Unterleibsschmerzen war eine Mesenterialvenenthrombose, also der Verschluss einer Darmvene mit einem Blutgerinnsel infolge einer höhenbedingten Bluteindickung.

(Buddha Basnyat, Höhenmediziner in Kathmandu, anlässlich eines Interviews im Rahmen unserer Cho-Oyu-Expedition 2002)

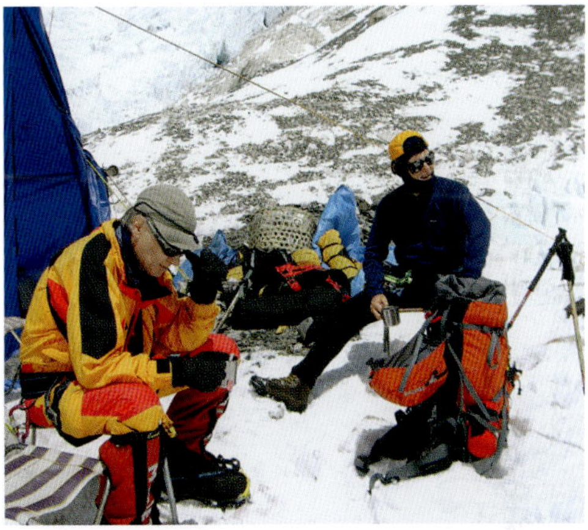

Everest-Südseite: Trinkpause im 2. Hochlager

Angst, Höhenangst und Höhenschwindel

Bergsport ist neben vielen objektiven Risiken wie Wettersturz, Steinschlag, Lawinenverschüttungen und Spaltenstürzen auch mit vielen subjektiven Risiken verbunden. Leichtsinn gehört ebenso hinzu wie übersteigerte Angst. In beiden Fällen werden Situationen falsch eingeschätzt bzw. wird nicht vernünftig und vorsichtig reagiert. Während der Leichtsinnige Gefährlichkeit eher ignoriert, ist der Überängstliche in vielen Situationen in seinem Handeln oft gelähmt.

Angst kann Leben retten, aber in übersteigerter Form kann sie auch zu Situationen führen, in denen der Betroffene handlungsunfähig wird und sich selbst in eine ausweglose oder lebensgefährliche Situation bringt.

ANGST WARNT VOR GEFAHR

Wilder Kaiser, Neuschnee über Nacht, zwei erfahrene Bergsteiger »ohne Angst« stürzen in einer Kaminpassage zu Tode, der dritte, weniger geübte, erkennt die gefährliche Situation. Ängstlich und übervorsichtig und oft auf allen Vieren bewegt er sich den Berg hinunter und überlebt.

PLÖTZLICHE TIEFE!

G. B., ein Kletternovize, hat in einer einfachen Kletterroute im 4. Schwierigkeitsgrad seinen Partner hochgesichert und übernimmt nun den Vorstieg. An einer Felsnase fällt sein Blick unvermittelt in die Tiefe. Wie gelähmt verharrt er in einer zunehmend ermüdenden Position, aus Angst abzustürzen. Der Seilpartner muss aufsteigen, ihn in die nächste Sicherung einhängen und ihn dann ablassen.

Oder: Mitten auf einem ausgesetzten Firngrat kurz unterhalb des Gipfels weigert sich ein Bergsteiger weiterzugehen, er lässt sich plötzlich im Reitsitz nieder und will weder vor noch zurück, in seinem Gesicht ist panische Angst, er will nicht aufstehen, sagt, ihm sei schwindlig. Die Freunde reden ihm gut zu und nehmen ihn dann ans kurze Seil, und erst als weitere Bergsteiger zur Hilfe kommen, gelingt es, R. wieder langsam hinunterzubringen.

AUSGESETZTE PASSAGEN

G. S., ein gut trainierter Sportlehrer und in einer Gegend ohne hohe Berge aufgewachsen, lässt sich eines Tages von Freunden zu einer Höhenwanderung in den Alpen überreden. An der ersten ausgesetzten Passage des Mittenwalder Höhenwegs bleibt er plötzlich wie vom Blitz getroffen stehen und klammert sich krampfhaft fest. Er hat, obwohl er sicher steht, eine panische Angst abzustürzen. Kein Zureden, nichts kann ihn bewegen auch nur einen Schritt weiterzugehen, weder vor noch zurück. Höhenangst? Ja! G. reagiert extrem überängstlich und vor allem nicht angemessen. Die Angst blockiert ihn vollständig, zu einer vernunftsmäßigen Reaktion ist er nicht mehr in der Lage.

Auch Bergsteiger kennen derartige Situationen zu Genüge: Eine Dreier-Seilschaft ist den breiten Biancograt aufgestiegen. Nun sitzt sie auf dem Piz Bianco und schaut immer wieder über die ausgesetzte Gratpassage hinüber zum Piz Bernina. Jeder registriert die potenzielle Gefährlichkeit der Passage. Alle drei entscheiden sich nach längerem Warten schließlich zur Umkehr.

Höhenangst? Nein! Angst, schon! Angst an sich ist eine sinnvolle Reaktion, sie signalisiert Gefahr und bewahrt uns am Berg vor leichtsinnigem Handeln. Wer sich in solchen Situation technisch überfordert fühlt, macht alles richtig, wenn er umkehrt. Jeder Bergsteiger erlebt immer wieder schwierige und gefährliche Situationen. Derjenige, der behauptet, er hätte dabei noch nie Angst gehabt, will dies nur nicht zugeben.

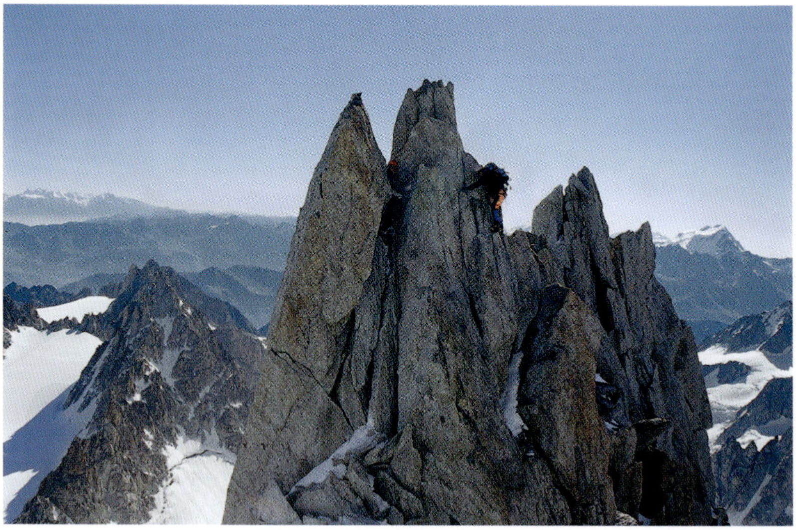

Überschreitung der Aiguille du Chardonnet über den Forbesgrat im Montblanc-Gebiet

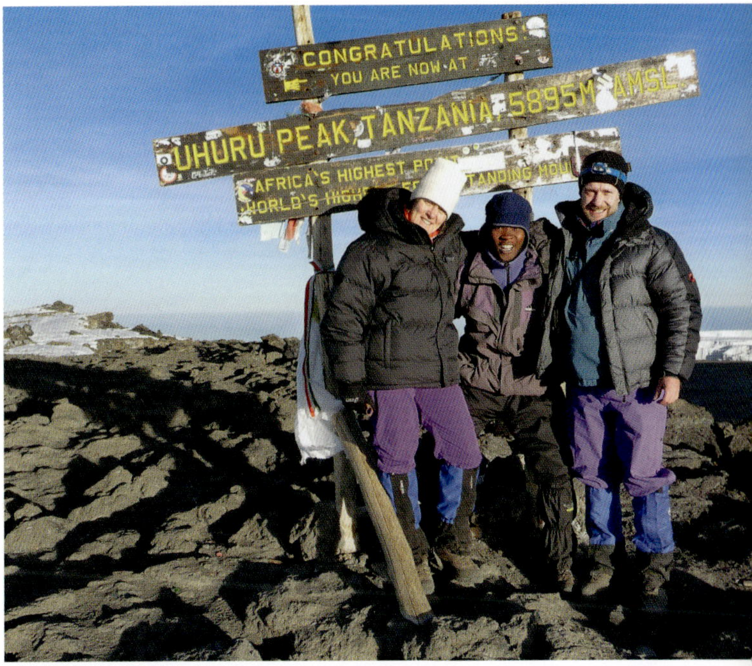
CONGRATULATIONS
YOU ARE NOW AT
UHURU PEAK, TANZANIA, 5895M AMSL
AFRICA'S HIGHEST POINT

Rita und Frank Möckel auf dem Kilimandscharo

Warum verharren manche Kletterer und Bergsteiger auf ausgesetzten Graten und in luftigen Kletterstellen in einer Art Lähmungsstarre? Es ist die Höhenangst, eine übersteigerte Angst vor einem Absturz beim Blick in die Tiefe, die manche auch schwindlig macht. Würde man auf ebener Erde ein Seil auslegen und die Betreffenden auffordern, dem Seil zu folgen, sie würden ohne Probleme der ganzen Seillänge nachgehen, ohne Schwanken oder unsichere Ausfallschritte zur Seite oder ohne sich mittendrin ängstlich niederzulassen. Es ist der Blick in die Tiefe, der sie schwindlig werden lässt und ihnen Angst macht, eine panische und irrationale Angst abzustürzen. Sie weigern sich deshalb auch den Fuß auf schmale und ausgesetzte Passagen zu setzen oder bleiben plötzlich mittendrin wie gelähmt stehen und verschaffen sich verzweifelt irgendwie Halt. Und würde man dem Kletterer die Illusion verschaffen, er klettere in Absprunghöhe, er würde sofort weiterklettern. Ist das jeweils Ausdruck von Höhenangst? Ja!

Grundsätzlich verursachen alle Situationen, die man nicht beherrscht, Angst, nicht nur am Berg. Viele antrainierte Fertigkeiten müssen zu Beginn der Saison wieder neu erworben werden. Dann ist der erste ausgesetzte Grat immer schwierig. Alle weiteren werden mehr und mehr zur Routine, auch weil zwischenzeitlich das Vertrauen in die eigenen Fähigkeiten wieder gewachsen ist. Doch wie viel Angst ist noch normal? Nicht das Ausmaß der Angst ist so sehr von Bedeutung, entscheidend ist vielmehr die Reaktion auf die Angst. Ein Bergsteiger, der sich aus Angst mitten auf einem ausgesetzten Grat niederlässt und zu keiner Reaktion außer Angst mehr fähig ist, und ein Kletterer, der bei einem unvermuteten Blick in die Tiefe weder vor noch zurück kann und ängstlich verharrt, reagieren nicht der Situation angemessen, weil sie unter einer übersteigerten und lähmenden Höhenangst leiden. Aber Angst, die lähmt statt dass sie zu vorsichtigem Handeln führt, ist gefährlich und nicht selten auch Ursache tödlicher Abstürze. Viele, die sich erstmals ihrer Höhenangst bewusst werden, meiden in Zukunft entweder solche angstauslösenden Situationen oder beenden ihrer Bergsteiger- oder Kletterkarriere, bevor sie richtig begonnen hat. Andere wieder erlernen Strategien, die ihnen helfen, die Höhenangst und die Schwindelzustände in den Griff zu bekommen, indem sie mit einem Partner zunächst weniger stark ausgesetzte Positionen aufsuchen, entweder am Berg oder in der Kletterhalle. Auch die Verbesserung der körperlichen Kondition und der sicherungstechnischen Fertigkeiten kann hilfreich sein, manchmal auch eine verhaltenstherapeutische Behandlung.

Höhenrisiken bei vorbestehenden Erkrankungen

Lange stumm – die Arteriosklerose der Herzkranzgefäße

Der Herzinfarkt ist in den Alpen die häufigste nicht unfallbedingte Todesursache. Besonders gefährdet sind Personen mit koronarer Herzerkrankung, einer zunehmenden Verengung der Herzmuskelgefäße (Koronararterien) infolge einer Arteriosklerose (»Arterienverkalkung«). Vornehmlich bei starken Rauchern und Personen mit Bluthochdruck und erhöhten Blutfettwerten werden hierdurch Durchblutung und Versorgung des Herzmuskels mit Sauerstoff und Nährstoffen eingeschränkt, vor allem unter körperlicher Belastung, wenn sich die Herzarbeit erhöht und der Sauerstoffverbrauch des Herzmuskels steigt. Wer sich körperlich nicht fordert oder nicht gefordert wird, ist lange Zeit beschwerdefrei, die Erkrankung verläuft in dieser Phase stumm und entwickelt sich unbemerkt. Bis zu einer Abnahme des Gefäßdurchmessers um 70% kann die Durchblutung in den Herzkranzgefäßen immer angepasst und der Sauerstoffbedarf des Herzmuskels vollständig gedeckt werden. Beim Bergwandern und Bergsteigen, wo die zum Steigen beanspruchte Muskulatur mehr Sauerstoff braucht und deswegen das Herz die Pumpleistung erhöhen muss, steigt auch dessen Sauerstoffbedarf. Vor allem an steileren Passagen steigt dieser kurzfristig so stark an, dass verengte Herzkranzgefäße den erforderlichen Sauerstoff nicht mehr antransportieren können.

Chörten nahe Muktinath in Mustang (3880 m), Pilgerstätte für Hindus und Buddhisten

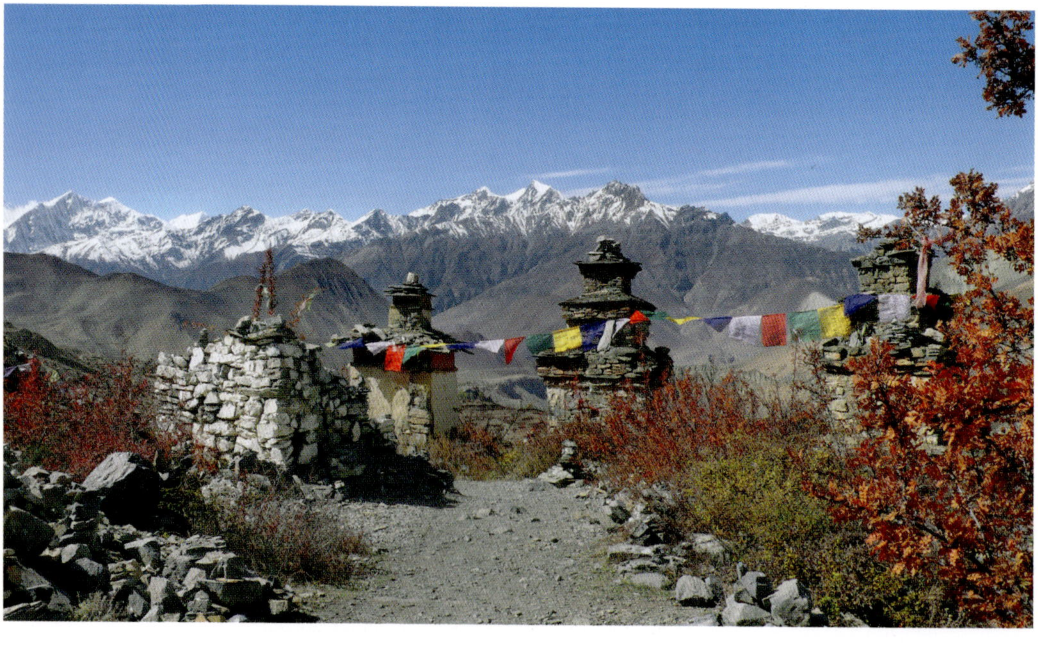

In der Höhe kommt hinzu, dass die Sauerstoffdichte in der Atemluft geringer ist. Dann muss die bereits unter Ruhebedingungen erhöhte Pumpfunktion bei körperlicher Belastung noch weiter gesteigert werden. Wird bei einer solchen Unternehmung der Herzmuskel bei gleichzeitiger Begrenzung des Blutflusses durch Gefäßengen stark gefordert, können plötzlich und wie aus heiterem Himmel die Beschwerden einer Angina pectoris (»Brustenge«) auftreten. Schmerzen hinter dem Brustbein oder in der linken Brustseite, die oft auch in den linken Arm oder den Hals ausstrahlen, lassen dann Beklemmungsgefühle und auch Todesangst aufkommen. Wird die körperliche Belastung eingestellt, bilden sich die Beschwerden innerhalb von Minuten zurück. In seltenen Fällen kann aber durch solche Belastungen ein Herzinfarkt ausgelöst werden, oder es kann sogar zum plötzlichen Herztod kommen.

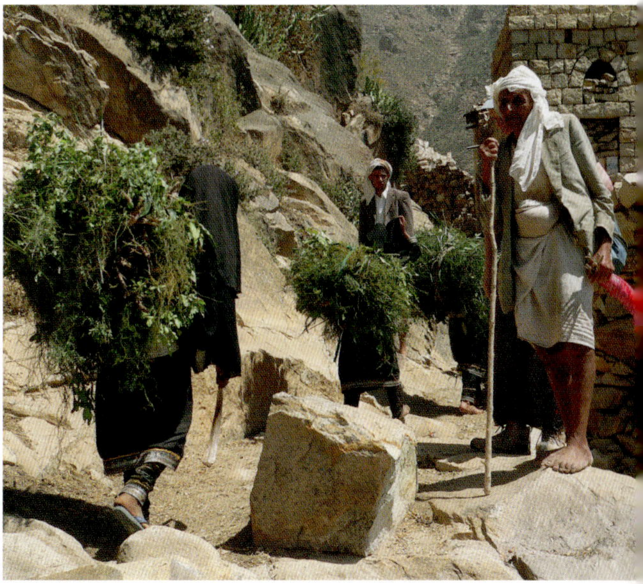

Trekking im Jemen

Bei Männern über 45 und Frauen über 55 Jahre, die kaum Sport treiben und nur selten in die Berge gehen, kann in diesem Alter die Arteriosklerose schon so weit fortgeschritten sein, dass die Durchblutung des Herzmuskels unter der ungewohnten körperlichen Belastung einer Bergtour oder Höhenunternehmung nicht mehr ausreicht. Sie sollten sich deshalb vorsorglich einem Belastungs-Elektrokardiogramm unterziehen. Hierbei wird die elektrische Aktivität des Herzens während einer körperlichen Belastung aufgezeichnet, wodurch frühzeitig festgestellt werden kann, mit welchen Belastungsintensitäten der Herzmuskel zurechtkommt bzw. ob und ab welcher Belastung Durchblutung und Sauerstoffversorgung des Herzens nicht mehr gewährleistet sind. Bestehen keine Beschwerden und ist das Belastungs-Elektrokardiogramm unauffällig, ist das Risiko eines Herzinfarktes bis auf etwa 2500 m Höhe nicht größer als in Talhöhe.

Bei instabiler Angina pectoris, d. h. nach neu aufgetretener Angina pectoris, Angina pectoris bei kleiner Belastung oder in Ruhe, die mit einem großen Herzinfarktrisiko einhergeht, ist eine unverzügliche Abklärung erforderlich. Nach einer koronaren Bypass-Operation mit ungestörter Herzfunktion sind Höhenunternehmungen allerdings wieder möglich. So hat ein ca. 50-jähriger Amerikaner mit drei koronaren Bypässen und drei erfolgreichen Gefäßerweiterungen (Dilatationen) mit jeweiliger Stenteinlage ohne Probleme den knapp 7000 m hohen Aconcagua bestiegen.

Bei mehrtägigen Höhenunternehmungen muss berücksichtigt werden, dass in den ersten Tagen Blutdruck und Puls bereits ohne körperliche Aktivität steigen – ein Mechanismus, der hilft, das höhenbedingte Sauerstoffdefizit zu kompensieren. Deswegen sollte man sich in den ersten Tagen weniger belasten.

Auch die Schlafhöhe ist ein wichtiger Faktor im Hinblick auf die Sauerstoffversorgung des Herzmuskels. Weil sich die Atmung während des Schlafes nicht mehr bewusst beeinflussen lässt, kann infolge wiederholt auftretender Atempausen der Sauerstoffpartialdruck im Blut nachts um bis zu 15% weiter absinken. Empfehlenswert wäre deshalb auch, den höhenbedingten täglichen Abfall der Sauerstoffsättigung möglichst gering zu halten und jeweils auf einer Höhe zu schlafen, die höchstens 300 bis 500 m über der letzten Schlafhöhe liegt.

In jedem Fall sollten nach Absprache mit dem betreuenden Arzt Höhenlimits festgelegt und darüber hinaus auch geklärt werden, ob die Mitnahme von Notfallmedikamenten, z. B. Nitrospray, erforderlich ist.

Der plötzliche Herztod bei jungen und anscheinend gesunden Bergsportlern ist meist die Folge einer nicht erkannten und fast immer angeborenen Herzerkrankung (angeborene Herzmuskelverdickung, Anomalien der Herzkranzgefäße) oder einer entzündlichen Herzerkrankung (Myokarditis).

Höhenlimits nach Herzinfarkt

Je stärker die Pumpleistung des Herzmuskels eingeschränkt ist, desto geringer ist die Leistungsfähigkeit in der Höhe. Die Pumpleistung wird mittels einer sogenannten Auswurffraktions-Messung ermittelt. Als Auswurffraktion des Herzens wird der Teil des Blutes bezeichnet, den das Herz mit jedem Herzschlag aus der linken Herzkammer auswirft bzw. pumpt. Normalerweise werden mit jeder Kontraktion mindestens 60% des in der linken Herzkammer befindlichen Blutes in den Körper gepumpt. Bei einer Abnahme der Pumpkraft des Herzens kann der Herzmuskel nur noch einen geringen Anteil des Blutes auswerfen, was zu einer unzureichenden Versorgung des Körpers mit sauerstoffhaltigem und nährstoffreichem Blut führt.

Ist die Auswurffraktion erhalten (größer als 60%) und bestehen ein unauffälliges Belastungs-Elektrokardiogramm und ein gute körperliche Kondition, können wenige Wochen nach einem unkomplizierten Herzinfarkt wieder Höhen bis 3000 m aufgesucht werden. Die

VORBESTEHENDE HERZERKRANKUNG

Rolwaling Himal, Pacharmo-Lager am Trashi-Laptsa-Pass, 5675 m

M. B., 61 Jahre, hat sich für eine anspruchsvolle und hochalpine Trekkingtour im Rolwaling Himal in Nepal eingeschrieben. Zur körperlichen Vorbereitung unternimmt er in den 8 Monaten vor Reisebeginn Bergtouren zwischen 500 und 3000 m mit insgesamt 30000 Hm. Nach der Besteigung des Yalung Ri (5630 m) körperliche Schwäche, möchte aber unbedingt mit der Gruppe weitergehen. 4 Tage später nach der 1. Übernachtung am Trashi-Laptsa-Pass (Lagerhöhe 5675 m): unwohl, Zeichen einer Erkältung, verzichtet auf Aufstieg zum Pacharmo (6273 m). In der zweiten Nacht im Passlager gegen 23 Uhr anhaltende Hustenanfälle. Pulsoximetrie: 54%, Puls: 105/min; Verdachtsdiagnose: beginnendes Höhenlungenödem; Behandlung: 20 mg Adalat® retard per os, Oberkörperhochlage, anschließend Behandlung im Überdrucksack bis 06:30 Uhr morgens, fühlt sich dann besser und schläft einige Zeit im Zelt. Sättigung: 75%, Puls 85/min. Beim anschließenden Abstieg merkliche Verschlechterung des Zustands mit körperlicher Schwäche und Kurzatmigkeit, muss streckenweise getragen und beidseits, angeseilt im Hüftgurt, gestützt und geführt werden, verliert dann das Bewusstsein. Sofortige Wiederbelebungsversuche sind in einer eis- und steinschlaggefährdeten steilen Eisrinne zunächst nicht möglich, 10 Minuten später aber erfolglos.

Bei der Autopsie zeigt sich als Folge einer vorbestehenden Herzmuskelerkrankung eine Verdickung des Herzmuskels sowie eine Vergrößerung der Herzkammern mit einer Verdopplung des Herzgewichts auf 702 g. Es ist deshalb davon auszugehen, dass der verdickte und deshalb mehr Sauerstoff verbrauchende Herzmuskel mit zunehmendem Lungenödem und abnehmender Sauerstoffbeladung des Blutes in der Lunge einem steigenden Sauerstoffmangel ausgesetzt war. Unter solchen Bedingungen können Rhythmusstörungen zum plötzlichen Herzversagen führen.

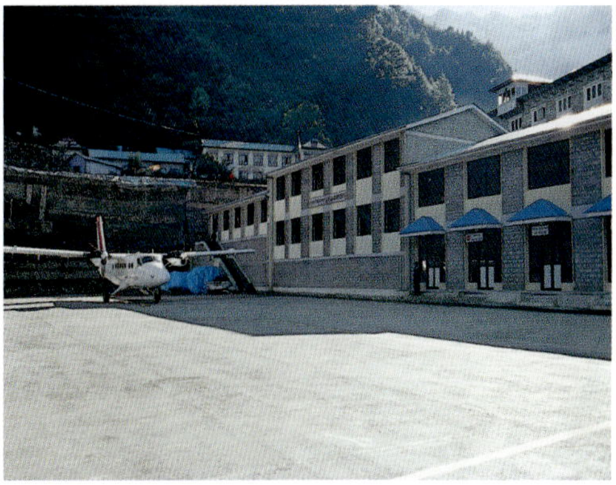

Tenzing-Hillary Airport in Lukla

Leistungsfähigkeit auf dieser Höhe ist um etwa 15% gemindert und wird gut toleriert. Bei einer mittelschwer bis schwer eingeschränkten Auswurffraktion um 35% und einer mäßig guten körperlichen Kondition (VO_{2max} > 20 ml/kg/min) ist die Leistungsfähigkeit auf 3000 m bereits um etwa 20% gemindert und erlaubt nur noch leichte Belastungen auf dieser Höhe. Ist die Muskulatur weniger gut trainiert (VO_{2max} < 20 ml/kg/min), dann ist die 20%ige Minderung der Leistungsfähigkeit bereits auf 2000 m erreicht. Von größeren Höhenzielen ist daher abzuraten. Flugreisen mit einer üblichen Kabinendruckhöhe zwischen 2000 und 2500 m sind aber noch möglich. Allerdings muss die Höhenlage des Zielflughafens berücksichtigt werden. Liegt diese über dem bestimmten Höhenlimit, können sich Probleme nach der Landung ergeben. Vor Trekking-Reisen im Himalaya oder in den Anden sind besonders sorgfältige Untersuchungen erforderlich.

Herzrhythmusstörungen

Normal ist ein rhythmischer Herzschlag mit einem Puls von 60–80 Schlägen/min. Ein nicht mehr gleichmäßiger Rhythmus ist oft Ausdruck einer Krankheit und die Folge einer gestörten Erregungsbildung oder Erregungsleitung im Herz. Einzelne Extraschläge der Vorhöfe oder Herzkammern haben allerdings keinen eigenständigen Krankheitswert.

Vorhofflimmern als die häufigste anhaltende Herzrhythmusstörung ist nicht lebensgefährlich, kann aber starke Beschwerden verursachen. In der Höhe und unter einer verstärkten

Tiri Gaon (2760 m) in Upper Mustang am Kali-Gandaki-Fluss

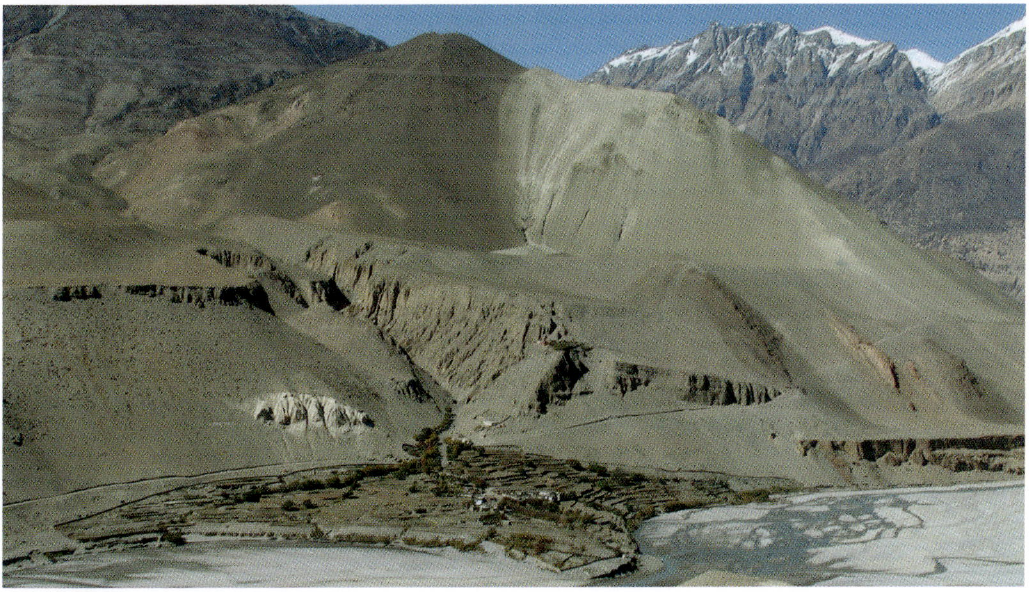

Aktivierung des sympathischen Nervensystems schrecken betroffene Bergsteiger dann gewöhnlich nachts aus dem Schlaf auf, weil plötzlich das Herz schnell und heftig klopft.

Etwa 1% aller Menschen leiden unter Vorhofflimmern, das vor allem als anfallsartiges Vorhofflimmern erhebliche Beschwerden durch die oft sehr schnelle und unregelmäßige Kontraktion der Herzkammern hervorruft. Begünstigt wird Vorhofflimmern durch verschiedene vorbestehende Herzerkrankungen (koronare Herzerkrankung, Herzklappenfehler und Herzmuskelschwäche), aber auch durch Bluthochdruck oder eine Schilddrüsenüberfunktion, kann aber auch ohne irgendeine Herzerkrankung auftreten (»lone atrial fibrillation«). Bei etwa einem Viertel der Betroffenen findet man allerdings keine erkennbare Ursache. Beim Höhenbergsteigen und Höhentrekking können auch Unterzuckerung bei Diabetes mellitus und kurzfristige Atemstillstände (Apnoen) beim Höhenschlaf derartige Herzrhythmusstörungen auslösen.

Etwa 80% der Betroffenen verspüren hin und wieder starkes Herzklopfen oder Herzrasen und sind sich ihrer Rhythmusstörung bewusst; manche bemerken sie erstmals in der Höhe aufgrund der Leistungslimitierung oder des durch Vorhofflimmern bedingten Herzrasens

ERSTMALS VORHOFFLIMMERN IN DER HÖHE

S. K., staatlich geprüfter Berg- und Skiführer, 38 Jahre: Im November 2002 war ich mit Freunden in Nepal. Wir planten den Kongde Ri (6187 m) im Rolwaling Himal zu besteigen. Am 29.10. fliegen wir von Kathmandu nach Lukla (2850 m) und übernachten dort. Am nächsten Tag schlagen wir unser Lager auf 3200 m auf und überschreiten am 31.10. den Moro-La-Pass (4340 m). Auf der anderen Seite steigen wir bis auf 3800 m in das Tal des Lumding Drangka hinab. Der nachfolgende Tag ist Ruhe- und Akklimatisationstag. Nachdem ich mich am Abend in meinen Schlafsack verkrochen habe, spüre ich plötzlich, wie mein Herz ganz stark und schnell schlägt, zunächst rhythmisch, dann immer wieder unregelmäßig. Die Herzrhythmusstörungen machen mir Angst und halten mich wach. Nach etwa 20 Minuten und nachdem mich mein Partner beruhigt hat, lassen die Störungen nach, und ich kann einigermaßen gut schlafen. Um 5 Uhr wecken mich erstmals Durst und Kopfschmerzen, und als ich dann um 8 Uhr aufstehe, fühle ich mich schwach, außerdem quält mich seit Beginn der Reise ein Husten, und jetzt verspüre ich bei jeder kleinsten Anstrengung auch noch eine Kurzatmigkeit. Am 3.11. geht es weiter aufwärts. Die 1000 Hm zum Basislager kosten mich viel Überwindung und Kraft. Noch nie bin ich in so schlechter Verfassung auf 4800 m aufgestiegen. In der Nacht hindern mich Kopfschmerzen, Husten und wieder zeitweise auftretendes Herzrasen am Schlafen. Im Liegen sind die Kopfschmerzen besonders stark. So sitze ich aufrecht im Zelt, habe mich warm an- und den Schlafsack übergezogen. Trotzdem friere ich noch. Am nächsten Morgen bin ich müde und schwach. Am nächsten Abend schlafe ich trotz Kopfschmerzen und minus 20 Grad gut ein. Doch nachdem ich mich gegen 22 Uhr nach dem Pinkeln wieder hinlege, hält mich wieder starkes Herzrasen vom Schlafen ab. Von Kopfschmerzen und Herzrhythmusstörungen geplagt, hinterfrage ich erstmals den Sinn unserer Unternehmung. 5. November: Den ganzen Tag lungere ich herum und fühle mich »gnadenlos« matt, aber der Husten ist besser, und mein Appetit ist gut.

Am nächsten Morgen raffe ich mich auf, um den besten Durchstieg durch das Felsband zu unserem Gipfel zu erkunden. Ich schaffe es nur bis auf 5100 m, für den weiteren Aufstieg in dem technisch anspruchsvolleren Gelände fehlt mir die Kraft. Mit dem Verschwinden der Sonne kommen auch die Kopfschmerzen zurück.

Auch die folgenden Nächte bringen keine Erleichterung. Zusätzlich zu den Kopfschmerzen, die sich nicht zurückbilden, hat sich nun auch der Husten wieder verstärkt und ist auch noch ein Schnupfen dazugekommen. Auch das nächtliche Herzrasen wird nicht besser, und auch tagsüber beruhigt sich mein Herz kaum. Mit Musik versuche ich mich abzulenken.

8. November: Stündlich muss ich zum Pinkeln aus dem Zelt, was mich jeweils sehr stark anstrengt. Mein Herz rast dann jedes Mal und braucht dann immer wieder lange, bis es sich wieder beruhigt hat. Irgendwann schlafe ich mal kurz ein, nie länger als eine Stunde und freue mich über die Dämmerung gegen 5 Uhr. Nach dieser wiederholt schlechten Nacht habe ich Angst, ernsthaft krank zu werden, und ich entschließe mich abzusteigen.

oder Herzstolperns. In jüngeren Jahren können bei extrem schneller Überleitung sehr schnelle Kammerfrequenzen (160 Schläge/min und mehr) auftreten, die die Leistungsfähigkeit erheblich einschränken.

Die Anfälle hören in aller Regel spontan auf, spätestens beim Abstieg. Sie treten unbehandelt aber mit zunehmendem Alter häufiger auf. Bei Personen über 55 Jahre sind bereits 3–5% betroffen. Sie lassen sich medikamentös mit Betablockern oft gut beeinflussen, diese verringern aber beim Bergsportler auch die Leistungsfähigkeit. Anstelle einer Dauerbehandlung ist deshalb die Einnahme bei Bedarf vorteilhafter (»Pille in der Tasche-Behandlung«). Eine weitere Behandlungsmöglichkeit stellt heute die Katheterablation dar. Hierbei wird in örtlicher Betäubung ein sogenannter Ablationskatheter in das Herz eingeführt und über diesen die für die Entstehung der Rhythmusstörung verantwortlichen Gewebebezirke mit hochfrequentem Wechselstrom (300–500 kHz) verödet.

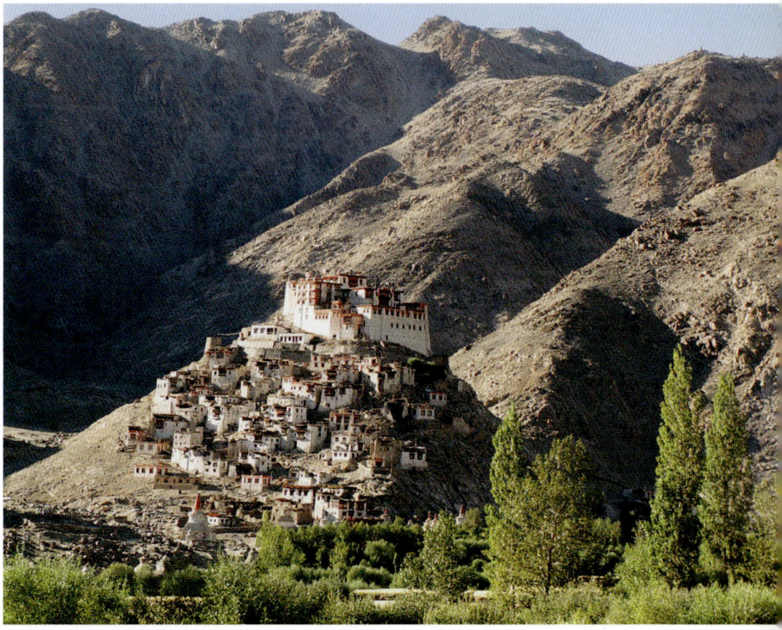

Phyang Gompa, Ladakh, Indien

Im Gegensatz zu den Rhythmusstörungen der Vorhöfe stellen von den **Herzkammern ausgehende Rhythmusstörungen** eine lebensbedrohliche Gefährdung dar, zudem liegt diesen in aller Regel eine erhebliche Herzerkrankung zugrunde, die die Leistungsfähigkeit und jede bergsportliche Aktivität spürbar einschränken. Lediglich einzelne Extraschläge der Herzkammern haben in der Regel keinen Krankheitswert.

Bluthochdruck

In der Höhe steigt der Blutdruck geringfügig an, insbesondere der obere (systolische) Wert. Bei einem medikamentös gut eingestellten Bluthochdruck stellt dies aber keine erhöhte Gefahr dar. Allerdings können möglicherweise Folgen eines langjährigen Bluthochdrucks am Herzmuskel oder den Herzkranzgefäßen (Verengung) eine erhöhte Gefährdung beim Höhentrekking und beim Höhenbergsteigen darstellen.

HERZKLAPPENFEHLER

S .F., 32 Jahre alt, bemerkt mit 24 Jahren erstmals bei einer Bergtour einen arhythmischen Herzschlag und hat den Eindruck das »Herz wird schwach und rast«. Bei einer kardiologischen Abklärung wird ein Herzgeräusch gehört und festgestellt, »dass sich die Herzklappe zwischen dem linkem Vorhof und der linken Herzkammer (Mitralklappe) nicht richtig schließt und Blut zum Teil wieder zurückfließt«. Da die Beschwerden selten auftreten, »habe ich das Ganze nicht weiter untersuchen lassen«. Bei einer Hochtour zum Similaun treten die Beschwerden etwa 100 m unterhalb des Gipfels erneut auf. S. bricht die Tour ab und kehrt um. Auf halbem Weg bis Vernagt hat sich der Herzrhythmus wieder völlig normalisiert.

Wenn die Mitralklappe nicht völlig schließt, kommt es zu einem ständigen Blutrückstrom mit Drucksteigerungen im linken Vorhof, die zu Vorhofflimmern führen können. Bei stärkerer Schlussunfähigkeit kann es zusätzlich auch zu einem Blutstau in den Lungenvenen mit Beeinträchtigung des Gasaustauschs kommen.

Chronische Bronchitis und Lungenemphysem

Personen mit einer chronisch obstruktiven Bronchitis, entzündlich verengten Bronchien oder mit einem Lungenemphysem – vornehmlich Raucher – sind sich ihrer Einschränkungen und deren Ausmaß bereits bei alltäglichen Verrichtungen sehr bewusst. Sie können diese zumeist auch realistisch einschätzen und wissen daher oft, welche körperlichen Belastungen sie sich bei Bergtouren und Höhenunternehmungen zumuten können und welche nicht. Sie werden deshalb auch kaum in Höhenbereiche aufsteigen, die sie stark kurzatmig machen, denn die zunehmenden körperlichen Einschränkungen des Sauerstoffmangels erfahren sie bei jedem Schritt am Berg und veranlassen sie zu einer rechtzeitigen Umkehr.

Bei einer chronisch obstruktiven Bronchitis behindern die entzündlich verdickte Schleimhaut und eine krankhaft erhöhte Schleimproduktion – beides verkleinert den Querschnitt der Bronchien – das Ausatmen. Auch beim Lungenemphysem kann die Luft nicht mehr ausreichend ausgeatmet werden, weil durch die Zerstörung vieler Trennwände zwischen den kleinen Lungenbläschen (Alveolen) große Lungenblasen entstehen. Bei diesem strukturellen Umbau wird elastisches Gewebe zerstört. Beim Ausatmen wird dann ein höherer Druck im Brustkorb benötigt, der zu einem teilweisen oder vollständigen Kollaps der kleinsten Atemwege vor den Lungenbläschen führt und das Abatmen erschwert. Somit verbleibt mit Fortschreiten der Erkrankung immer mehr verbrauchte bzw. kohlendioxidreiche Restluft in der Lunge, und es kann immer weniger Luft eingeatmet werden. Der O_2-Partialdruck in den Lungenbläschen sinkt, und die Sauerstoffbeladung der roten Blutkörperchen ist mitunter bereits in Tallagen vermindert. Mit Fortschreiten der entzündlichen Verände-

Aconcagua: Unterwegs zur Südwand

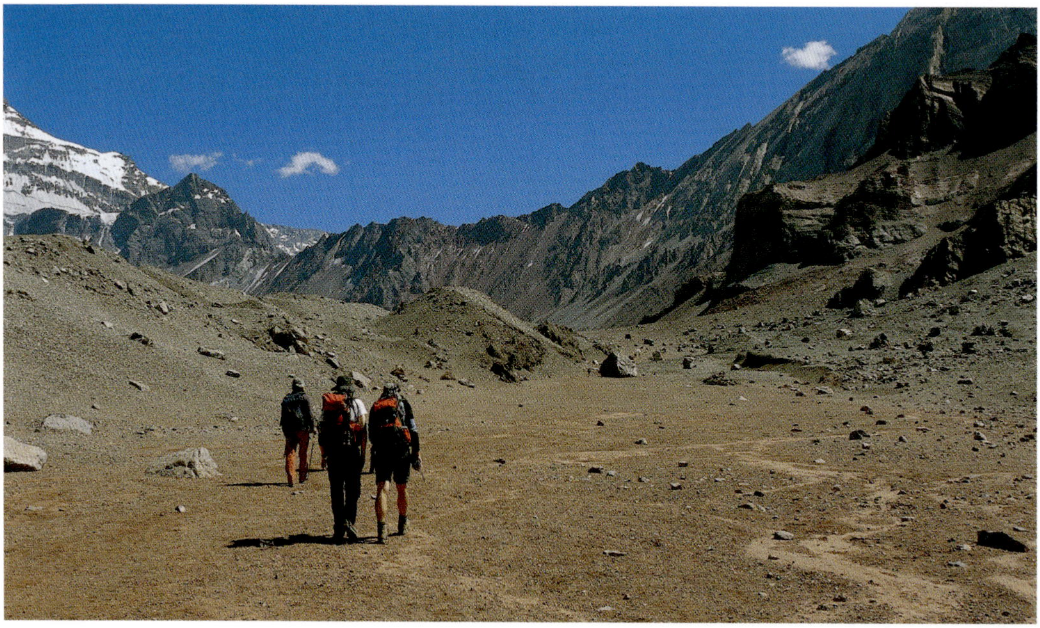

rungen wird dann ab einem bestimmten Zeitpunkt die Kabinendruckhöhe von 2000–2500 m in einem Flugzeug nicht mehr toleriert. Und wenn die Sauerstoffsättigung im Blut noch weiter abfällt, können in Tallagen Bedingungen wie in extremer Höhe mit vergleichbaren Einschränkungen kognitiver Fähigkeiten auftreten.

Mit Lungenfunktionstests und einem Belastungstest in simulierter Höhe (Hypoxie-Provokationstest) kann das individuelle Risiko in der Höhe abgeschätzt und auch die individuelle Höhengrenze, bis zu der keine gesundheitlichen Probleme zu erwarten sind, bestimmt werden.

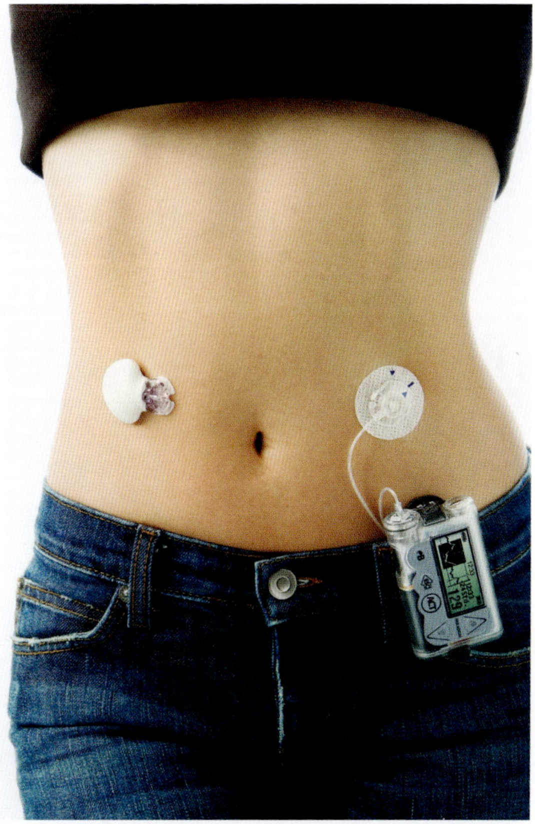

Moderne Insulinpumpe mit kontinuierlicher Blutzuckermessung und drahtloser Pumpensteuerung

Bronchialasthma

Auch das Bronchialasthma ist eine entzündliche Erkrankung der unteren Atemwege. Es wird durch Allergene (Baum- und Gräserpollen, Milbenkot, Schimmelpilzsporen und Tierhaare) und durch nicht-allergene Reize (Infekte, kalte Luft, körperliche Anstrengung) ausgelöst. In der Höhe bessert sich infolge des abnehmenden Allergengehaltes der Luft das Bronchialasthma, aber die kalte Höhenluft und eine verstärkte körperliche Aktivität können dann ihrerseits zu einer Verdickung der Bronchialschleimhaut und zu Atembeschwerden führen. Diese können allerdings, wie viele Winterspitzensportler belegen, medikamentös gut behandelt werden. Einschränkungen bei Höhenaufenthalten ergeben sich hieraus nur selten.

Diabetes mellitus

Der Diabetes mellitus (Zuckerkrankheit) stellt nicht zwangsläufig ein erhöhtes Gesundheitsrisiko am Berg dar, insbesondere dann nicht, wenn der Blutzucker gut eingestellt und gewissenhaft kontrolliert wird. Bergsport hat wie jeder andere Ausdauersport auch positive Auswirkungen auf den Zuckerstoffwechsel. Er verbessert die Zuckerverwertung und verringert den Insulinbedarf.

Beim Typ-1-Diabetes (früher jugendlicher Diabetes) fehlt die Insulinproduktion durch die Bauchspeicheldrüse. Um eine gute Blutzuckereinstellung zu erreichen, muss eine feine Abstimmung zwischen Kohlenhydratzufuhr, Insulindosis und körperlicher Aktivität erfolgen. Naturgemäß stellt dies bei extremer körperlicher Belastung eine besondere Herausforderung dar. Wichtigste Voraussetzung, um auch in dieser Situation eine gute Blutzuckereinstellung zu erreichen, sind häufige Blutzuckermessungen (evtl. kontinuierliche Messung) und gute Kenntnisse über die Erkrankung und die Wirkung des Insulins.

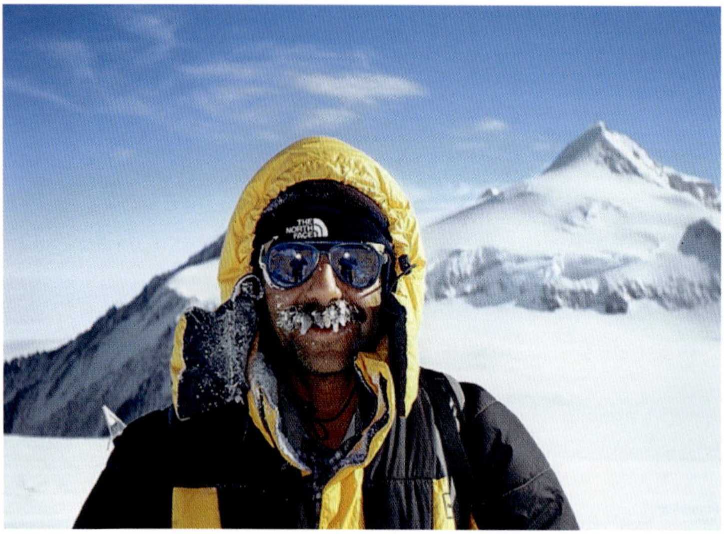

Der Diabetiker Geri Winkler aus Wien erreichte im Vormonsun 2006 den Gipfel des Mt. Everest.

Beim Typ-2-Diabetiker (Erwachsenendiabetes), der oft noch an Übergewicht, erhöhten Blutfettwerten und erhöhtem Blutdruck leidet, ist körperliche Aktivität besonders geeignet, um die Stoffwechseleinstellung zu verbessern. Nach gegenwärtigem Wissensstand ist Höhe an sich für Diabetiker nicht gefährlich, allerdings muss berücksichtigt werden, dass viele Typ-2-Diabetiker an Begleiterkrankungen des Herzens und des Kreislaufs leiden, welche höhenlimitierend sein können.

Unter körperlicher Belastung nimmt der Insulinbedarf ab. Bei insulinbehandelten Diabetikern bedeutet dies, dass weniger Insulin gespritzt oder mehr Kohlenhydrate zugeführt werden müssen. Bei tablettenbehandelten Diabetikern ist häufig ebenfalls eine Anpassung der Therapie notwendig. Unter stärkster körperlicher Anstrengung kann es allerdings unter dem Einfluss von »Stresshormonen« auch zu einem Anstieg des Blutzuckers kommen. Eine engmaschige und sorgfältige Überprüfung des Blutzuckerspiegels ist deshalb unerlässlich.

Jedem Diabetiker ist aber darüber hinaus dringend zu empfehlen, mit einem Partner aufzusteigen, der mit den Besonderheiten der Krankheit vertraut ist und der vor allem auch weiß, wie er im Notfall bei Unterzuckerung reagieren muss.

Um zu verhindern, dass das Insulin gefriert, sollten Pens und Ersatzampullen immer warm gehalten werden.

Insulin-Injektion mit einem »Pen« in eine Hautfalte

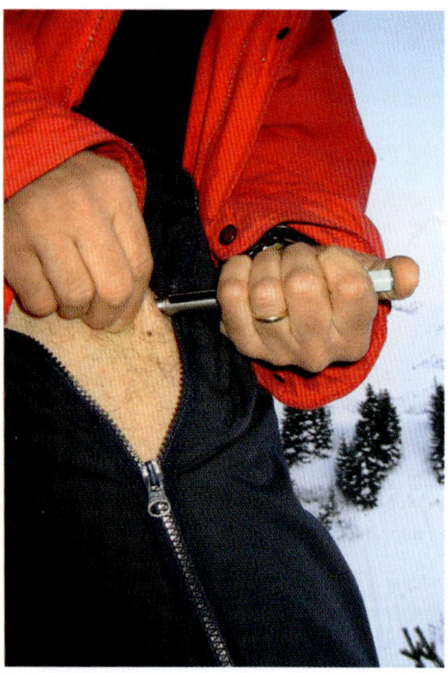

Höhenbergsteigen mit höchster Beanspruchung kann für den Diabetiker wegen der damit verbundenen besonderen Risiken nicht uneingeschränkt empfohlen werden.

Dies gilt, auch wenn es bekanntlich Bergsteiger gibt, die trotz Diabetes sportliche Höchstleistungen erbrachten und inzwischen auch schon bis zum Gipfel des Mt. Everest aufgestiegen sind (Geri Winkler, Österreich; Will Cross, USA).

Aber ein Aufstieg in extreme Höhen ist zwangsläufig mit zusätzlichen und nicht immer kalkulierbaren Risiken behaftet, vor allem die Kälte und die extreme körperliche Herausforderung und ein mit absoluter Sicherheit nie auszuschließendes Notbiwak bei Wettersturz oder nach Verletzungen können nicht nur Diabetiker und Partner vor große und vielleicht unlösbare Probleme stellen. Jeder Diabetiker, so gewissenhaft er auch seine Krankheit im Griff haben mag, muss sich mit dem Gedanken auseinandersetzen, dass die Kontrolle seiner Krankheit unter solchen Bedingungen nicht ausschließlich von seinem Geschick und seiner Sorgfalt abhängt. Wer es trotzdem wagt, sollte die Entwicklung seiner Blutzuckerwerte unter sportlicher Belastung genauestens kennen, damit er in der Lage ist, Insulindosis, Art, Menge und Zeitpunkt der Nahrungs- und Flüssigkeitsaufnahme der zu erwartenden körperlichen Belastung anzupassen.

Prinzipiell sollten Diabetiker auch beim Extrembergsteigen auf die ihnen vertrauten Insuline und Darreichungsformen zurückgreifen – also Insulinpen oder Insulinpumpe.

Hörstörungen und Tinnitus

TINNITUS IN DER HÖHE

A. G.: Anfang Oktober möchte ich mit einer Bekannten über die Marangu-Route auf den Kilimandscharo. Die Möglichkeit mitzureisen hatte sich in den letzten Tagen kurzfristig ergeben. Nun habe ich Angst, dass die Höhe bei mir eventuell Ohrensausen hervorrufen kann. Anfang 2004 hatte ich kurz hintereinander zwei Hörstürze, erst links, dann rechts. Auf der rechten Seite habe ich einen leichten Tinnitus (Rauschen) zurückbehalten, der im normalen Alltag nicht stört und im Normalfall relativ leise ist. Ich höre ihn eigentlich nur in Stresssituationen (dann auch lauter), wenn ich in ruhigen Räumen bin und nach längeren Motorradfahrten unter dem Helm, bis ich ihn abnehme und den Gehörschutz herausnehme, oder wenn ich mal nicht einschlafen kann. Jetzt befürchte ich, dass ich von der Reise aufgrund der Höhe eventuell Verschlechterungen des jetzigen Zustands »mitbringe«.

Sauerstoffmangel führt ab einer Höhe von etwa 5100 m zu einer eingeschränkten Funktion von speziellen Sinneszellen im Innenohr, den äußeren Haarzellen. Diese verstärken vornehmlich geringe Schalldruckimpulse und ermöglichen so auch das Hören leiser Töne und Geräusche. Bei unseren systematischen Messungen des Gehörs in extremer Höhe (Cho Oyu 2002, Gasherbrum II 2003, Everest 2004) fanden wir Einschränkungen sowohl im tieferen Frequenzbereich zwischen 1000 und 1500 Hz, aber auch bei 3000 und 4000 Hz.

Die Einschränkungen im tiefen Frequenzbereich sind am ehesten Ausdruck eines erhöhten Hirndrucks, der sich über einen Kanal (Aquaeductus cochleae) in das Innenohr überträgt. Sie werden zwar kaum als Hörstörung wahrgenommen, können jedoch einen erhöhten Hirndruck anzeigen und einen frühzeitigen Hinweis für ein Höhenhirnödem darstellen.

Die Reduktionen im hohen Frequenzbereich können wir gegenwärtig noch nicht sicher zuordnen. Sie sind im Vergleich zu den tieffrequenten Minderungen stärker ausgeprägt, bis 18 dB bei 4000 Hz gegenüber maximal 8 dB bei 1000 Hz. Bislang sprechen viele experimentelle Daten für die Folge eines Sauerstoffmangels. Sowohl die tief- als auch die hochfrequenten Einschränkungen sind jedoch reversibel und nach dem Abstieg nicht mehr nachweisbar.

Die Höhe an sich stellt bei gesunden Höhentrekkern und -bergsteigern kein Risiko für das Gehör dar, weder der erniedrigte O_2-Partialdruck im Blut noch die erhöhte Blutviskosität. Hämatokritwerte bis 58 oder gar 60% sind in großer und extremer Höhe durchaus üblich.

Unklar ist allerdings, wie das Risiko nach einer akuten Hörminderung bzw. einem akuten Tinnitus zu bewerten ist. Hierzu gibt es keine wissenschaftlichen Daten. Letztendlich empfiehlt sich im Vorfeld eine genaue Abklärung. Nicht selten bestehen ursächliche internistische Erkrankungen, die ihrerseits eine Kontraindikation für einen Höhenaufenthalt darstellen, z. B. Bluthochdruck oder Herzrhythmusstörungen. Aber nach einem Hörsturz oder einem Tinnitus ungeklärter Ursache, der sich stabilisiert hat und keine Progredienz mehr zeigt, bestehen keine Hinderungsgründe für eine Höhenunternehmung. Es gibt Bergsteiger, die seit Jahren an Ohrgeräuschen leiden und den Mt. Everest folgenlos bestiegen haben.

Immer eiskalte Finger – das Raynaud-Syndrom

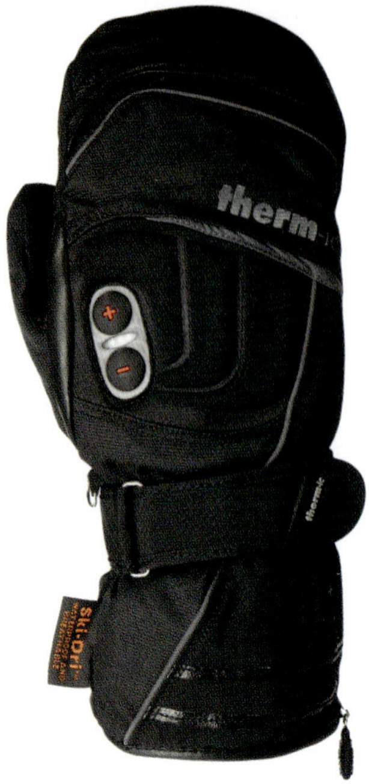

Beheizbarer Handschuh

Kalte Finger bekommt jeder irgendwann in der Höhe, wenn die Außentemperaturen nur tief genug fallen. Manche Bergsteiger, vor allem Frauen, beginnen aber bereits schmerzhaft kalte Finger zu bekommen, wenn andere noch ohne Handschuhe warme Hände haben. Weil unser Stoffwechsel nur bei einer konstanten Körpertemperatur von 37 °C gut funktioniert, muss deren Absinken verhindert werden. Die Konstanthaltung der Körpertemperatur wird durch ein komplexes Regelwerk gesteuert, an dem außer den Blutgefäßen der Haut auch das autonome, unserem Willen nicht unterworfene Nervensystem beteiligt ist. Um diese Temperatur zu halten, werden die Gefäße der Haut in kalter Umgebung verengt, die Durchblutung der Körperoberfläche somit verringert, was zu kalten Füßen und Händen führt. Bei den Betroffenen mit Raynaud-Syndrom kommt es bereits bei geringerer Kälte und infolge verstärkter Nervenimpulse frühzeitig zu einem krampfartigen Verschluss kleinerer Arterien, der die Durchblutung vollständig drosselt. Manchmal kommt es auch schon zu einem Gefäßkrampf, wenn nur ein kalter Gegenstand (Pickel, Karabiner, Kocher) angefasst wird. Wind und Nässe können zusätzlich zur Kälte das Beschwerdebild verstärken. Die betroffenen Finger oder Fingerkuppen werden schlagartig weiß und beginnen zu schmerzen. Im weiteren Verlauf nehmen sie infolge des Sauerstoffmangels eine bläuliche Farbe an. Bei dem primären Raynaud-Syndrom findet man keine zugrunde liegende Erkrankung, es handelt sich um eine ausschließlich funktionelle Gefäßerkrankung, oft mit familiärer Disposition. Frauen sind doppelt so oft betroffen wie Männer.

Raynaud-Syndrom

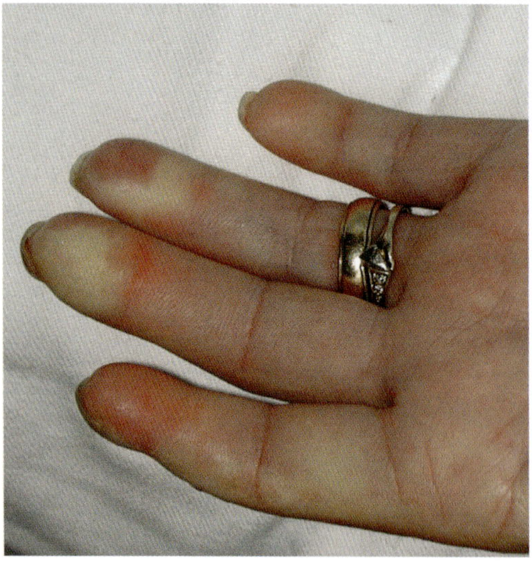

Das sekundäre Raynaud-Syndrom ist Ausdruck einer im Laufe des Lebens erworbenen organischen Gefäßerkrankung, z. B. infolge einer Bindegewebserkrankung (rheumatische Erkrankungen). Es wird mit zunehmendem Alter eher stärker und führt im Gegensatz zum primären Raynaud-Syndrom zu einem ungleichen bzw. asymmetrischen Befall.

Zur Vorsorge eignet sich ein ausreichender Wärmeschutz (Handschuhe, auch beheizbar, Unterziehhandschuhe, chemische Handwärmer, trockene Ersatzhandschuhe). Nitrosalben und Nitrogel können zur Erweiterung der Hautgefäße verwendet werden. In jedem Fall sollte der Nikotin- und Kaffeekonsum, der die Gefäße verengt, eingeschränkt werden. Beim sekundären Raynaud-Syndrom muss zusätzlich die zugrunde liegende Erkrankung behandelt werden.

Nasenbluten

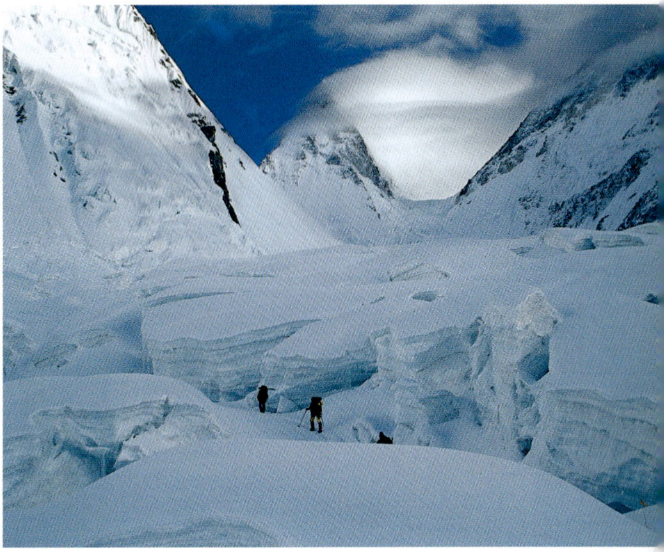

Im Gasherbrum-Eisbruch, Karakorum

Das Taschentuch eines Höhentrekkers oder Höhenbergsteigers weist immer rote Flecken auf. Die Ursache ist weit weniger dramatisch, als es die Sorgen der Betroffenen vermuten lassen. Es handelt sich um kleinste Blutbeimengungen im Nasensekret, weil man beim Schnäuzen aus kleinen Gefäßen der trockenen Nasenschleimhaut blutet. Auch das häufig auftretende und harmlose Nasenbluten aus den vorderen Nasenscheidewandabschnitten ist kein Grund, auf höhensportliche Unternehmungen zu verzichten. Bei wiederkehrendem Nasenbluten im Rahmen internistischer Grunderkrankungen (Bluthochdruck, Nierenerkrankungen, erhöhte Blutungsneigung) besteht allerdings oft aus internistischer Sicht keine oder nur eine eingeschränkte Höhentauglichkeit. Grundsätzlich können stärkere Blutungen abseits eines funktionierenden Rettungsdienstes rasch zu einem lebensbedrohenden Notfall führen. Gleiches gilt für das vererbte Nasenbluten mit stecknadel- bis reiskorngroßen Gefäßerweiterungen in der Haut und Schleimhaut (Morbus Osler), vor allem wenn es therapeutisch nur schwer beeinflussbar ist und immer wieder zu stärkeren Blutungen neigt.

Chronische Entzündungen der oberen Atemwege

Chronische Entzündungen der Gaumenmandeln (Tonsillen), der Nasennebenhöhlen und des Mittelohres können die Höhentauglichkeit aufgrund akuter Rückfälle beeinflussen. Grundsätzlich sollte jede chronische Entzündung der oberen Atemwege medikamentös oder operativ zur Ausheilung gebracht werden. Speziell vor längeren Höhenaufenthalten in abgelegenen Gebieten und vor allem bei ehrgeizigen Höhenzielen ist eine solche Behandlung anzuraten. Nicht nur, dass solche Entzündungsherde in der Höhe und unter der körperlichen Belastung neu aufflackern, sie heilen in der Kälte und der dünnen Luft auch kaum aus, und mit verlängertem Krankheitsverlauf steigt auch das Risiko für komplikationsträchtige Verläufe. In jedem Fall bedeutet eine akute Entzündung den Rückzug aus den Hochlagern in das Basislager, mitunter auch das Ende der Expedition, und dieses Risiko muss man nicht mutwillig eingehen.

Chronische Entzündungen der Gaumenmandeln, der Nasennebenhöhlen und des Mittelohres neigen unter den Bedingungen großer und extremer Höhe verstärkt zur Ausbildung akuter und komplikationsträchtiger Rückfälle.

Zahnprobleme

Nichts kann beim Trekking oder bei Expeditionen unerträglicher sein als der permanente Schmerz einer Entzündung in der Tiefe einer Zahnwurzel. Hat man erst einmal die Zivilisation hinter sich gelassen und nähert man sich dem Berg seiner Träume, dann bringen Zahnschmerzen selbst den härtesten Bergsteiger schnell aus der Fassung.

Eigentlich wollte man ja noch zu seinem Zahnarzt, aber zum Schluss blieb einfach keine Zeit mehr oder war kein Behandlungstermin mehr frei. So oder so ähnlich sind die Gründe, weswegen man den Gang zum Zahnarzt unterlassen hat. Tatsache ist auch, dass viele den Weg zum Zahnarzt scheuen und immer erst dann gehen, wenn ein Termin unausweichlich wird. Aber wer seiner Karies freie Hand lässt, muss sich nicht wundern, wenn diese Zahnschmelz und Dentin immer stärker zerstört und Bakterien den Weg in die Wurzelkanäle öffnet. Anfangs spürt man ein unangenehmes Ziehen, wenn man kalte Luft einatmet oder Süßes isst. Haben sich Bakterien erst einmal in der Pulpa eingenistet und bringt auch ein Antibiotikum keine Erleichterung mehr, gibt es oft keine Wahl mehr, dann muss der Zahn raus.

Dabei ließen sich solche Probleme auf Expeditionen mit einer sorgfältigeren und gewissenhafteren Zahnhygiene sicher vermeiden, zwar nicht bei den vielen Hochträgern, die in ihrem ganzen Leben noch nie einen Zahnarzt zu Gesicht bekamen, in jedem Fall aber bei allen angereisten Bergsteigern. Spätestens aber, wenn die Entzündung vom Zahn auf den Kieferknochen übergreift, kann man den Gipfel gleich vergessen; dann ist es ohnehin besser, man fährt zurück nach Lima, Skardu im Karakorum, Kathmandu oder Lhasa oder in die nächst größere Stadt und lässt sich professionell versorgen.

Gar nicht so selten können derartige Entzündungen auch bei dem erschwerten Durchtritt des dritten Backenzahns, besser bekannt als Weisheitszahn, auftreten. Wessen Weisheitszähne noch unter einem dünnen Knochendeckel in der Tiefe des Kiefers schlummern, sollte deshalb mit seinem Zahnarzt klären, ob man sie dort vorerst belässt oder vorsorglich entfernt.

Ein weiteres Zahnkapitel, das oft Anlass zu viel Ärger und Schmerzen geben kann, ist der Verlust von Füllungen. Diese lockern sich oft unter einer fortschreitenden Karies; die Höhe selbst, insbesondere die Kälte oder der abnehmende Luftdruck spielen beim Bergsteiger, anders als bei Tauchern oder bei Piloten von Militärjets, die großen Luftdruckschwankungen ausgesetzt sind, eher eine untergeordnete Rolle. Oberflächliche Defekte lassen sich provisorisch verschließen. Hierzu kann man die gleichen Materialien verwenden wie zu einer Wurzelfüllung, als Notbehelf kann man auch Bienenwachs oder Kaugummi hernehmen. Auch ein gelöstes Inlay kann, wenn es nicht versehentlich zerbissen, verschluckt oder verloren wurde, auf ähnliche Weise wieder fixiert werden.

Teehaus in Thame
Khumbu, Nepal

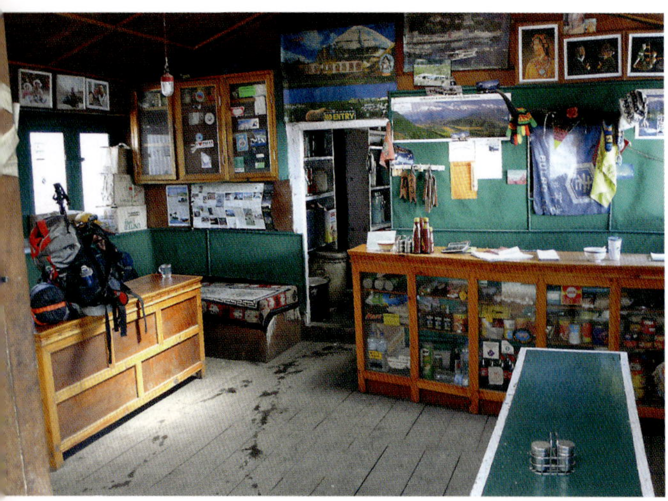

Nur für Frauen

Urinierhilfen

WAS MUSS, DAS MUSS

Die Sportlehrerin S. R. selbstbewusst: »Ich verrichte mein Geschäft wann und wo ich muss!« Diese Feststellung bezog sich vornehmlich auf Gletschertouren im Alpenraum, galt aber bezüglich Ort und Zeitpunkt auch für jegliche Unternehmung fernab zivilisatorischer Einrichtungen.

Gerade das »kleine Geschäft« bereitet Frauen bei Trekking- und Bergunternehmungen oft Probleme. Zwar gibt es bei kommerziellen Unternehmungen inzwischen immer öfter mobile Toiletten mit einer Sitzvorrichtung über einer Plastiktonne, und auch in den abgelegensten Erdregionen, wie z. B. in der Antarktis, wo man derartiges zunächst nicht erwartet, gibt es temporäre Toiletten – Konstruktionen aus Eisblöcken mit Klobrille aus Plastik, damit der Hintern nicht festfriert. Errichtet werden sie bei jährlich zunehmendem Tourismus vornehmlich aus hygienischen Gründen, denn massenhafte Hinterlassenschaften an Lagerplätzen und Berge von Klopapier mindern die Urlaubsfreude. Auch über einen zumindest partiellen Sichtschutz verfügen diese Örtchen, entweder in Form einer Wand aus Eisblöcken oder einem Stoffzelt.

Aber was macht eine Frau, wenn weder das eine noch das andere vorhanden ist, wenn sie angeseilt im Klettergurt in steiler Wand hängt oder einen spaltenreichen Gletscherbruch überquert, oder wenn die Blase nachts im eiskalten Hochlagerzelt drückt?

Sie verrichtet ihr natürliches Bedürfnis in solchen Situationen mit männlicher Gelassenheit und in weiblicher Hockposition. Asiatische Frauen oft auch. Sie gehen abseits des Weges in die Hocke und verrichten ihr Geschäft im Schutz ihres Saris. Aber im Westen gilt eine andere Tradition, und welche Frau trägt bei alpinistischen Unternehmungen schon einen langen Rock oder möchte sich in der Kälte oder in der Gegenwart von Männern entblößen? Denn das Schamgefühl lässt sich nicht so einfach ignorieren. Natürlich muss jede Frau im Voraus bedenken, wie sie sich in derartigen Situationen verhält. Wohl die wenigsten werden sich die eher radikale Einstellung der Sportlehrerin S. R. aneignen. Die Verrichtung des »großen Geschäfts« macht weitaus weniger Probleme als befürchtet. Im Nachtlager, selbst im Zelt, gibt es immer eine Möglichkeit hierzu, abseits und mit Sichtschutz – und wenn im Freien nicht möglich dann zur Not auch im Zelt und dort in einen Plastikbeutel. Aber das »kleine Geschäft« lässt sich nicht derart zeitlich beschränken, denn bei Unternehmungen in der Höhe gilt es immer viel zu trinken, und deshalb wird die Blase tagsüber und nachts mehrmals heftig drücken! Manche Frauen versuchen daher das Problem zu vermeiden, indem sie wenig trinken. Vor einer längeren Busfahrt in Asien oder Südamerika kann das durchaus noch hilfreich sein, denn nach Ankunft lässt sich das Flüssigkeitsdefizit sofort wieder ausgleichen. Aber unterwegs am Berg, wo dies nicht überall und jederzeit möglich ist, ist dieses Verhalten total kontrapro-

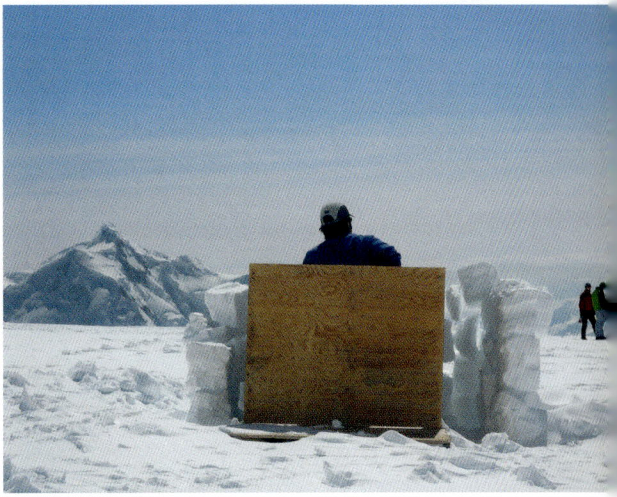

Mt. McKinley: Freiluft-WC im Medical Camp auf 4400 m Höhe

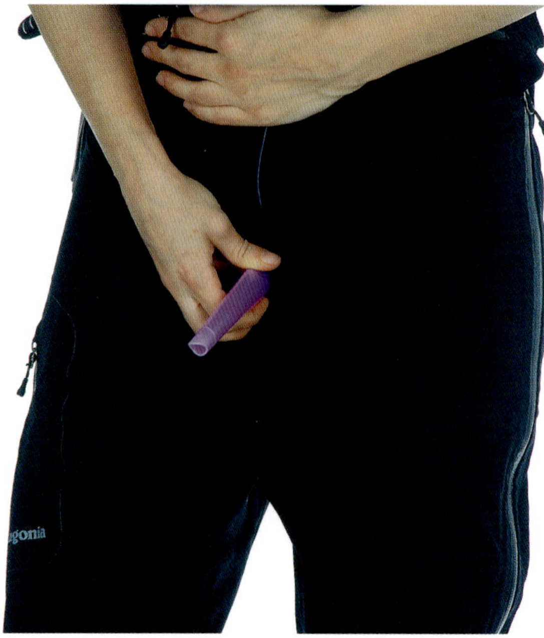

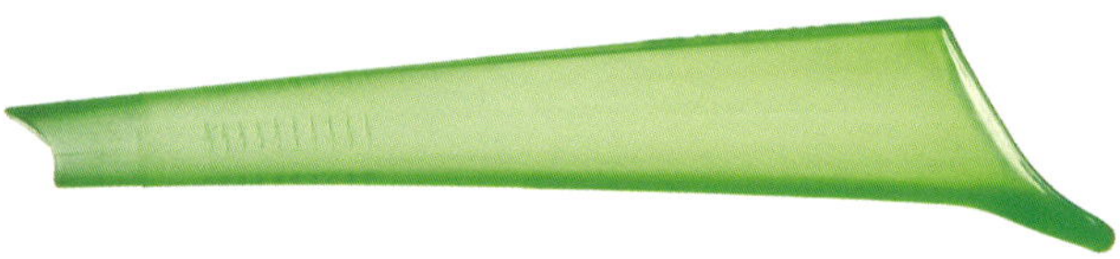

Pibella Urinierhilfe

duktiv und schädlich. Der Wassermangel mindert nicht nur die Leistungsfähigkeit, er beeinträchtigt auch die Akklimatisation und begünstigt die Entwicklung von Höhenkrankheiten – und das permanente Durstgefühl ist darüber hinaus alles andere als angenehm.

Aber welche Möglichkeiten hat man als Frau, die drangvolle Blase zu leeren, wenn weder Toilette noch Sichtschutz weit und breit in Sicht sind oder wenn man bei eiskalten Temperaturen, Schneesturm oder in abschüssigem Gelände den warmen Schlafsack nicht verlassen will oder sich beim Klettern nicht aus dem Klettergurt ausbinden kann? Abhilfe schafft ein trichterförmiger Aufsatz, der den Urin über ein Rohr ableitet, von wo er entweder ins Freie, in eine Weithalsflasche oder einen mitgelieferten Plastikbeutel entleert werden kann. Es gibt Modelle, die entweder vollständig (z. B. Freshette) über das äußere Genitale oder nur teilweise, unmittelbar um die Harnröhrenöffnung herum (Pibella), aufgesetzt werden. Einfacher und unkomplizierter wird der Umgang mit dem Pibella-Modell geschildert, es schließt offenbar sehr gut ab, und nichts rinnt seitlich aus, auch tröpfelt infolge des kleineren Trichters nichts mehr nach. Aber ausprobieren muss man das notfalls selber. Alle Modelle sind jedoch klein und leicht und können auch in der Hosentasche verstaut werden. Allerdings erfordert der Umgang mit derartigen Urinierhilfen Übung und auch eine mentale Gewöhnung. Bevor sich eine Frau im vollen Bewusstsein der Gleichberechtigung an den nächsten Baum stellt oder ihr »Geschäft« kniend oder liegend im Zelt verrichtet, ist es ratsam, dieses probeweise zunächst in der Dusche und dann auch unter »schwierigsten Bedingungen« im Liegen so lange auszuprobieren, bis ein dichter Abschluss erzielt wird, denn nichts stört in der Höhe mehr als ein nasser Schlafsack.

»Adäquat« stehend pinkeln, d. h. wie ein Mann, kann eine Frau ohne weitere Entblößungen allerdings auch nur dann, wenn sie auch eine entsprechende funktionale Bekleidung trägt. Dies gilt umso mehr, wenn das Ganze im Klettergurt angeseilt vonstatten gehen muss. Hierzu ist es erforderlich, eine Hose zu tragen, die im Schritt mit einem Reißverschluss ausgestattet ist. Es gibt derartige Frauenmodelle und auch passende Unterwäsche mit einem Eingriff oder einem Reißverschluss, die eine einfache und rasche Platzierung der Urinierhilfe ermöglichen.

Blasenentzündung

Frauen leiden aufgrund ihrer kurzen Harnröhre und deren Nähe zur Analregion häufiger unter Blasenentzündungen. Bei mehrtägigen Höhenwanderungen oder auf Expeditionen wird deren Entwicklung zusätzlich auch noch durch Unterkühlung, die das Immunsystem schwächt, und eine eingeschränkte Genitalhygiene begünstigt. Ausgelöst werden sie fast immer durch Darmbakterien (E. coli), die von außen über die Harnröhre in die Blase gelangen. Häufiger und vor allem nächtlicher Harndrang und Brennen beim Wasserlassen kündigen eine Blasenentzündung an – und fernab der Zivilisation sind diese dann besonders lästig. Bei persönlicher Disposition empfiehlt sich zur Vorbeugung das Ansäuern des Urins mittels Einnahme der natürlichen Aminosäure L-Methionin (z. B. Acimol®), wodurch Wachstum und Vermehrung der Bakterien vermindert werden. Spätestens aber, wenn der Urin sich eingetrübt hat, das Wasserlassen mit Schmerzen und Krämpfen verbunden ist und sich so eine behandlungsbedürftige akute Entzündung ankündigt, hilft nur noch ein Antibiotikum (Cotrimoxazol oder Ciprofloxacin). Mitunter sind zusätzlich schmerzstillende und krampflösende Mittel notwendig (z. B. Buscopan® plus).

Leh, Ladakh: Traditioneller Korallen- und Türkisschmuck

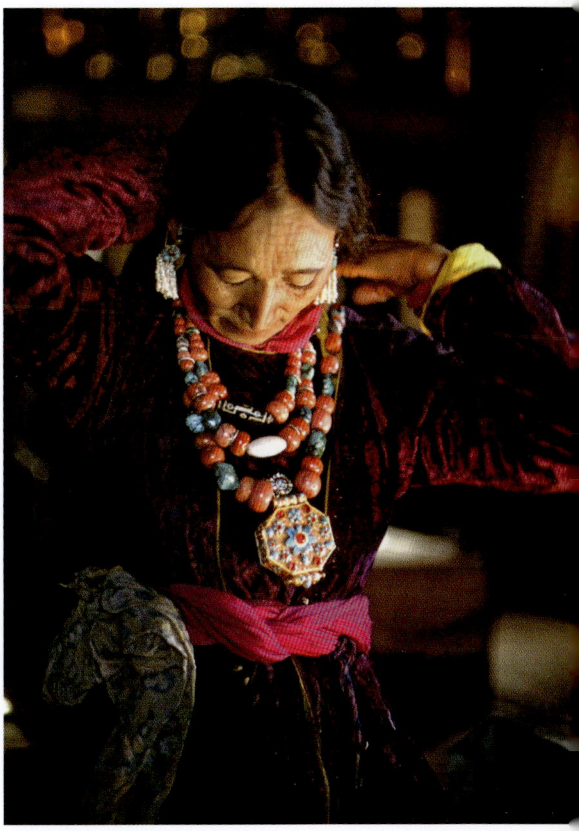

Empfängnisverhütung und Kontrolle der Menstruationsblutung

Menstruation und Eisenstatus

Orts-, Klima- und Zeitzonenwechsel mit Jetlag, Höhenaufenthalte und psychischer Stress und vor allem verstärkte körperliche Aktivität beeinflussen den Zyklus. Beim Expeditionsbergsteigen verlängert sich bei 3 von 4 Frauen der Zyklus, die Blutung bleibt häufig aus oder ist vermindert. Bei Verlust von 10–15% des Körpergewichts kann es gleichfalls zum Ausbleiben der Periodenblutung kommen. Während die Menstruation selbst wenig Einfluss auf die körperliche Leistungsfähigkeit hat, kann diese vor Eintritt der Blutung durch Unkonzentriertheit und Nervosität spürbar beeinträchtigt sein. Vor Antritt der Reise sollte auch bedacht werden, dass Tampons oder Vorlagen nicht immer und überall im Reiseland erhältlich sind. Ratsam ist vor Abreise auch die Kontrolle des Eisenspeichers im Blut (Ferritin). Sollte der zu wenig Eisen enthalten, empfiehlt sich die Einnahme eines Eisenpräparats, um Blutneubildung und Höhenakklimatisation zu verbessern.

Hormonelle Verhütungsmittel

Grundsätzlich muss berücksichtigt werden, dass die Wirksamkeit oraler Verhütungsmittel bei einem länger anhaltenden Durchfall oder bei gleichzeitiger Einnahme von Antibiotika, insbesondere von Penicillin- und Tetrazyklinpräparaten verringert sein kann. Beides Umstände, die insbesondere bei Reisen nach Asien oder Südamerika häufiger eintreten.

Welches Präparat ist für Höhentrekking und -bergsteigen am besten geeignet? Da sich der erforderliche Zeitpunkt der Einnahme unter den Bedingungen eines variablen Zyklus und nach einem Zeitzonenwechsel nicht immer genau ermitteln lässt, sind **Kombinationspräparate** (Östrogene und Gestagene) beim Höhentrekking und beim Expeditionsbergsteigen im Hinblick auf eine wirksame Kontrazeption weniger empfehlenswert. Die Östrogen-Komponente der Kombinationspräparate erhöht das Risiko für eine Thrombose bei Nichtraucherinnen um das 4-fache und bei Raucherinnen um das 21-fache. Da das Thromboserisiko in der Höhe durch die Eindickung des Blutes ohnehin erhöht ist, empfiehlt die Medizin-Kommission der UIAA (Union Internationale des Associations d'Alpinisme) bei Aufenthalten von länger als 1 Woche oberhalb von 4500 m auf östrogenhaltige Präparate zu verzichten. Zwar gibt es bislang keine Studie, die über thrombotische Gesundheitsschäden bei Höhenbergsteigerinnen berichtet, trotzdem können diese mit einem ausschließlich gestagenhaltigen Präparat (Minipille) besser vermieden werden.

Cho Oyu: Chinese Basecamp vor dem Jobo Rabzang

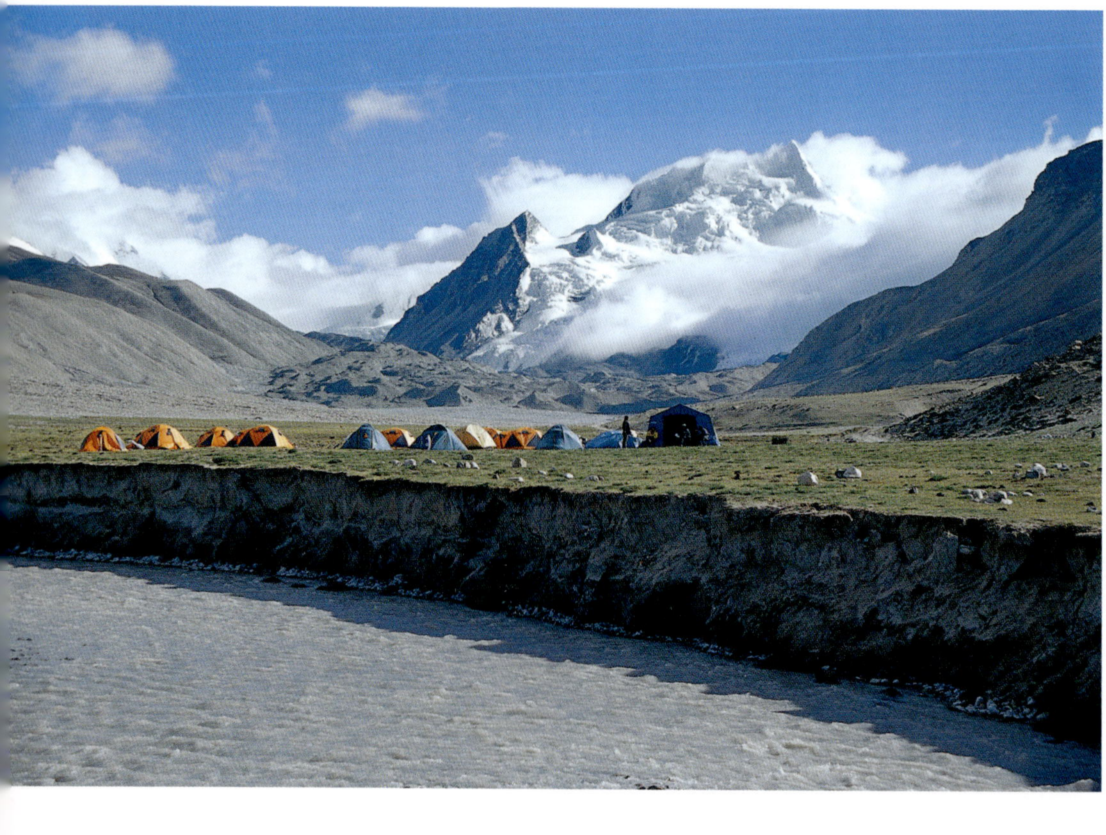

Für Höhenbergsteigerinnen sind deshalb **Gestagen-Präparate**, wie die Dreimonatsspritze, die intrauterine Hormonspirale, die über mindestens 5 Jahre wirksam ist, oder das »Verhütungsstäbchen«, dessen Wirksamkeit 3 Jahre beträgt, verlässlichere Alternativen. Damit Durchbruchsblutungen, die gewöhnlich zwischen dem 2. und 3. Monat auftreten, nicht in den Zeitraum der Unternehmung fallen, empfiehlt sich ein Beginn dieser Verhütungsmethoden etwa 3 Monate vor Antritt der Reise. Wer länger als 2–3 Monate mit einer Depotinjektion verhüten möchte, muss eventuell eine Ersatzampulle bzw. Ersatzfertigspritze mitnehmen.

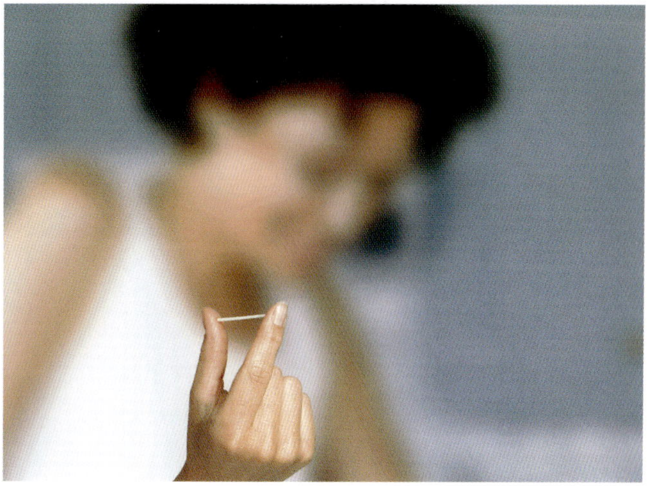

Hormonstäbchen Implanon®

Ein erstmaliges Einsetzen der **Intrauterinspirale** (Mirena®), die kontinuierlich Gestagen (Levonorgestrel®) freisetzt, ist unmittelbar vor der Abreise allerdings nicht zu empfehlen. Frauen sollten bereits mit dieser Form der Verhütung vertraut sein.

Eine weitere Alternative ist die Implantation eines **Hormonstäbchens** (Implanon®) unter die Oberarmhaut. Dort gibt es kontinuierlich Gestagen (Etonogestrel®) ab. Die Wirksamkeit beträgt 3 Jahre. Wie die Intrauterinspirale Mirena® können Hormonstäbchen jederzeit wieder entfernt werden.

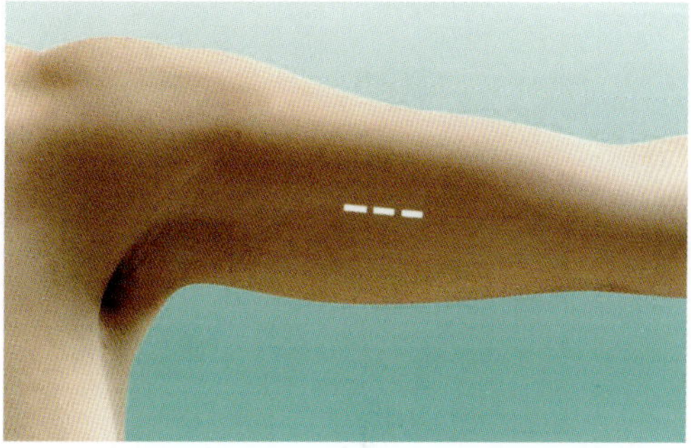

Hormonstäbchen Implanon®, Platzierung unter der Haut der Oberarminnenseite

Kontrolle der Menstruationsblutung

Will man bei länger dauernden Höhenunternehmungen die Menstruationsblutung verhindern, kann man die Pille auch ohne Unterbrechung und auch über mehrere Monate hinweg einnehmen. Ganz verhindern können wird man die Blutung auf Dauer damit nicht. Nach Absetzen der Pille kann sie verstärkt sein. Wer die Pille schon über längere Zeit einnimmt, kann diese nach einem Zeitzonenwechsel in der »neuen Zeit« weiter einnehmen. Vor Abreise sollte aber mit einem Gynäkologen oder einer Gynäkologin geklärt werden, was bei einem Durchfall oder Erbrechen im Hinblick auf die Pillensicherheit zu beachten ist. Vorteilhafter zur mehrwöchigen Kontrolle der Menstruationsblutung sind die Gestagen-Depotpräparate (s. o.), da deren Wirksamkeit auch bei Durchfall, Erbrechen und einem Zeitzonenwechsel erhalten bleibt.

GUTE ALTE ZEIT

»Remember when sex was safe and climbing was dangerous« (Reminiszenz, gesehen im Himex-Messzelt, Everest, vorgeschobenes Basislager).

Verhütung in der Höhe – das Wichtigste im Überblick

Orale Verhütungsmittel (»Pille«): Es stehen zwei Präparate-Arten zur Verfügung:

- Kombinationspräpararate (Gestagen und Östrogen)
- Minipille (nur Gestagen)

Wegen des erhöhten Thromboserisikos bis ca. 4500 m sollten bevorzugt Kombinationspräparate der 2. Generation (mit Levonorgestrel® als Gestagen) verwendet werden und oberhalb von 4500 m nur reine Gestagenpräparate.

Die Pille kann auch über mehrere Monate ohne Unterbrechung eingenommen werden. Eine eingeschränkte Wirksamkeit besteht bei Durchfall und bei Einnahme von Antibiotika (Penicilline, Tetrazykline) sowie bei Erbrechen. Beim Zeitzonenwechsel muss die Einnahme angepasst werden. Dies betrifft vor allem die Minipille, sie muss ziemlich pünktlich (Zeitkorridor +/– 4 Stunden) eingenommen werden, um die Verhütung nicht zu gefährden.

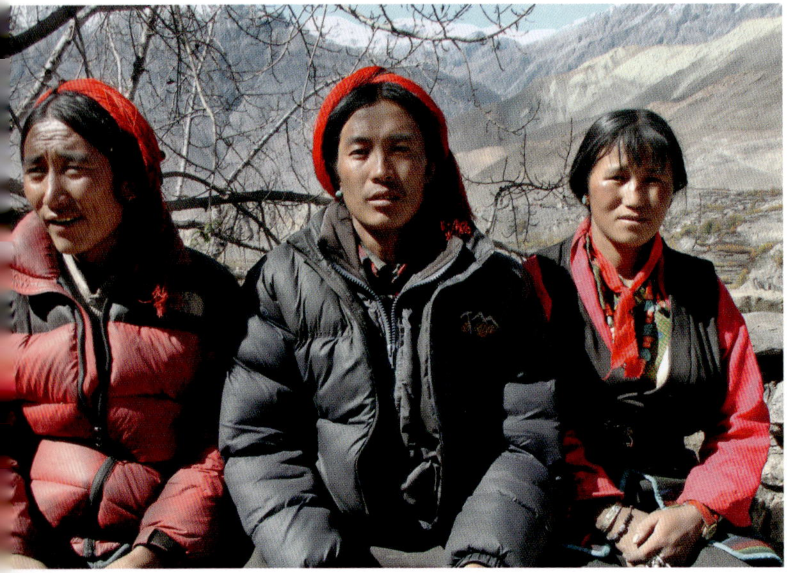

Khampas mit dem traditionellen Haarschmuck, eingeflochtenen roten Wollfäden

Vaginalring (Gestagen und Östrogen, NuvaRing®): Der Vaginalring gibt über einen Zeitraum von 21 Tagen kontinuierlich die Hormone Gestagen und Östrogen ab. Danach ist er verbraucht, muss entfernt und entsorgt werden. Er ist bei Durchfall, gleichzeitiger Einnahme von Antibiotika (Penizilline und Tetrazykline) und Erbrechen weiterhin wirksam, wegen der Östrogenkomponente oberhalb von 4500 m aber weniger geeignet.

Gestagen-Depotpräparate (nur Gestagen): Hier gibt es im Wesentlichen drei Möglichkeiten:

- Depotspritze (»Dreimonatsspritze«)
- Intrauterinspirale (Hormonspirale Mirena®)
- Depot-Implantate (»Verhütungsstäbchen« Implanon®)

Die Depotpräparate sind auch gut zur Kontrolle der Menstruationsblutung geeignet, ihre Wirkung bleibt auch bei Durchfall, Erbrechen und bei Einnahme von Antibiotika erhalten, ebenso bei einem Zeitzonenwechsel.

Schwangerschaft

»Erste Schwangere auf dem Gipfel des Mt. Everest!« Eine solche Schlagzeile wird nie um die Welt gehen, obwohl der Mt. Everest für viele und auch bizarre Schlagzeilen taugt. Aber einen solchen Rekord wird es wohl definitiv nicht geben!

Schwangerschaft ist zwar keine Krankheit und eine Schwangere muss auch nicht auf Sport verzichten, auch nicht auf Bergsport, aber bis zum Gipfel hoher Berge sollte und wird der Ehrgeiz nicht reichen. Grundsätzlich können sportliche Betätigungen während einer Schwangerschaft in den Bergen, wie andere Ausdauersportarten auch, in Maßen durchgeführt, positive Auswirkungen auf Stoffwechsel, Herz, Kreislauf und Wohlbefinden entfalten und insbesondere auch der Entwicklung eines Schwangerschaftsdiabetes vorbeugen. Darüber hinaus verringert regelmäßiger Sport auch die Entwicklung von Thrombosen, Krampfadern und Hämorrhoiden.

Es gibt bislang keine Hinweise dafür, dass ein Höhenaufenthalt im Rahmen einer Trekking- oder Bergtour sich negativ auf eine Schwangerschaft auswirkt. Kurzfristige Höhenaufenthalte bis ca. 3500 m gelten im Hinblick auf den Sauerstoffmangel als sicher. Allerdings waren viele Schwangere – ohne zu wissen, dass sie schwanger waren – schon höher und haben später gesunde Kinder geboren.

UNVERHOFFT

A. Sch., 28 Jahre: Schon immer wollten wir den Everest-Trek machen. Im April 2008 kamen wir, mein Mann und ich, in Kathmandu an und flogen 2 Tage später mit einer kleinen Propellermaschine weiter nach Lukla. In Namche Bazar verbrachten wir zur Akklimatisation 2 Nächte. Mit der Höhe hatte ich kaum Probleme, allerdings war ich am frühen Abend immer schon recht müde und ging deshalb vorzeitig zu Bett. 3 Tage später in Lobuche (4950 m) kam mir plötzlich ein Verdacht. Als ich beim Packen meines Rucksacks wieder meinen »Hygienebeutel« mit den Tampons in der Hand hatte, durchfuhr mich plötzlich wie ein Blitz der Gedanke, dass ich eigentlich »überfällig« wäre und eventuell schwanger sein könnte. Ich konnte mich bei all dem Stress der Reisevorbereitungen nicht mehr so genau erinnern, wann meine letzte Regelblutung war, aber eigentlich musste das nun schon viel länger als 4 Wochen her sein. Und auch diese mir unbekannte große Müdigkeit, die ich zunächst auf die Höhe schob, war vielleicht ein Hinweis auf eine Schwangerschaft. Auf den weiteren Aufstieg hab ich jedenfalls vorsorglich verzichtet. 10 Tage später und wieder zurück in Deutschland hat sich mein Verdacht bestätigt, ich war tatsächlich schwanger und nach der Rückkehr bereits in der 9. Schwangerschaftswoche ...

Habe bei Reiseantritt nicht gewusst, dass ich schwanger bin!

Viele Schwangerschaften entwickeln sich ungeplant, bei manchen zeigt sich eine Schwangerschaft durch eine permanente Übelkeit, andere fühlen sich müde und führen dies zunächst auf andere Gründe zurück, und wieder andere spüren die erhöhten Hormonspiegel im Blut überhaupt nicht, sodass ein Teil der Bergsportlerinnen oft erst 2 Wochen nach Ausbleiben der erwarteten Regelblutung, am Ende der 4. embryonalen Entwicklungswoche (Ende der 6. SSW ab Berechnung nach der letzten Menstruationsperiode), oder noch später in Unkenntnis der Situation Trekkingtouren unternehmen und Höhenziele aufsuchen.

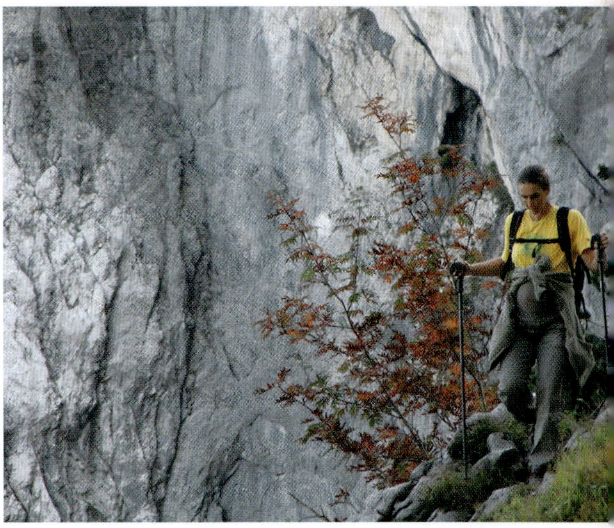

Marietta Uhden im 7. Schwangerschaftsmonat am Sonnjoch (2457 m)

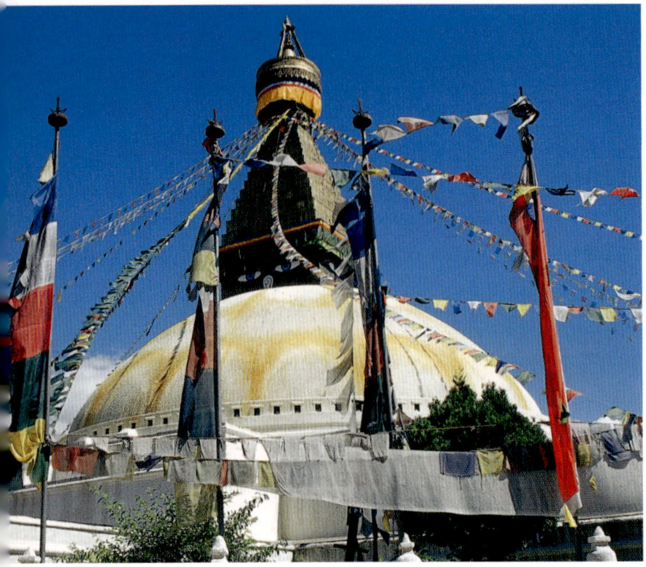

Spätestens ab dem 2. Schwangerschaftsdrittel ist es eigentlich nicht mehr vorstellbar, dass eine Schwangerschaft unbemerkt bleibt. Höhenexpositionen in Unkenntnis einer Schwangerschaft sind dann kaum mehr möglich. Eine Schwangere kann sich spätestens ab diesem Zeitpunkt im Hinblick auf ihre höhensportlichen Aktivitäten auch bewusst auf die Schwangerschaft einstellen bzw. mögliche Höhenunternehmungen vermeiden, was sie möglicherweise zuvor schon unbewusst infolge von Übelkeit, Kreislaufschwäche und verminderter Leistungsfähigkeit getan hat.

Wodurch und wann ist das ungeborene Kind in der Höhe gefährdet?

Stupa von Bodnath im Nordosten Kathmandus

Risiken für die ungestörte Entwicklung des ungeborenen Kindes bei Höhenunternehmungen ergeben sich im Wesentlichen aus dem Sauerstoffmangel der Atemluft und dem Wasserverlust. Wassermangel dickt das Blut ein und verschlechtert die Fließeigenschaften und den Sauerstofftransport zum Kind. Darüber hinaus kann sich ein Mangel an Körperwasser auch nachteilig auf das Fruchtwasservolumen auswirken. Das Fruchtwasser umgibt den Embryo vollständig und wirkt wie ein »Airbag«, der Stöße bis zu einem gewissen Ausmaß abfängt. Wasserverlust über die Atmung, durch starkes Schwitzen, Höhendiurese und zu wenig Trinken kann daher im Einzelfall auch die Entwicklung von Druckschäden und Luxationen (Hüfte) begünstigen.

Wichtig ist bei sportlicher Aktivität in der Höhe viel zu trinken, denn die Höhenluft ist trocken und infolge der erhöhten Atemtätigkeit neigt eine Schwangere ohnehin stärker zum Wasserverlust.

Wird das Blut dickflüssig, steigt nicht nur die Mehrbelastung für das Herz, auch die Durchblutung der Plazenta und die Versorgung des Kindes verschlechtern sich, darüber hinaus nimmt auch die Thrombosegefährdung zu.

In den ersten 4 Wochen ab Befruchtung (2. bis Ende 6. SSW) können sich keine Schädigungen manifestieren. In diesem Entwicklungsstadium gilt das Alles-oder-Nichts-Gesetz. Entweder der Embryo kann einen Schaden reparieren oder er stirbt ab. Im Hinblick auf extreme Höhenunternehmungen in dieser Zeit bedeutet dies grundsätzlich, dass der Embryo entweder den Sauerstoffmangel kompensieren kann oder nicht, was dann wiederum einen Spontanabort zur Folge hätte. In der 5.–8. Woche ab Befruchtung (7. bis Ende 10. Schwangerschaftswoche) entwickeln sich die Organanlagen. Während dieser Zeit ist der Embryo am empfindlichsten gegenüber Schädigungen, die ihn auf dem Blutweg erreichen (Krankheitskeime, spezielle Impfstoffe, Medikamente und natürlich Sauerstoffmangel). Im 2. und 3. Schwangerschaftsdrittel hingegen ist die Empfindlichkeit auf schädigende Stoffe deutlich geringer.

Die körperlichen Einschränkungen nehmen zu

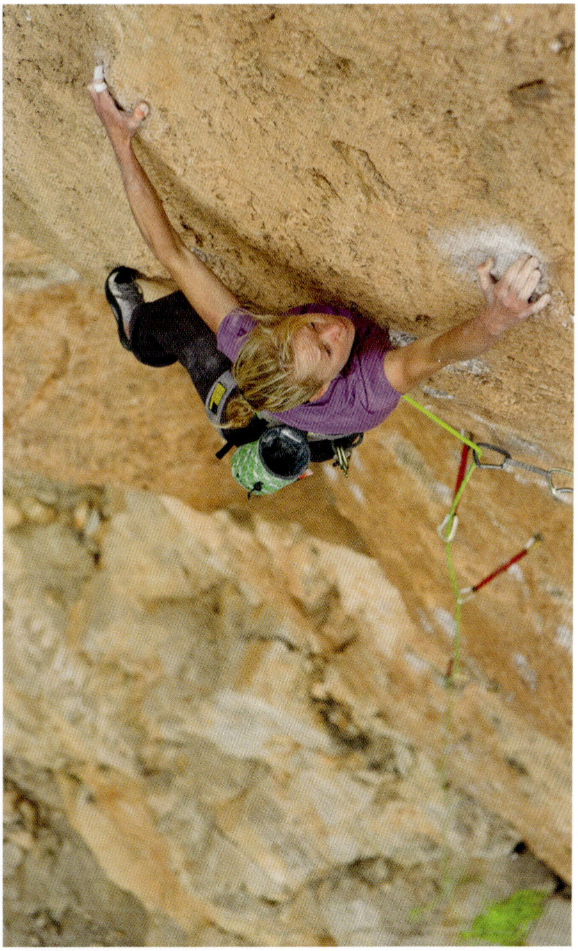

Die australische Profikletterin Monique Forestier klettert in der 14. SSW im Schwierigkeitsgrad 8b.

Einschränkungen im ersten Schwangerschaftsdrittel resultieren vornehmlich aus der hormonalen Umstellung. Im weiteren Verlauf schränkt die stetige Gewichtszunahme von etwa 12–13 Kilogramm die Leistungsfähigkeit deutlich ein, und vor allem die Größenzunahme der Gebärmutter, die das Zwerchfell bis zu 4 cm nach oben verdrängt, erschwert Atmung und Beweglichkeit. Entwicklung und Versorgung des heranwachsenden Kindes beanspruchen bereits Herz und Kreislauf wie bei einem leichten Ausdauertraining, denn erhöhtes Blutvolumen und erhöhter Sauerstoffbedarf erfordern eine verstärkte Pumpleistung des Herzmuskels. Der Ruhepuls steigt um ca. 10–20 Schläge/min.

Ab der 10. bis 12. SSW nehmen – wie unter Sauerstoffmangelbedingungen in der Höhe – Atemfrequenz und Atemtiefe stetig zu, erhöhen die Sauerstoffaufnahme in die Lunge und gewährleisten somit den bis zu 20% erhöhten Sauerstoffbedarf. Die gesteigerte Atemtätigkeit erniedrigt auch den CO_2-Partialdruck in der Lunge und schafft somit mehr Platz für Sauerstoff, verschlechtert aber auch dessen Bindung an die roten Blutkörperchen. Allerdings werden diese negativen Konsequenzen wieder kompensiert. Wenn aber bei Höhenaufenthalten und körperlicher Belastung die Atmung noch weiter gesteigert wird und der CO_2-Partialdruck unter 30 mmHg abfällt, dann verändert der steigende pH des Blutes die Affinität des Sauerstoffmoleküls zum Hämoglobin, was einerseits zu einer stärkeren und besseren Bindung in der Lunge, andererseits jedoch auch zu einer verschlechterten Abgabe in der Gebärmutter führt und die Sauerstoffversorgung des Kindes vorübergehend verschlechtern kann. Um dies zu vermeiden, sollten sich Schwangere bei Höhenunternehmungen immer langsam und sorgfältig akklimatisieren und bei körperlichen Belastungen Kurzatmigkeit vermeiden, ebenso Pulsanstiege über 140 Schläge/min.

Höhengrenze für Schwangere?

Eine allgemein gültige Höhengrenze für Schwangere, ab der die Sauerstoffversorgung des Kindes beeinträchtigt wird, gibt es nicht. Eine solche Höhengrenze wäre darüber hinaus letztlich auch individuell unterschiedlich, insbesondere im Hinblick auf Konstitution, körperliche

RISIKOABWÄGUNG

Schwangere erreicht 1999 am Skyang Kangri eine Höhe von 7100 m

Eine 38-jährige und gut trainierte Frau erfährt erst 2 Tage vor Abreise zum Skyang Kangri, einem Siebentausender (7545 m) nördöstlich des K2 im Karakorum, dass sie im 2. Monat schwanger ist. Sie ist im Rahmen einer Ärzteexpedition unterwegs und entschließt sich letztlich vor allem auch im Hinblick auf den professionellen Beistand zur Teilnahme. Herzfrequenz und Sauerstoffsättigung werden Tag und Nacht aufgezeichnet. Der Ausgangspunkt der Expedition liegt auf 2000 m. In 8 Tagen wird das Basislager (5150 m) erreicht. Nach einer 1-wöchigen Akklimatisation liegt der Ruhepuls bei 59 Schlägen/min, die nächtliche Sauerstoffsättigung bei 83%. Zwischen Tag 15 und 22 zweimal Aufstieg in das vorgeschobene Basislager (5800 m), dort Übernachtung (jeweils 2 Nächte). Dort bewegt sich die Sauerstoffsättigung nachts zwischen ca. 78 und 80%. Am Tag 27 Aufstieg in das 1. Hochlager (6300 m). Die Sättigung fällt nachts bis auf ca. 69% ab. Da sie die Höhe aber gut verträgt, steigt sie am nächsten Tag mit einem durchschnittlichen Puls von 95 Schlägen/min langsam weiter auf in das 2. Hochlager (7100 m). Nach Ankunft liegt die Sauerstoffsättigung bei 75%. Auf eine Übernachtung in diesem Hochlager und den nachfolgenden Gipfelaufstieg verzichtet sie aber, einen weiteren Abfall der Sauerstoffsättigung wollte sie nicht riskieren. Sie hat ein gesundes Kind zur Welt gebracht. Es ist jetzt 11 Jahre alt und entwickelt sich körperlich und geistig völlig normal.

(PD Dr. Susi Kriemler, Institut für Sport und Sportwissenschaften, CH-4052 Basel, Schweiz)

Kondition und vor allem auch auf die Rauchgewohnheiten. Raucht die Mutter, dann schickt sie das Kind bildlich betrachtet jedes Mal in sauerstoffärmere Höhen, denn mit dem Zigarettenrauch inhaliertes Kohlenmonoxid lagert sich bevorzugt an das Hämoglobin an und verhindert die Bindung von Sauerstoff. Neugeborene starker Raucherinnen sind daher, wie die noch nicht dauerhaft höhenangepasster Frauen aus Hochlagen, häufig kleiner und haben ein geringeres Geburtsgewicht.

Eher unsportliche oder weniger bergsportaktive Frauen können bei ungestörtem Schwangerschaftsverlauf noch im zweiten Schwangerschaftsdrittel bei einem gemächlichen Tempo und ohne Kurzatmigkeit Bergwanderungen und Seilbahnfahrten bis etwa 2500 m unternehmen. Eine Minderversorgung des Kindes ist hierbei nicht zu erwarten.

Als Richtgröße für die Belastung sollte grundsätzlich ein Puls von maximal 140 Schlägen/min gelten.

Eine schwangere Bergsportlerin hingegen kann bei unkomplizierter Schwangerschaft und nach ausreichender Höhenanpassung vor allem im ersten Schwangerschaftsdrittel und auch bis zur 24. SSW noch Berg- und auch Klettertouren im unteren Belastungs- und Schwierigkeitsgrad und bis auf eine Höhe von etwa 3500 m unternehmen, in Abhängigkeit von individueller Kondition und Höhenverträglichkeit durchaus auch noch bis etwa 4000 m. Darüber hinaus können sich die Sportlerinnen, die vor der Schwangerschaft bereits leistungsbetont aktiv waren, durchaus auch mit einem höheren Puls belasten, sollten aber unter 160 Schlägen/min bleiben.

Entscheidend bei alle körperlichen Aktivitäten in der Höhe sollte sein, dass sich die Schwangere dabei wohlfühlt und nicht etwa andauernd stark kurzatmig ist.

Sie sollte daher eine Aufstiegsgeschwindigkeit bzw. Belastung wählen, bei der sie nicht so sehr außer Atem gerät, was sie wahrscheinlich ohnehin instinktiv machen wird. Auch muss berücksichtigt werden, dass im weiteren Verlauf der Schwangerschaft die Zunahme des Körpergewichts und des Leibesumfangs Leistungsfähigkeit und Koordination bzw. Balancefähigkeit bei der Ausübung des Bergsports einschränken.

Höhenaufenthalte sollten ab dem 2. Schwangerschaftsdrittel die Dauer von einigen Tagen jeweils nicht überschreiten, denn bei längeren Höhenaufenthalten (Wochen bis Monate) steigt das Risiko für eine Präeklampsie (Schwangerschafts-Bluthochdruck) oder Plazentalösung, oder das Kind wächst schlecht oder stirbt ab.

Leistungsdruck und übersteigerter Ehrgeiz sind in der Schwangerschaft völlig fehl am Platz. Auch ist es ratsam, auf alle Bergsportarten zu verzichten, bei denen durch Stöße auf den Unterleib vorzeitige Wehen, eine Plazentalösung oder ein Blasensprung drohen, z. B. Klettern im Vorstieg, Skifahren, Snowboarden und Mountainbiken. Andererseits wird es immer wieder Profikletterinnen geben, die selbst in der Schwangerschaft noch Routen in den oberen Schwierigkeitsgraden klettern, wie z. B. die oberbayerische Kletterin Marietta Uhden oder die australische Kletterin Monique Forestier, die beide in der 14. SSW noch im 8. Schwierigkeitsgrad unterwegs waren.

Kann eine Schwangere auch noch Höhenziele fern der Zivilisation aufsuchen?

Grundsätzlich ja, allerdings ist dabei zu berücksichtigen, dass außereuropäische Unternehmungen, abgesehen von der Höhe und der eingeschränkten ärztlichen Versorgung, weitere Belastungen einschließen. Langes und beengtes Sitzen im Flugzeug ist nicht nur unangenehm, es kann auch das Thromboserisiko erhöhen, zumal die Blutgerinnung in der Schwangerschaft etwas verstärkt ist. Darüber hinaus gelten Einschränkungen bei Impfungen mit Lebendimpfstoffen, wie z. B. gegen Gelbfieber. Aber auch ein Reisedurchfall mit Wasserverlust kann ein Risiko für das ungeborene Kind darstellen, ebenso Nebenwirkungen von Medikamenten. So sollten die zur Behandlung des Reisedurchfalls verwendeten Antibiotika Ciprofloxacin und Azithromycin während der ganzen Schwangerschaft gemieden werden. Die Einnahme von Acetazolamid zur Verbesserung der Höhenakklimatisation ist zumindest im 1. Schwangerschaftsdrittel und ab der 36. SSW zu vermeiden. Auch Antimalariamittel können die kindliche Entwicklung stören (s. S. 146). Malariainfektionen können zu Früh- und Totgeburten führen. Weitere Risiken ergeben sich durch spezielle regionale Infektionskrankheiten, die auch das Kind schädigen können.

Skyang Kangri: Im 2. Monat schwanger auf 7100 m

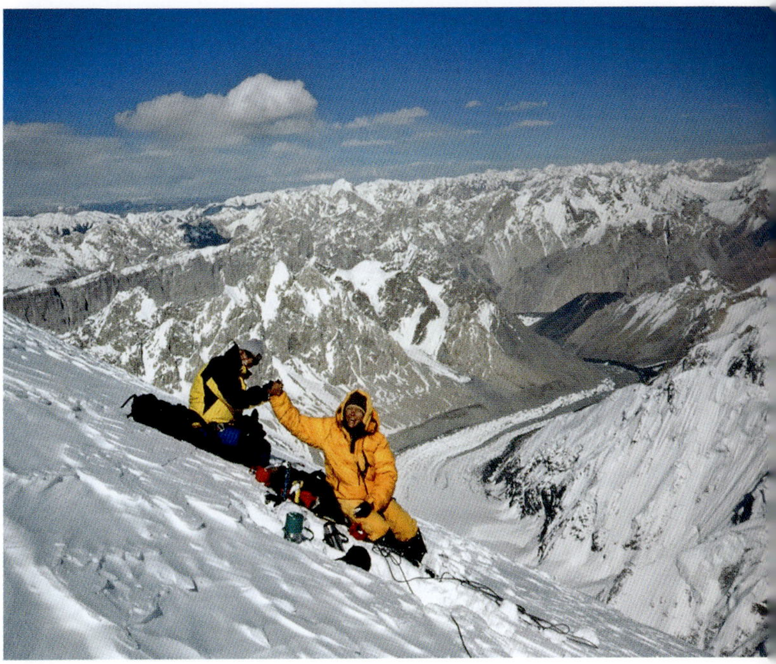

Von Höhenwanderungen im Himalaya oder den Anden, die fast immer über 3500 m hinausgehen, ist generell während der ganzen Schwangerschaft und vor allem bei einer Erstschwangerschaft, spätestens jedoch ab der 12. SSW, abzuraten. Höhenziele fern der Zivilisation und jeglicher ärztlicher Versorgung sollten nach Möglichkeit während der gesamten Dauer der Schwangerschaft eher gemieden werden.

Jung und Alt

Kinder und Jugendliche

Säuglinge können bei kurzen Wanderungen in Tallagen im Tragerucksack mitgenommen werden. Ein mehrstündiger Aufenthalt zwischen 2000 und 2500 m ist möglich (Kabinendruckhöhe bei Flugreisen, Seilbahnfahrten). Die erhöhte Gefährdung durch Kälte und Infektionen in diesem Alter sollte aber beachtet werden, ebenso der eingeschränkte Druckausgleich im Mittelohr. Bei längeren Tragezeiten wird der natürliche Bewegungsdrang eingeschränkt.

Bis zum 14. Lebensjahr sind Bergwanderungen bzw. Unternehmungen geeignet, bei denen keine alpinistischen Techniken (Seilgebrauch, Steigeisentechnik etc.) erforderlich sind. Klettersteigbegehungen in Begleitung und unter Aufsicht Erwachsener sind im Einzelfall möglich. Länge und Schwierigkeit sind der kindlichen Leistungsfähigkeit anzupassen.

»Das Kind geht nicht mit den Eltern, sondern die Eltern mit dem Kind!«

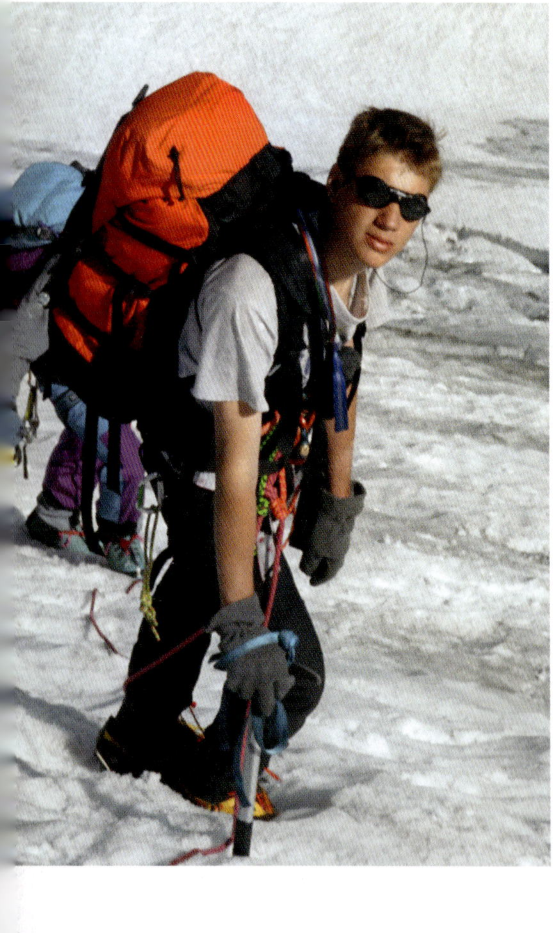

Frank, 17 Jahre, auf dem Steingletscher in den Urner Alpen, Schweiz

Aufenthalte oberhalb der Eisgrenze (ca. 3000 m) nach Möglichkeit erst ab dem 10. Lebensjahr einplanen. Das Risiko, höhenkrank zu werden, ist vergleichbar dem im Erwachsenenalter, zumindest was die akute Bergkrankheit anbelangt. Auch beim Höhenhirn- und Höhenlungenödem scheint ein vergleichbares Risiko zu bestehen. Bis um das 8. Lebensjahr kann es mitunter aber schwierig sein, Befindlichkeitsstörungen einer Höhenkrankheit zuzuordnen. So können z. B. Verdauungsstörungen als Höhenkrankheit ausgelegt und umgekehrt eine Höhenkrankheit für eine Verdauungsstörung gehalten werden.

Ab dem 14. Lebensjahr können sich Jugendliche ohne Einschränkungen in Begleitung Erwachsener im alpinen Gelände bewegen (Gletscher- und Klettertouren) und auch an außereuropäischen Trekkingtouren teilnehmen. Allerdings ist darauf zu achten, dass sie wegen der noch geringeren Belastbarkeit von Wirbelsäule und Gelenken nur leichtes Gepäck tragen. Immer ist auch auf die individuelle Konstitution und Geschicklichkeit des Kindes Rücksicht zu nehmen.

Senioren

Bei gesunden Senioren besteht altersbedingt kein Höhenlimit und auch kein erhöhtes Risiko für die Höhenkrankheit. Die aerobe Leistungsfähigkeit ist bis ins hohe Alter trainierbar!

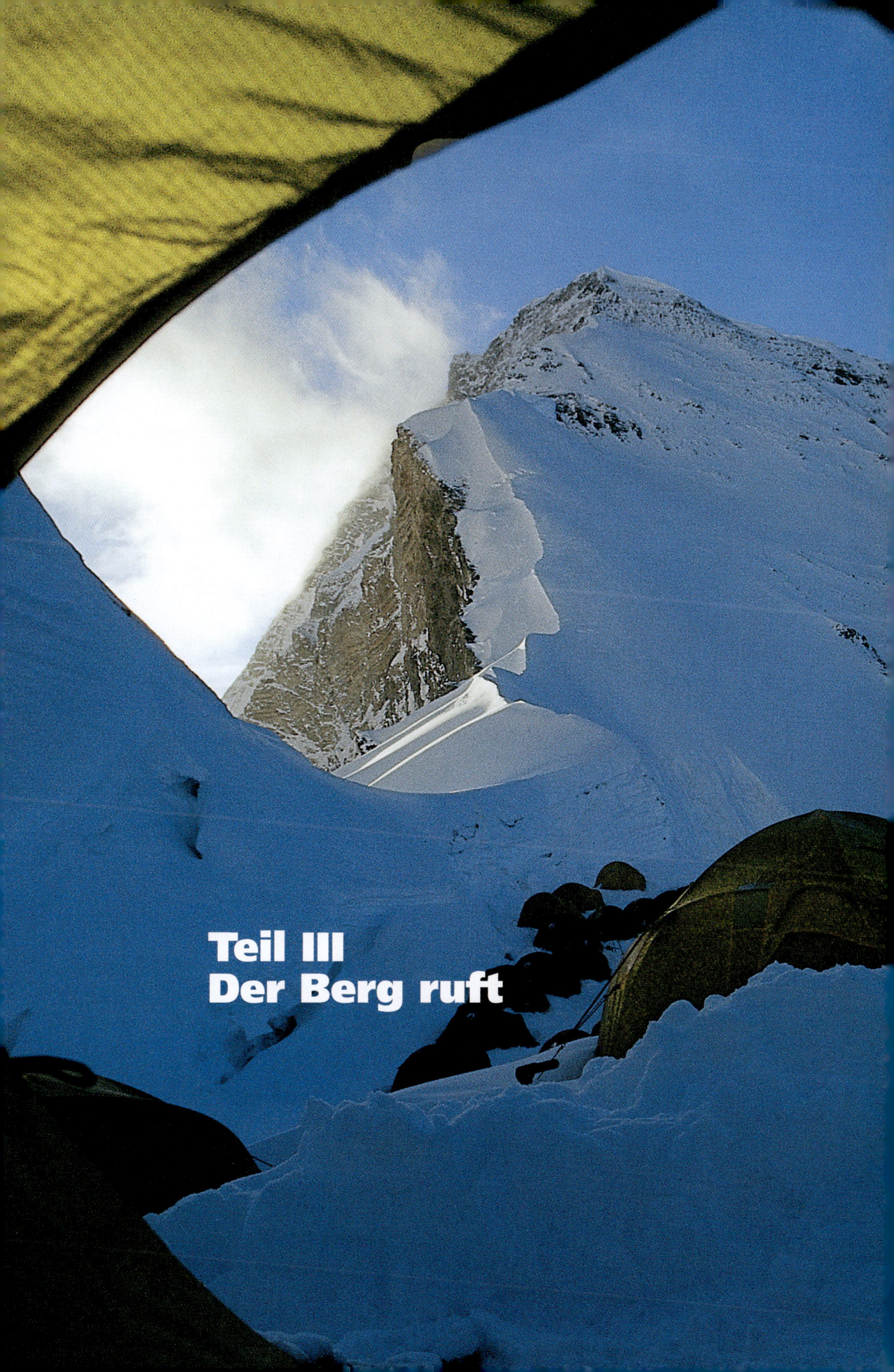

Teil III
Der Berg ruft

Wenn die Alpengipfel nicht hoch genug sind

Die südamerikanischen Anden sind für alle die interessant, denen die Westalpengipfel nicht hoch genug sind. Natürlich bieten sich auch der Elbrus (5642 m) und der Kilimandscharo (5895 m) an, um die individuelle Höhenverträglichkeit auszuloten, aber die Vielfalt an Höhen, Gipfeln und Schwierigkeitsgraden ist in Südamerika unvergleichlich größer. Und so sammelt fast jeder, der in größere Höhen will, erste Erfahrungen am peruanischen Huascaran (6768 m) und vielleicht am niedrigeren Quitaraju (6035 m) oder versucht sich gleich am höchsten Berg in Südamerika, am argentinischen Aconcagua, dem gerade noch 40 m bis zum Siebentausender fehlen. Vielleicht auch am nur 66 m niedrigeren, zweithöchsten Andengipfel, dem Ojos del Salado in den chilenischen Zentralanden, oder an einem der vielen anderen, weniger stark frequentierten Fünf- und Sechstausender vom chilenischen Süden bis zum ecuadorianischen Norden der Kordilleren.

Wer auf Fünf- und Sechstausendern die Höhe gut verträgt, sich aber noch unsicher ist, ob dies auch an einem »kleinen« Achttausender zutrifft, der kann sich zuvor an einem Siebentausender testen. Nicht wenige, die zum ersten Mal zum Cho Oyu (8021 m) oder zur Shisha Pangma (8013 m) im Himalaya oder zum Gasherbrum II (8035 m) im Karakorum aufbrechen, haben dies gemacht. Sie waren entweder auf dem Pik Lenin (7134 m) im zentralasiatischen Pamir, am Muztagh Ata (7546 m) im chinesischen Sinkiang oder am Baruntse (7168 m) in Nepal.

Spätestens wenn man in außereuropäischen Bergregionen Fünf-, Sechs-, Sieben- oder Achttausender besteigt, ist das Wissen um die Höhenanpassung und die Anpassungsstörungen überlebenswichtig.

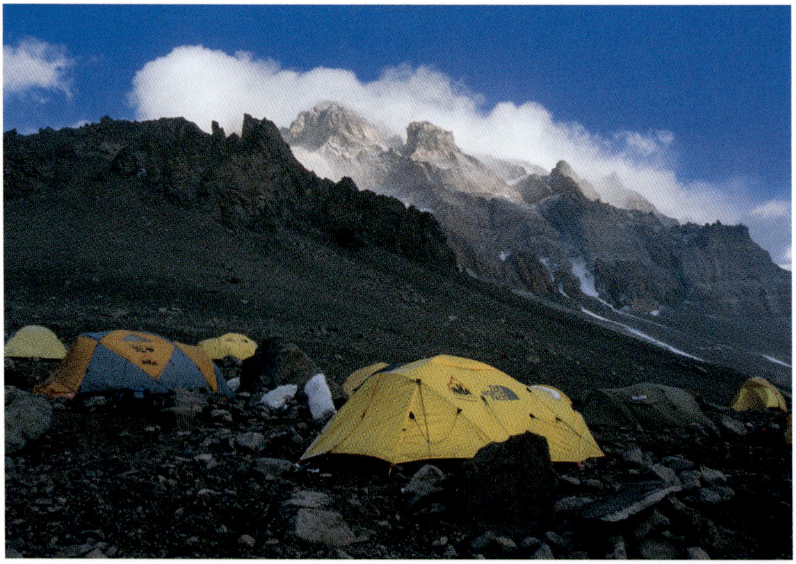

Aconcagua, Camp Canada (4910 m)

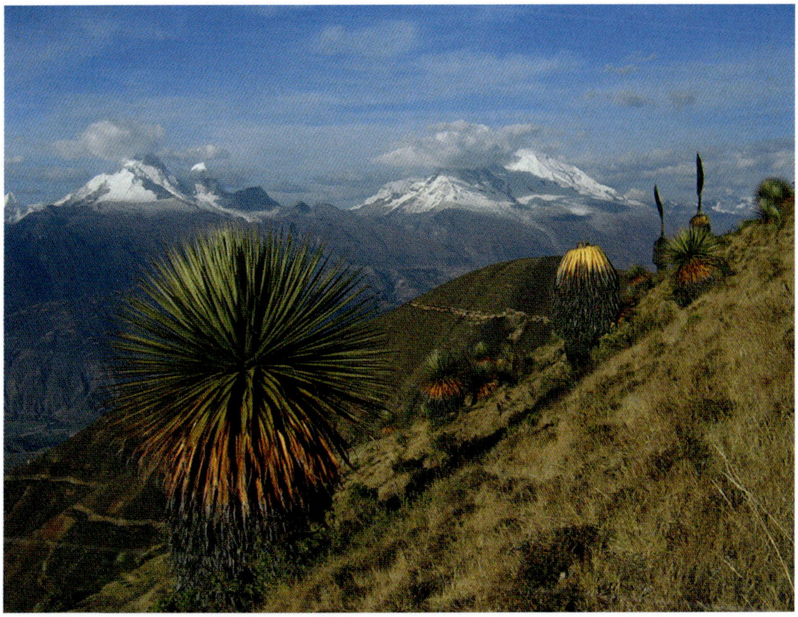

Ecuador, schneebedeckte Vulkane und tropische Vegetation

Auf den viel begangenen Pfaden zum Everest und rund um die Annapurna gibt es inzwischen zwar Erste-Hilfe-Stationen, aber ein organisiertes Rettungswesen wie in den Alpen darf man im Himalaya und in den Anden nicht erwarten.

Während in den Alpen nach Alarmierung und bei geeigneten Wetterbedingungen ein rascher Abtransport ins Tal mit einem Helikopter möglich ist, muss der Abstieg bei außereuropäischen Höhenzielen fast immer allein oder mit Hilfe anderer erfolgen!

Am Kilimandscharo sterben jährlich Höhentrekker an den Folgen eines Lungen- oder Hirnödems, und viele brechen die Unternehmung mit heftigen Kopfschmerzen, Übelkeit und Schwindel spätestens auf der Kibohütte (4703 m) ab. Vor allem der Höhensprung von etwa 1000 Hm zwischen der Horombo- und der Kibohütte auf der Standardroute (Marangu) lässt viele höhenkrank werden. Auf dem häufig begangenen Everest-Trek, der nach einem Flug auf 2850 m in Lukla beginnt, wird auf dem anschließenden Weg zum Basislager oder zum Kala Pattar bis Pheriche (4250 m) fast jeder Zweite höhenkrank.

Die Klimazonen in den tropischen Bergregionen der Anden und in Afrika und den subtropischen Regionen im Himalaya verleiten so manchen Trekker, die Höhen sozusagen im Sturm zu nehmen. Schließlich steht der Abflugtermin schon fest, und erleben will man ja auch was in der oft zu kurzen Urlaubszeit. Da passt es vielen offenbar nicht ins Konzept, Tage scheinbar sinnlos verstreichen zu lassen, »ohne Höhe zu machen«, und sich Ruhe zu gönnen, um sich an die Höhe anzupassen. Wer denkt auch schon an warmen Nachmittagen zwischen Rhododendron und Kiefern daran, dass er im Begriff ist, die Viertausenderlinie zu überschreiten, oder auf dem Weg zwischen Pheriche und Gorak Shep, dass er schon lange die Höhe des Montblanc hinter sich gelassen hat, liegen doch bei uns auf diesen Höhen schon längst Schnee und Eis. Spätestens, wenn der Kopf vor Schmerzen zu platzen droht oder die Atmung sich verschlechtert, überdenkt so mancher sein Tun.

Überraschenderweise werden Teilnehmer an organisierten Hochtouren in Nepal deutlich öfter höhenkrank und sterben etwa viermal häufiger an der Höhenkrankheit als Individualtouristen. Die Gründe sind bekannt: Einer ist der starre Zeitplan, der wenig Spielraum für die individuelle Befindlichkeit in der Höhe lässt; ein anderer ist der Gruppenzwang, der uns das machen lässt, was andere auch machen, auch weitergehen, wenn man sich nicht wohlfühlt oder wenn sogar der Schädel brummt. Viele nehmen eher ein Schmerzmittel, als dass sie zugeben höhenkrank zu sein, und schließlich gibt es auch immer genug andere Gründe für den schlechten Schlaf oder die Kopfschmerzen. Gerade in der Nichtbeachtung und der Verharmlosung erster Beschwerden liegt aber das Problem. Etwa 30 bis 40 Rettungsflüge sind jährlich von Pheriche erforderlich; dazu kommen noch die Flüge, die aus den übrigen Regionen des Khumbu organisiert werden.

Aber, das muss noch einmal in aller Deutlichkeit gesagt werden, die Hubschrauber kommen nur, wenn man im Voraus auch den Nachweis der Zahlungsfähigkeit erbringen kann!

Bild rechte Seite: Aconcagua, Gipfelkreuz (6962 m)

Wie kann ich das Risiko für Höhenkrankheiten senken?

Die wichtigste höhentaktische Regel, gegen die immer wieder verstoßen wird, fordert, nicht zu schnell zu hoch zu steigen, um dem Körper ausreichend Zeit für die Anpassung zu geben.

Hubschrauberrettung mit Bergesack

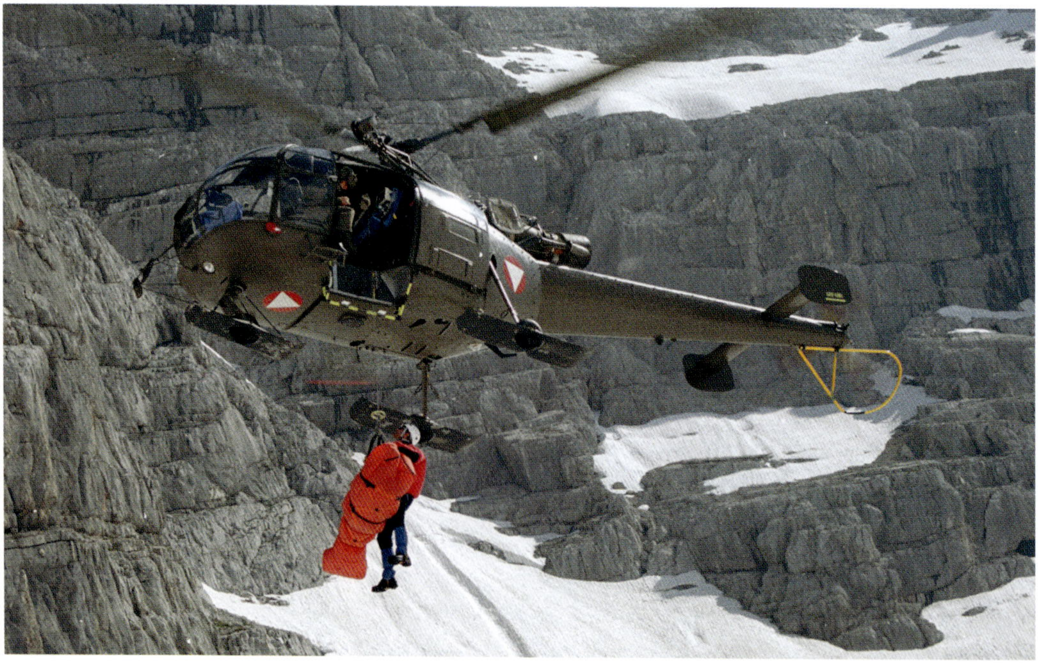

GEFÄHRLICHER EHRGEIZ

Aconcagua, Plaza de Mulas (4350 m)

W. S., 67 Jahre, körperlich fit, möchte den Aconcagua besteigen. Flug nach Santiago/Chile (520 m) und weiter nach Mendoza/Argentinien (820 m). Bereits auf dem Flug nach Santiago Durchfall, muss sich ständig in Nähe der Toilette aufhalten. Die 2. Nacht verbringt W. S. im Zelt in der Nähe von Puente del Inca (2700 m), dann weiter bis Confluencia (3. Tag, 3300 m, nur 1 Übernachtung), am nächsten Tag in 9 Stunden bis ins Basislager Plaza de Mulas (4. Tag, 4350 m), am 5. Tag Rast im Basislager, am 6. Tag Aufstieg zum Camp Canada (4850 m), dort Übernachtung, am 7. Tag Verbleib im Camp Canada, am 8. Tag weiterer Aufstieg zum 2. Höhenlager (5500 m) und nach Deponieren von Ausrüstung wieder zurück ins Basislager. Am 9.Tag Rasten im Basislager. Am 10. Tag Besteigung eines Nebengipfels in der Nähe (5100 m). Alle Teilnehmer sind sehr ehrgeizig, das Tempo ist immer recht hoch, und bei der Besteigung des Nebengipfels an diesem Tag wird ein regelrechtes Wettrennen zum Gipfel veranstaltet, »jeder wollte der Erste sein«.

Die ganze Zeit über weiterhin Durchfall, muss nachts 6–7mal auf die Toilette, kaum Schlaf, starker Wasserverlust (!), fühlt sich die ganze Zeit über etwas schwach. Nach dem Abstieg vom Nebengipfel in der Nacht zunehmende Kurzatmigkeit. Am Morgen (11. Tag) starker Leistungsabfall, zum Lagerarzt. Der Weg bergab dorthin »ging noch, aber zurück und bergauf hab ich nur ganz schwer geschafft, jeder Schritt fiel schwer«. Der Lagerarzt misst eine Sauerstoffsättigung von 67% (zuvor 87%) und stellt die Diagnose eines beginnenden Höhenlungenödems. Sofortiger Abtransport mit Muli. Im Folgejahr langsamer Aufstieg (und ohne Durchfall) am Elbrus bis zum Gipfel und im November 2009 bis zum Gipfel des Island Peak im Himalaya (6189 m) – jeweils ohne Probleme.

Vor allem passive Berganstiege sind nicht unproblematisch, weil große Höhenlagen relativ rasch mit Bahnen und Jeeps erreicht werden können. Umso wichtiger ist es, bei der Anreise Ruhetage einzulegen und mit aktiven Anstiegen die Akklimatisation zu fördern. Aber auch später am Berg wird diesbezüglich viel gesündigt. Erfahrungsgemäß bestimmt oft der Stärkste einer Gruppe das Gehtempo, und kaum einer möchte zugeben, dass das Tempo außerhalb seines Komfortbereiches liegt. Stattdessen hetzt man hinterher, treibt den Ersten möglicherweise zu noch größerer Eile und ist nur bedacht, eine gute Leistung zu bieten, um sich als sicherer Gipfelanwärter im Gespräch zu halten. Nicht wenigen ist diese falsche Taktik allerdings schon zum Verhängnis geworden. Oft ziehen sie sich auch eine Entzündung der oberen Atemwege zu, die in der trockenen Höhenluft nicht mehr richtig ausheilt und sich unter körperlicher Belastung immer weiter verstärkt. Aber noch größer ist das Risiko höhenkrank zu werden, denn ein zu schneller Aufstieg, ständiges Kräftemessen und Wettrennen mit anderen Teilnehmern während der Akklimatisation, und ein unzureichender Ausgleich des erhöhten Wasserverlusts in der trockenen Höhenluft begünstigen die Entwicklung einer Höhenkrankheit.

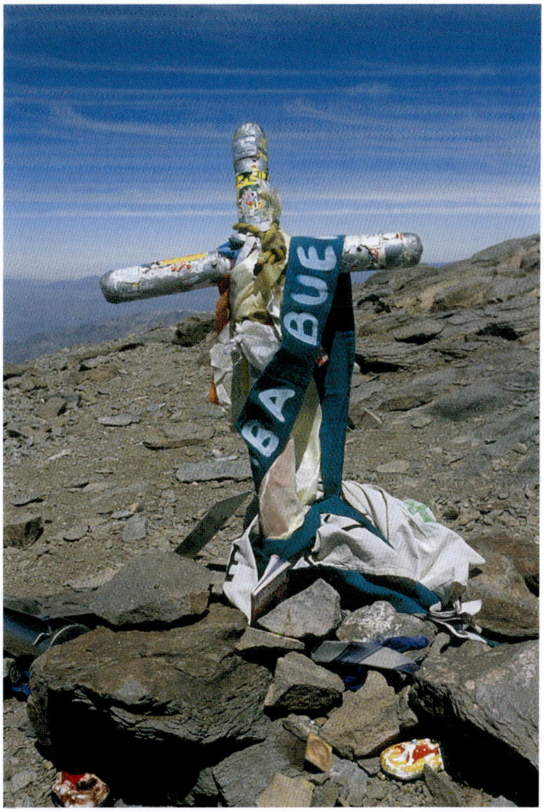

Wichtige höhentaktische Regeln

Es ist absolut kontraproduktiv, während der Akklimatisation seine gute Kondition unter Beweis stellen zu wollen. Wer seine Chancen wahren will, wählt ein gemächlicheres Aufstiegstempo und lässt sich Zeit für die Anpassung. Man sollte ein Gehtempo wählen, bei dem man sich noch wohlfühlt und nicht außer Atem gerät. Es entspricht einer Belastung im aeroben Bereich.

Eine schlechte Höhenanpassung und die daraus entstehenden gesundheitlichen Probleme rangieren nach schlechtem Wetter an zweiter Stelle der Gründe, die zum Scheitern eines Höhentrekkings oder einer Expedition führen.

Wer die folgenden Regeln beherzigt, kommt seinem Ziel schon ein gutes Stück näher:

1. **Steige nicht zu schnell zu hoch!** Verbringe einige Nächte auf 2500 bis 3000 m und steigere dann jenseits dieser Höhe die Schlafhöhe um nicht mehr als 300–600 Hm täglich. Lege bei höheren Tagesetappen einen zusätzlichen Ruhetag ein.
2. **Steige höher als die Schlafhöhe!** Steige nach Ankunft am Schlafplatz und kurzer Rast ohne Gepäck langsam weitere 100–200 Hm auf, dies fördert die Akklimatisation.
3. **Achte auf den Puls!** Belaste dich während der Akklimatisation nur aerob, d. h. mit einem Puls von maximal 140 Schlägen pro Minute. Wenn der morgendliche Ruhepuls etwa 20% höher als zu Hause ist und gleichzeitig Kopfschmerzen bestehen, nicht weiter aufsteigen!
4. **Steige bei den ersten Zeichen einer schweren Höhenkrankheit sofort ab** bzw. organisiere einen Abtransport.
5. **Achte auf deinen Partner!** Oft werden Anpassungsprobleme ignoriert, wird ein beginnendes Höhenhirnödem oder Höhenlungenödem nicht rechtzeitig erkannt. Im Zweifelsfall frühzeitig Sauerstoffsättigung messen!
6. **Steige nur auf bei guter Gesundheit!** Steige bei Infektionen der Atemwege und Durchfallerkrankungen nicht weiter auf, denn je dünner die Luft, umso schlechter die Ausheilungschancen; darüber hinaus erhöht sich das Risiko höhenkrank zu werden.
7. **Höre nie auf zu trinken!** Trinke mindestens 2–3 Liter (kein Alkohol!); die tägliche Urinmenge sollte mindestens 1 Liter betragen.
8. **Bleibe nicht zu lang in extremer Höhe!** Jenseits von 5300 m verliert man in Folge des abnehmenden Sauerstoffgehalts in der Luft trotz ausreichender Verpflegung ständig an Gewicht und Leistungsvermögen (Höhendeterioration). Beträgt die Überlebenszeit auf etwa 6000 m noch viele Wochen, so ist sie jenseits von 8000 m bereits auf etwa 48 Stunden verkürzt!

Ab der Schwellenhöhe von 2500 m sollten die täglichen Schlafhöhendifferenzen idealerweise nicht mehr als 500–600 Hm betragen, noch besser verträglich sind kleinere Höhendifferenzen zwischen 300 und 400 m. Muss man aus Geländegründen einmal über diese empfohlenen Differenzen hinausgehen, sollte man in jedem Fall eine zweite Nacht auf der neu erreichten Schlafhöhe verbringen.

Idealer Aufstiegsplan für die Trekking-Klassiker in Nepal

Ideale Anpassungstaktik für Everest-Trek und Annapurna-Umrundung:

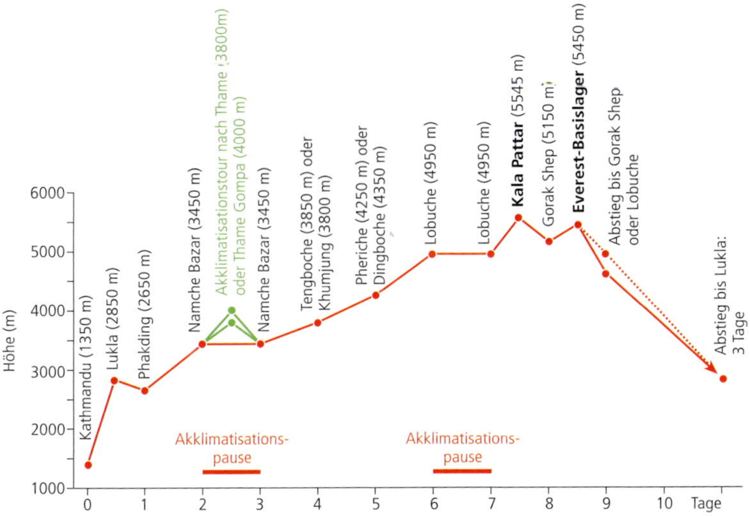

Everest-Trek mit Kala Pattar (5545 m) und Everest-Basislager (5450 m). Vorschlag für Tagesetappen und Akklimatisationsstopps für Trekker in guter körperlicher Verfassung.

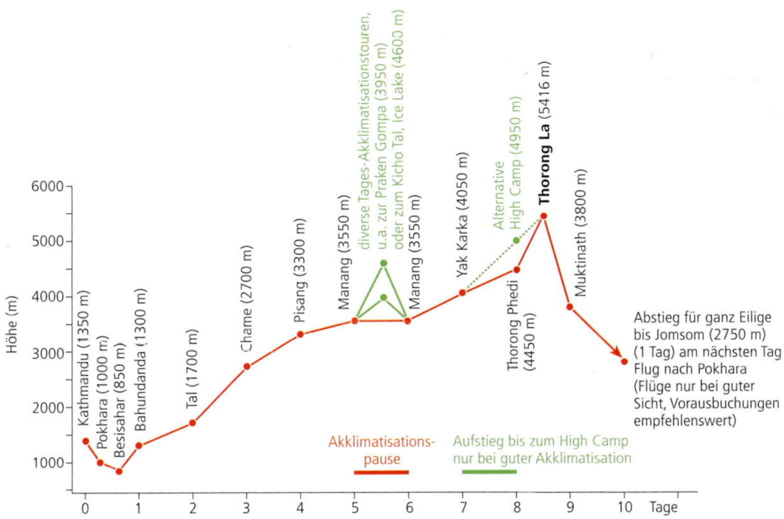

Annapurna-Runde mit Überschreitung des Thorong La (5416 m). Vorschlag für Tagesetappen und Akklimatisationsstopps für Trekker in guter körperlicher Verfassung.

Höhentaktik an einem Achttausender

Nach dem Aufstieg in das Basislager in Etappen und Akklimatisation auf Basislagerhöhe zwischen 4500 und 5500 m im Himalaya (Akklimatisation an die große Höhe) erfolgt in einem zweiten Akklimatisationsschritt die Anpassung an die extreme Höhe. Diese erfolgt nicht mehr in einem permanenten Aufstieg und einem kontinuierlichen Höhengewinn, sondern erfordert immer wieder Abstiege in das Basislager.

Eine dauerhafte Anpassung ist in extremen Höhen nicht mehr möglich. Die Anpassungsmechanismen gewährleisten nur zeitlich begrenzte Aufenthalte, und mit zunehmender Höhe verkehren sich die kurzfristigen Anpassungsvorteile immer mehr zum Nachteil. Auch wenn wir die Atmung kräftig steigern, nehmen wir mit zunehmender Höhe immer weniger Sauerstoff auf. Ohne ausreichenden Sauerstoff kann aber nicht genug Energie bereitgestellt werden. Nicht nur die Kraft zum Steigen lässt nach, auch alle lebenswichtigen Funktionen werden immer weiter eingeschränkt.

Auf den Gipfel kämen theoretisch viele, wenn der Tag mehr als 24 Stunden hätte. Nur würde ihnen das letztlich nicht viel nützen, weil irgendwann in der dünnen Luft die Körperenergie nur noch langsam fließt, die Erschöpfung immer größer wird, der Wasserverlust das Blut immer stärker eindickt und gesundheitliche Risiken lebensbedrohend werden. Deshalb wird auch ein verlängerter Tag die Gipfelchancen nicht verbessern, weil Tageslicht allein kein limitierendes Kriterium ist und weil in der Gipfelzone eines Achttausenders eben andere Gesetzmäßigkeiten herrschen als bei Sechs- und Siebentausendern. Vor allem ist der Aufenthalt in der sogenannten Todeszone jenseits von 7500 m in jedem Fall auf wenige Tage zu begrenzen.

Schnelligkeit im Aufstieg und im Abstieg ist grundsätzlich bei hohen Bergen die beste Gewähr für einen Gipfelerfolg und eine unbeschadete Rückkehr.

Gasherbrum I, Hidden Peak (8080 m)

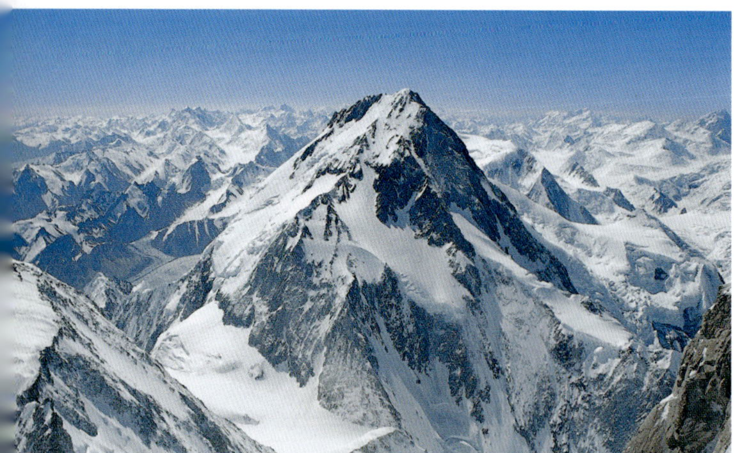

Bei Achttausendern ist Schnelligkeit ein absolutes Muss, will man nicht in der menschenfeindlichen Todeszone das Opfer seiner reduzierten Existenz werden. Deshalb ist es auch notwendig, dass man vorab genaue Umkehrzeiten festlegt. Aber die beste Zeitplanung nutzt nichts, wenn man sich dann letzten Endes doch nicht daran hält. Sicher, es fällt nicht leicht im Angesicht des schon nahen Gipfels umzukehren, aber wer verhindern will, dass er zu spät am Gipfel und dann vielleicht auch schon zu erschöpft für einen sicheren Abstieg ist, muss solche Zeiten unbedingt beachten! Ein Marathonläufer kann total verausgabt über die Ziellinie gehen. Bei einem Bergsteiger aber endet der Weg nicht am Gipfel, er ändert nur die Richtung. Wer in die Gipfelzone eines Achttausenders vordringt, der stößt dort auf die absolute Leistungsgrenze seines biologischen Systems. Diese Lebens- oder Existenzgrenze ist keine feste Linie, die man willentlich oder wissentlich überschreiten kann. Sie entspricht einer individuellen Höhenlinie in der Gipfelzone, und sie ist vor allem zeitabhängig und Ausdruck aufgebrauchter Leistungsreserven und eines ungenügenden Energieflusses. Verstärkt wird die Situation noch durch den Wasserverlust, der unser Blut eindickt und zähflüssig macht, und die Kälte, die den Druck im Hirn- und Lungenkreislauf erhöht und die Entwicklung tödlicher Höhenödeme begünstigt. Manche überschreiten diese Linie bereits im Aufstieg, häufiger jedoch im Abstieg. Aber das merkt man kaum. Zuvor spüren wir eine unendliche Erschöpfung und beginnen oft zu halluzinieren, sehen und hören Dinge, die nicht real existieren.

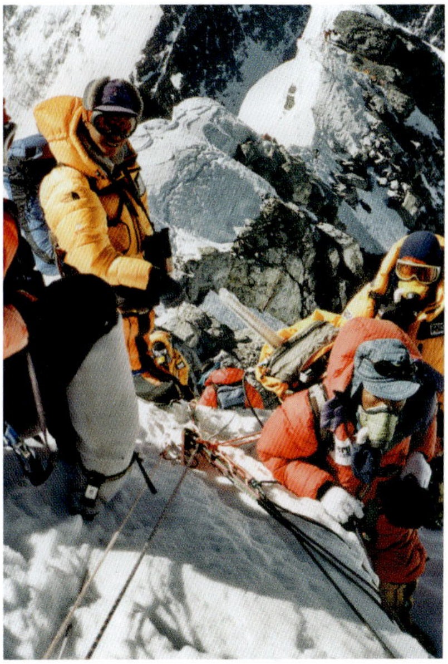

Everest-Südseite: Gedränge am Hillary Step (8800 m)

Idealer Aufstiegsplan an einem Achttausender

- Nach 2–3-tägiger Akklimatisation an die Basislagerhöhe im Rahmen der Hochlagertransporte etappenweise auf- und absteigen, nach Möglichkeit nie mehr als 1000 Hm.
- Nach dem 1. Aufstieg bis ins 1. Hochlager wieder Abstieg in das Basislager, 2–3 Ruhetage.
- Nach dem 2. Hochlagertransport erstmals Übernachtung im 1. Hochlager, anschließend Abstieg ins Basislager, 2–3 Ruhetage.
- Beim 3. Hochlagertransport erneute Übernachtung im 1. Hochlager und danach Aufstieg ins 2. Hochlager und Abstieg ins Basislager, 2–3 Ruhetage.
- Beim 4. Hochlagertransport Aufstieg ins 2. Hochlager (ca. 7000 m) und Übernachtung. Abstieg ins Basislager, falls möglich auch noch tiefer zur mehrtägigen Regeneration vor dem geplanten Aufstieg zum Gipfel.
- An einem 8500er »plus« (Everest, K2, Kandschenzönga, Lhotse) ist ein weiterer Hochlagertransport und Aufstieg ins 3. Hochlager (ca. 7500 m) empfehlenswert. Nach Übernachtung Abstieg ins Basislager, 2–3 Ruhetage falls möglich auch noch tiefer zur mehrtägigen Regeneration.
- Beim Gipfelgang in einem Zug durchsteigen, nur so viele Übernachtungen in den Hochlagern wie unbedingt nötig.
- Am Gipfeltag mit 2–3 Liter warmem und gezuckertem Tee aufsteigen und diesen auch trinken! Aufenthalt jenseits von 7500 m so kurz wie möglich halten.
- Am Gipfeltag so weit wie möglich wieder absteigen.

Hochlagertransport am Gasherbrum II

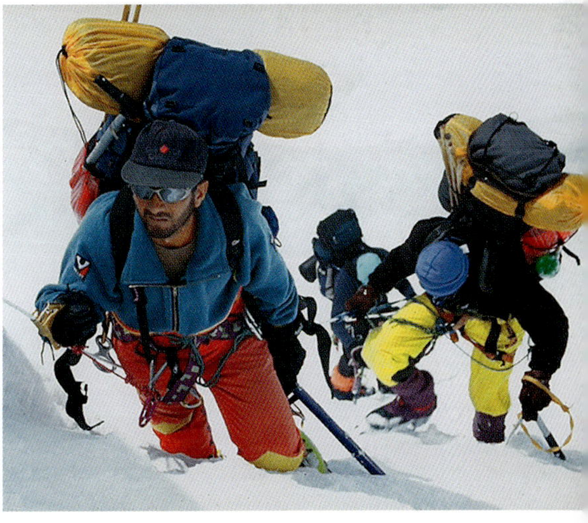

Oft eine Frage der Ehre – zusätzlicher Sauerstoff

EXTREMER LUFTHUNGER

Bergsteigen in extremer Höhe ohne Sauerstoff ist eine Höllenqual, eine richtige Tortur. Man schnappt nach Luft, gleichzeitig hämmert es im Kopf, und der Körper fühlt sich an, als wäre er in einen Schraubstock eingequetscht …

Alan Hinkes (erster Brite, der alle 14 Achttausender bestiegen hat)

Was spricht eigentlich gegen die Verwendung von Flaschensauerstoff? Diese Frage wird fast genauso intensiv und leidenschaftlich diskutiert wie die, was ambitionierte, aber alpinistisch eher unbedarfte Höhentouristen auf Achttausendern zu suchen haben. Sicher, die erbrachte Leistung wird unter alpinsportlichen Gesichtspunkten weniger wertvoll sein – aber interessiert das den, der nicht so risikofreudig ist, wirklich? Für viele stellt sich doch, zumindest an den vier höchsten Achttausendern, überspitzt formuliert, die Frage: »Wie komme ich ohne (Dach-)Schaden vom Dach der Welt wieder runter?« Denn es steht außer Zweifel, dass bei Aufstiegen ohne zusätzlichen Sauerstoff unser zentrales Nervensystem nicht nur in der Höhe selbst, sondern auch nach der Rückkehr vom Gipfel beeinträchtigt ist, wobei insbesondere das Kurzzeitgedächtnis, die Konzentrationsfähigkeit sowie Wahrnehmung und Urteilsfähigkeit betroffen sind. Die Alltagstauglichkeit unseres Gehirns wird dadurch zwar offenbar nicht gestört, aber wer weiß, noch ist das Schadensmuster nicht hinreichend sicher bekannt.
Wer seine Höhentoleranz ausloten kann, Zeit und Geld hat, diese zu ermitteln, der soll, wenn er klarkommt, ohne zusätzlichen Sauerstoff gehen. Die Einrichtung eines Sauerstoffdepots für den Notfall sollte in jedem Fall überlegt werden. Aber wer nicht sicher weiß, wie er jenseits von 8400 m zurechtkommt, und wer nicht um jeden Preis und partout ohne Sauerstoff zum Gipfel will, soll die Wahl haben. Auch umkehren wäre eine Möglichkeit, Sicherheit wieder herzustellen – die Entscheidung muss jeder für sich allein treffen. Aber für viele, vornehmlich junge und ehrgeizige Bergsteiger, ist es eine Frage der Ehre, und der Preis, der gezahlt wird, ist hoch: amputierte Finger und Zehen oder der Erfrierungstod.

Fehlen Warnsignale oder werden sie ignoriert, dann wird die persönliche Leistungs- und Höhengrenze unbewusst überschritten und der fließende Übergang vom Leben in den Tod wird kaum mehr bewusst erlebt. Kopf und Körper versagen immer mehr ihren Dienst, die biologischen Regelkreise halten sich immer seltener an ihre Sollwerte, und mit zunehmender Einschränkung der Hirnfunktionen sieht und hört man Dinge, die nicht real existieren, und spürt eine unendliche Erschöpfung. Schmerzen spürt man schon lange nicht mehr, und schließlich erscheint der Tod als gütiger und erlösender Traum und Schlaf. Dann strömt noch einmal warmes Blut in die Haut, und so mancher erstarrt für immer mit bloßem Oberkörper, weil er sich in der letzten Hitze vor dem Tod in seiner eisigen Umgebung noch einmal Kühlung verschaffen will.

Pauline und Phil Sanderson, erstes Ehepaar auf dem Everestgipfel, Everestmax-Expedition 2006

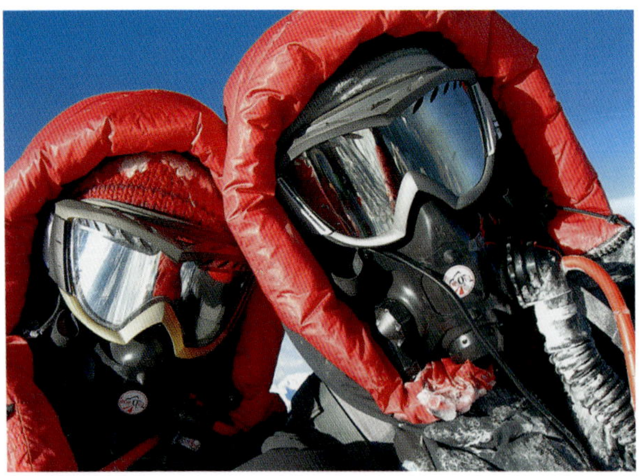

Die erfahrenen Höhenbergsteiger haben die Todeszone bereits wieder verlassen, bevor die dünne Höhenluft ihre tödliche Wirkung entfaltet. Sie haben es dank ihrer guten körperlichen Kon-

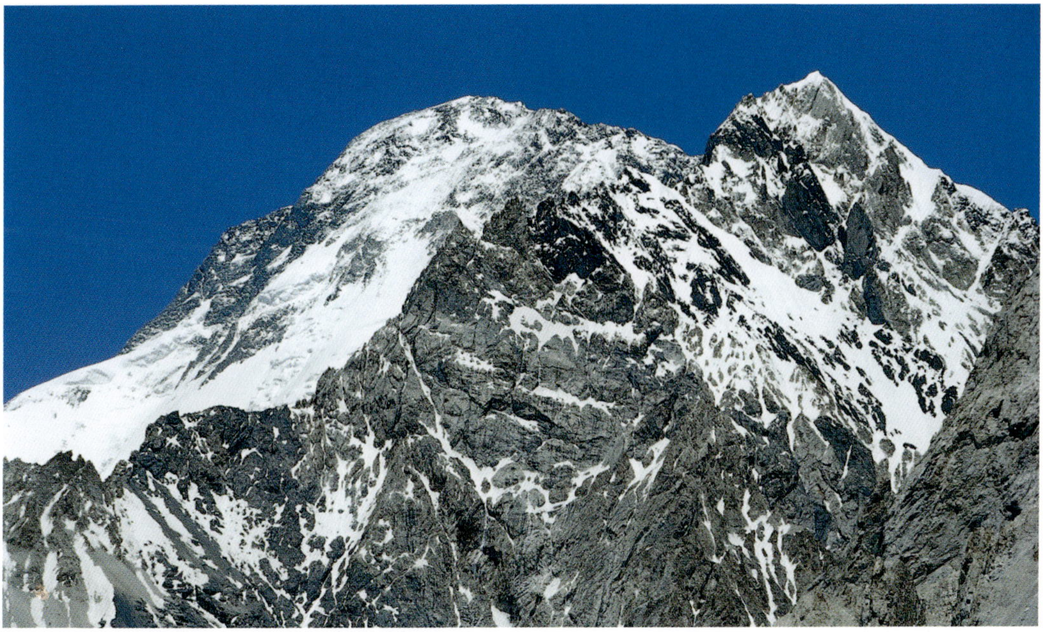

Broad Peak im Karakorum (8051 m), zwölfthöchster Berg der Erde

dition und auch dank ihrer Höhenerfahrung geschafft, die Zeitspanne in der Todeszone so kurz wie nur möglich zu halten. Ein »gewöhnlicher« Bergsteiger kennt diese Grenzen kaum, dazu ist er zu selten in solchen Höhenzonen, vielleicht überhaupt nur ein einziges Mal in seinem Leben – und das theoretische Wissen um die tückischen Risiken jenseits von 7500 m kann eine über viele Jahre erworbene Höhenerfahrung nicht ersetzen.

Auch deshalb entscheiden sich viele bei ihrem ersten »hohen« Achttausender für mehr Sicherheit. Am Everest benutzen inzwischen 90% aller Bergsteiger zusätzlichen Sauerstoff. Sicher, die wenigsten von ihnen haben Berg- geschweige denn Höhenerfahrung. Aber auch die, die eher professionell an hohen Bergen unterwegs sind, sind nicht immer in der Lage, diesen Gipfel ohne zusätzlichen Sauerstoff zu erreichen. Das hat nichts mit mentaler oder körperlicher Schwäche zu tun, sondern ausschließlich mit dem Umstand, dass der Gipfel des Mt. Everest effektiv im Grenzbereich der menschlichen Leistungsfähigkeit liegt. Die Besteigungsstatistik ist eindeutig. Die Anzahl der Bergsteiger, die versuchen, den Everestgipfel ohne zusätzlichen Sauerstoff zu erreichen ist nicht dokumentiert. Nur die Zahl derer, die ihn erreicht haben, etwa 160 Bergsteiger bislang. Somit sind nur etwa 5% aller Gipfelbesteigungen ohne Flaschensauerstoff erfolgreich abgeschlossen worden.

Aber in puncto Sicherheit darf bei allem auch nicht übersehen werden, dass auch ein Aufstieg mit zusätzlichem Sauerstoff nicht ohne Risiken ist. Wenn auf dem Gipfelgrat die Maske vereist und diese nicht wieder freigemacht werden kann – was an für sich kein Problem ist –, geraten manche in eine durchaus lebensbedrohende Panik. Wirklich lebensbedrohend wird es aber, wenn der Sauerstoff vorzeitig ausgeht, weil man vielleicht zu langsam im Aufstieg war, oder weil man vielleicht »endlos lang« an Schlüsselstellen warten musste, oder vielleicht auch, weil man den Sauerstofffluss zu hoch eingestellt hat oder der Regler fälschlich zu viel Sauerstoff geliefert hat.

Solange Spitzenleistungen nicht vorgetäuscht werden und jeder seine leeren Zylinder wieder hinunterschafft, kann es auch nicht verwerflich sein, wenn zusätzlicher Sauerstoff verwendet wird. Ob es um die Ehre des Höhenbergsteigens oder das Bergsteigen »by fair means« geht, ist für den Nichtprofi von untergeordneter Bedeutung. Weit wichtiger ist, dass jeder das Risiko für sich kalkuliert und sich an die Spielregeln hält. Solange niemand gefährdet wird und keine dauerhaften Spuren am Berg zurückbleiben, soll jeder selbst entscheiden dürfen, unter welchen Bedingungen und mit welchem Risiko er den Gipfel erreichen will – und solange dabei mit offenen Karten gespielt wird und keine Leistungen vorgetäuscht werden, solange besteht auch kein Anlass, eine solche Leistung öffentlich zu diskreditieren. Denn nicht jeder ist ein begnadeter Kletterer und kann mit diesem Metier seinen Lebensunterhalt bestreiten.

Dass ein Anstieg auf einem »Normalweg« unter Zuhilfenahme von Flaschensauerstoff leistungsmäßig anders einzustufen ist als ein alternativer Anstieg in puristischer Enthaltsamkeit, ist keine Frage. Solange die Bedingungen aber klar genannt werden, spricht nichts dafür, die Verwendung von Hilfsmitteln zu ächten.

»Verhaltet Euch fair und berichtet wahrheitsgemäß«, an diesen Appell in der Tirol-Deklaration zur »Best Practise« im Bergsport sollte sich jeder halten, ebenso an die Ausführungen in Art. 11 der Mountain Ethics Declaration der UIAA (Union Internationale des Associations d'Alpinisme): »... Die ethischen Belange sollte man jedem individuellen Bergsteiger überlassen, vorausgesetzt er trifft, sofern er Sauerstoff nutzt, auch Vorbereitungen, dass die benutzten Flaschen wieder vom Berg herunter gebracht werden.«

Everest-Nordostgrat: Am Mushroom Rock (8549 m) kurz vor dem »Second Step« wechseln viele die Sauerstoffflasche und nehmen sie auf dem Rückweg nicht immer wieder mit.

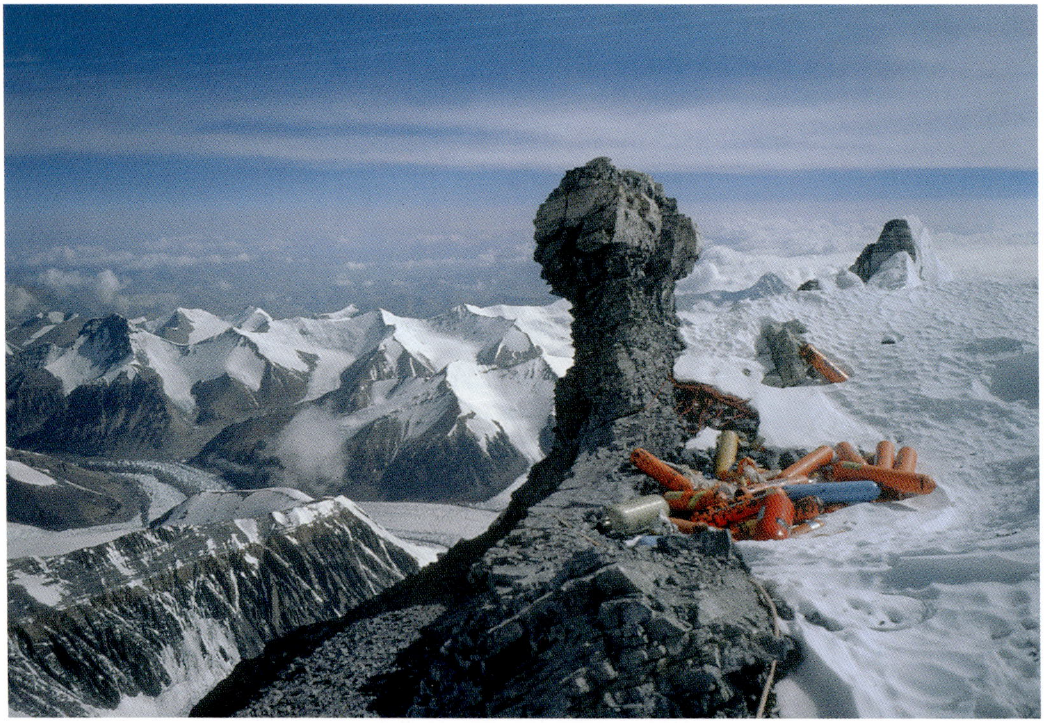

Wie berechne ich den zusätzlichen Sauerstoffbedarf?

An Achttausendern werden überwiegend Sauerstoff-Zylinder von Poisk, St. Petersburg/Russland, benutzt. Diese Zylinder gibt es mit einem Volumen von 3 und 4 Litern. Auch wenn die Zylinder mit einem Druck von etwa 300 bar befüllt werden, beträgt dieser vor Gebrauch meist nur noch ca. 250 bar. Somit enthält eine 2,7 kg schwere 3-Liter-Flasche etwa 750 und eine 3,5 kg schwere 4-Liter-Flasche etwa 1000 Liter Sauerstoff. Regelventil, Maske und Zuleitungsschlauch wiegen etwa 0,5 kg.

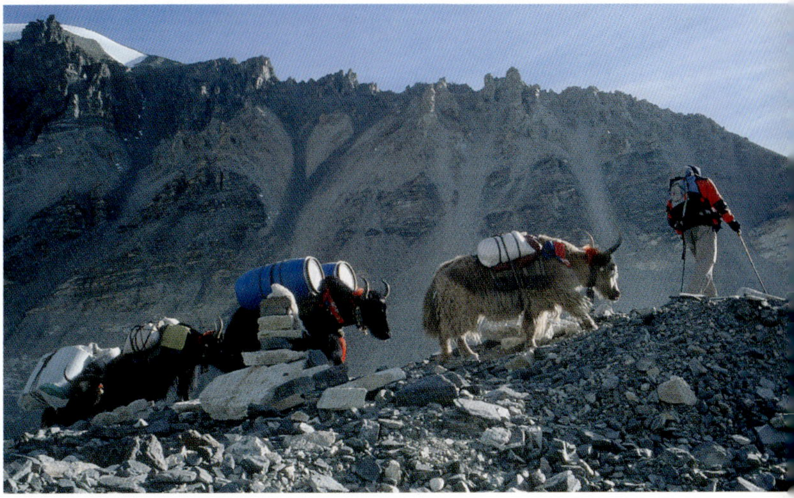

Everest-Nordseite: Mit Yaks unterwegs zum vorgeschobenen Basislager

Die Gipfeletappen an den »hohen« Achttausendern (Everest, K2, Kantschenzönga, Lhotse) werden mit einer **Flussrate** von 2 l/min begangen. An Steil- und Kletterpassagen wird die Flussrate zeitweise bis auf 4 l/min erhöht. Bei einem konstanten Sauerstofffluss von 2 l/min reicht eine 4-Liter-Flasche ca. 8 Stunden und 20 Minuten, eine 3-Liter-Flasche ca. 6 Stunden und 15 Minuten.

Bei einer Aufstiegsleistung von 100 Hm/Std. und einer Abstiegsleistung von 150 Hm/Std. benötigt man ohne Berücksichtigung der Verweildauer auf dem Gipfel für die 900 Hm-Gipfeletappe am Everest etwa 15 Stunden. Bei einer durchschnittlichen Flussrate von 2 l/min braucht man hierfür entweder zwei 4-Liter-Flaschen oder drei 3-Liter-Flaschen. Üblicherweise werden auf der Südseite 3-Liter-Flaschen verwendet, was den Vorteil hat, dass die 3. Flasche auf dem Südgipfel für den Abstieg deponiert werden und nicht bis zum Hauptgipfel und wieder zurück getragen werden muss.

In den letzten Jahren wurden die Poisk-Masken zunehmend durch die neueren, von Ted Atkins (einem Ingenieur der britischen Luftwaffe) entwickelten TopOut-Masken ersetzt. Diese sind kleiner, ermöglichen ein größeres Gesichtsfeld und nutzen den Sauerstoff auch etwas besser.

Am Anfang steht meist der Flug

Jetlag – Anpassung an eine andere Zeitzone

Unsere innere Uhr geht nach einem 25-Stunden-Rhythmus. Sie kann sich eher auf eine Verlängerung denn auf eine Verkürzung einstellen. Deshalb bereiten vor allem Reisen in die

WENN DIE UHREN PLÖTZLICH ANDERS GEHEN

Als ich damals während meines Medizinstudiums nach einem langen Tag mit Fliegerwechsel im feuchtheißen Bangkok endlich in Hongkong ankam, war ich hundemüde; vielleicht hatte ich mich auch von den reizenden Thai-Stewardessen zu zu vielen Drinks verführen lassen, aber der Durst in der trockenen Luft des Flugzeuges war groß. Nicht, dass ich später beim Aussteigen den Halt des Geländers der Gangway gebraucht hätte, es waren auch nicht so sehr die Getränke, die mich zeitweise wie auf Wolken schweben ließen. Meine innere Uhr hatte vielmehr die Orientierung verloren, hatte mir schon seit Stunden signalisiert, dass Schlafenszeit sei, und ich habe, obwohl die Müdigkeit immer stärker wurde, mich mit Erfolg wach gehalten. Und jetzt, wo ich am Abend in Hongkong aus dem Flugzeug steige, bin ich trotz allem wieder hellwach. Noch bevor wir über den hell erleuchteten Wolkenkratzern, den mit Lichterketten geschmückten großen Schiffen und den Hunderten von kleinen Dschunken einschwebten und auf der Landebahn im Wasser aufsetzten, war mir bereits klar, dass mein Tag-Nacht-Rhythmus durcheinander gekommen war. Nun war die Faszination für das Neue und Fremde aber so stark, dass sie mein Zeitgefühl scheinbar ausschaltete, auch als wir anschließend mit dem Wagen durch die Straßen zum Universitätsgelände und dem Tsan Yuk Hospital, einem Universitätskrankenhaus, fuhren. Anfangs hatte ich eher den Eindruck, ich blätterte in einem Fotoband von Hongkong und betrachtete mir die Bilder mit den großen bunten Reklametafeln und chinesischen Schriftzeichen, weil ich mir damals noch nicht vorstellen konnte, dass man nach einem Tag bereits in einer völlig anderen Welt sein kann; ich spürte nicht mehr die geringste Müdigkeit. Später saß ich noch mit Howard, einem kanadischen Studenten, auf unserem Zimmer, bis dessen innere Uhr Zeit zum Schlafengehen signalisierte. Jetzt aber wollte ich nicht mehr müde werden, denn meine innere Uhr wollte nicht wahrhaben, dass ich inzwischen dem Sonnenaufgang viele Stunden entgegengeflogen war, und drängte mich zum Aufstehen. So lag ich im Bett und konnte nicht mehr einschlafen, obwohl ich einige Stunden zuvor noch so müde war. Ich drehte mich auf der Suche nach Schlaf von einer Seite auf die andere, und dann, als ich endlich in einen immer tieferen Schlaf fiel, brummte ein Wecker. Nur zögerlich und widerwillig öffnete ich die Augen und wollte einfach nicht wahrhaben, dass es hinter den Fenstern bereits wieder hell war, was in keiner Weise zu meiner Müdigkeit passte. Alle im Zimmer waren offenbar ausgeschlafen, nur ich lag mit schweren Lidern im Bett und hätte mir am liebsten die Decke über den Kopf gezogen und weitergeschlafen.

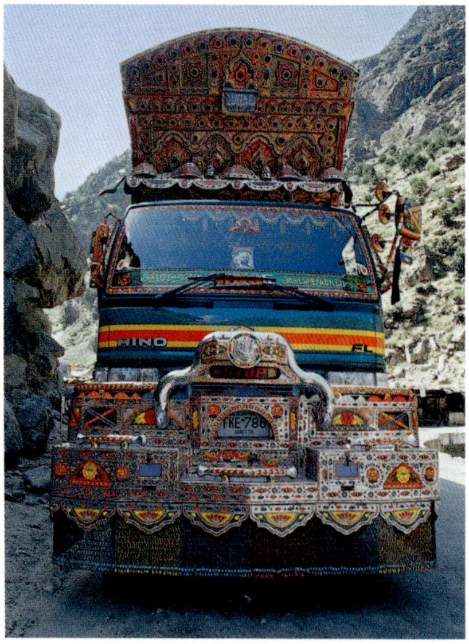

Bemalte Lastwagen liefern sich in Pakistan einen Schönheitswettbewerb.

östlichen Zeitzonen größere Anpassungsprobleme als ein Flug nach Westen. Aber Nachgeben ist kontraproduktiv, verhindert nur, dass die eigene innere Uhr sich anpasst.

Pro Stunde Zeitverschiebung braucht man etwa einen Tag, um sich an den neuen Rhythmus zu gewöhnen.

Wenn man bei der Anreise auf Bier oder Wein verzichtet, soll die Umstellung noch leichter sein, das habe ich aber selbst noch nicht ausprobiert, allerdings beschränke ich mich jeweils auch auf wenig Bier oder Wein. Hilfreich ist nach einem mehrstündigen Zeitzonenwechsel in den ersten Tagen und bevor es in die Berge geht manchmal auch ein leichtes Einschlafmittel (z. B. Temazepam).

Flugreise-Thrombose

Das Thromboserisiko im Flugzeug ist nur bei vorbestehenden Gefäßwandschäden (Arteriosklerose) und bekanntem Krampfaderleiden erhöht. Ansonsten ist jeder flugreisetauglich, der auch höhentauglich ist.

Und nicht alles, was möglich ist, ist zwangsläufig auch notwendig. Diese Feststellung gilt auch für die Thromboseprophylaxe bei Langstreckenflügen (Flugzeit über 4 Stunden). Für manche Höhentrekker und -bergsteiger ist »die Spritze« vor dem Flug ein fester, aber vielfach unnötiger Bestandteil eines umfassenden Vorsorgeprogramms. Wie wichtig ist diese Vorsorge, und vor allem für welchen Personenkreis ist sie sinnvoll? Warum bei einem längeren Flug? Weil man lange sitzt? Da müssten wohl viele Personen mit Schreibtischtätigkeit eine entsprechende Vorsorge betreiben. Zugegeben: Am Schreibtisch hat man etwas mehr Spielraum für die Beine, aber ein ausschlaggebender Grund ist dies nicht. Bedeutsam ist viel mehr die Kabinendruckhöhe im Flugzeug. Damit bei einer Reisehöhe zwischen 7000–10000 m kein Passagier infolge Sauerstoffmangel bewusstlos wird, wird im Passagierraum künstlich ein Luftdruck hergestellt, der einer Reisehöhe von 2000–2500 m entspricht. Ein derartiger Luftdruck ist aber geringer als der gewohnte Atmosphärendruck, mit der Folge, dass alle luft- und flüssigkeitsgefüllten Organe sich je nach Wandstärke stärker ausdehnen als gewöhnlich. Oft spüren wir diese Druckänderungen am Mittelohr, vor allem bei der Landung, wenn der Druckausgleich eingeschränkt ist. Dann stellt der eine oder andere auch fest, dass er nur noch mit Mühe in seine Schuhe kommt, weil die Füße angeschwollen sind. Die an sich dünnwandigen Venen, die sich unter der Druckreduktion ausdehnen, haben während des Fluges zu einer zunehmenden Blutfülle in den Beinen geführt und diese anschwellen lassen. Mit der Querschnittserweiterung kommt es zwangsläufig auch zu einer Verlangsamung des Blutflusses, die wiederum die Gerinnungsneigung fördert. Begünstigt wird diese zusätzlich noch durch die geringe Luftfeuchtigkeit der Kabinenluft, die unter 5% absinken kann und nur noch etwa 10% der natürlichen Luftfeuchte entspricht. Mit der wasserdampfgesättigten Luft, die wir permanent ausatmen, geht dann relativ viel Wasser verloren, bei einer 6-stündigen Flugzeit bis zu einem Liter, weswegen über den Wolken der

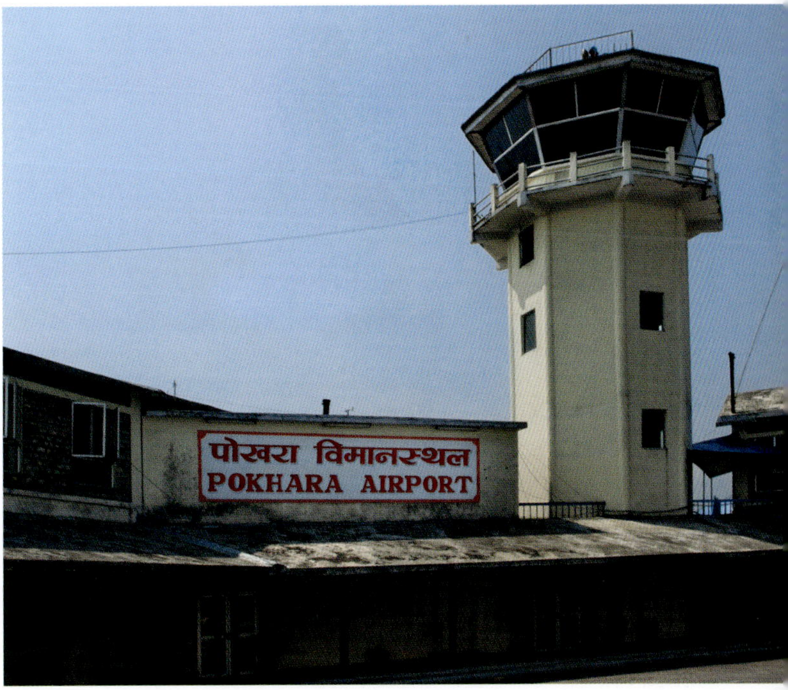

Flughafen in Pokhara, Nepal

Durst immer groß ist. Wird dieser nicht mit alkoholfreien und koffeinfreien Getränken – Alkohol erweitert die Gefäße und Koffein fördert die Ausscheidung – gestillt und das Flüssigkeitsdefizit ausgeglichen, dann wird das Blut immer dickflüssiger. Und in Verbindung mit dem verlangsamten Blutstrom in den Venen besteht dann durchaus die Gefahr, dass sich ein Blutgerinnsel bildet. Aber wie groß ist das Risiko tatsächlich, und wer ist gefährdet? Das Risiko ist außergewöhnlich gering, statistisch gesehen viel geringer, als einen Autounfall zu erleiden. Gefährdet sind Personen mit Krampfadern oder einer gesteigerten Gerinnungsneigung (östrogenhaltige Verhütungsmittel) und vor allem die, die bereits zuvor eine Thrombose entwickelt haben.

Wer soll nun Prophylaxe betreiben? Empfohlen wird sie für Flugreisende, die an einer Blutgerinnungsstörung mit vermehrter Thromboseneigung leiden oder bereits eine Thrombose oder Lungenembolie durchgemacht haben, an einem Krampfaderleiden oder einer chronischen Venenstauung leiden, übergewichtig (BMI $\geq$ 30) oder schwanger sind. Aber es muss nicht immer eine Heparin-Spritze sein, die die Blutgerinnung herabsetzt, auch ein Kompressionsstrumpf verhindert, dass sich die Venen ausdehnen und sich der Blutfluss verlangsamt. Wer darüber hinaus sein Flüssigkeitsdefizit ständig ausgleicht und eventuell auch noch Füße und Beine hin und wieder bewegt und mit dieser Muskelanspannung das venöse Blut aus den Beinen pumpt, muss sich keine Sorgen machen.

Trekking- und Expeditionsküche

Trinkwasser und seine Aufbereitung

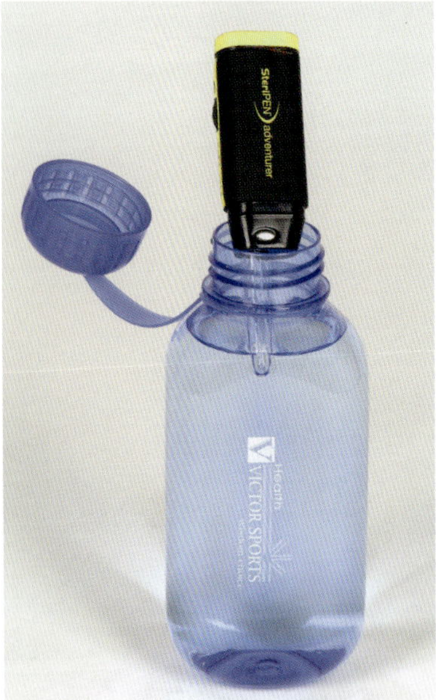

SteriPEN: Zur Wasserdesinfektion muss der unsichtbares UV- und zur Kontrolle auch sichtbares Licht emittierende Glaszylinder vollständig eingetaucht werden.

Unterwegs kann man oft Mineralwasser kaufen oder sich sterilisiertes Wasser (Annapurnaregion) abfüllen lassen.

Wasser direkt aus der Wasserleitung ist tabu, ebenso Eiswürfel in Getränken. Bei abgefüllten Mineralwässern sollte man darauf achten, dass die Flasche originalversiegelt ist und nicht etwa aus einer unbekannten Quelle nachgefüllt wurde.

Alternativ kann man sich sein Trinkwasser auch selber zubereiten, entweder indem man es abkocht, durch kleinporige Filter pumpt oder mit Chlor oder Jod unter Zusatz von Silbersalzen(Micropur®, Certisil®, Puritabs®) desinfiziert und konserviert oder es mit UV-Licht (SteriPEN) behandelt.

- **Abkochen:** Trübes Wasser erst filtern, dann mindestens 1 Min. lang kochen lassen, oberhalb von 2000 m mindestens 3 Min.
- **Filtration:** Filter mit Porengrößen zwischen 0,1 und 0,3 Mikrometern (µm) entfernen Bakterien, Einzeller (besitzen im Gegensatz zu Bakterien einen Zellkern) und Schmutzpartikel. Zur Inaktivierung von Viren ist eine zusätzliche chemische Desinfektion erforderlich (oder zusätzliches Abkochen).

- **UV-Bestrahlung** (z. B. SteriPEN): Gute desinfizierende Wirkung.
- **Zugabe von chlor- oder jodhaltigen Desinfektionsmitteln** (z. B. Micropur®, Certisil®, Puritabs®): Chlor und Jod haben eine gute desinfizierende, aber keine konservierende Wirkung, weshalb manchen Desinfektionsmitteln Silbersalze beigemischt sind. Trübes Wasser muss zuvor gefiltert werden.

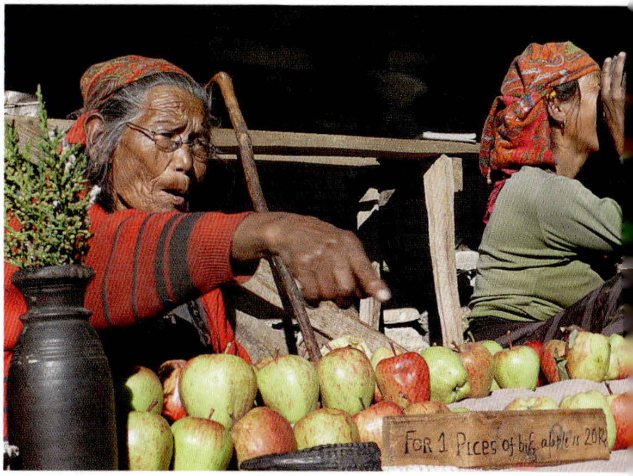

Annapurna-Runde: Apfelverkauf in Upper Pisang (3300 m)

Wenn Trinkwasser sofort gebraucht wird, empfiehlt sich eine Filtration und anschließendes Abkochen, wenn Wasser erst am Folgetag benötigt wird, die Filtration und chemische Desinfektion.

Grundsätzlich ist zu beachten, dass die desinfizierende Wirkung abhängig ist von der Temperatur. Bei 25 °C sind Bakterien nach 30 Min. und Protozoen nach 2 Std. abgetötet, bei niedrigeren Temperaturen muss entweder die Einwirkzeit oder die Menge des Desinfektionsmittels erhöht werden. Händlerangaben jeweils beachten!

Lodge-Trekking

Prinzipiell gilt: »Peel it, fry it, boil it or forget it.«

Es sollte nur Obst gegessen werden, das geschält werden kann. Salate sollten gemieden werden, da sie oft mit Naturdünger angebaut werden und auch nach dem Waschen noch mit Bakterien, Wurmeiern und anderen Infektionserregern behaftet sein können. Ansonsten nur gut gekochte oder völlig durchgebratene und gebackene Speisen essen.

Lodge-Trekking, das Höhenwandern von Unterkunft zu Unterkunft, erfordert keine Vorbereitungen im Hinblick auf Essen und Trinken. Auf viel begangenen Pfaden in Nepal und in Südamerika kann man jederzeit einkehren. Gekochte und gebratene Speisen können ohne Bedenken verzehrt werden. Wer sich seinen Tee selbst zubereitet, sollte gekochtes und nicht nur heißes Wasser verlangen. Auch die hygienischen Bedingungen vor Ort sind zumeist unbedenklich. In den Höhenlagen der Trekkingrouten stammt das Koch-, Tee- und Spülwasser aus nahe gelegenen und klaren Gewässern, und sofern man selbst auch auf Hygiene achtet und nach einem Toilettengang die Hände mit Seife wäscht oder mit einem Desinfektionsmittel reinigt, ist man vor Darminfektionen weitgehend gefeit. Das schließt jedoch nicht aus, dass der eine oder andere zeitweise auf ungewohnte Gewürze, Fette und Öle mit Blähungen und Durchfall reagiert.

Schlafkomfort in Tingri, Tibet

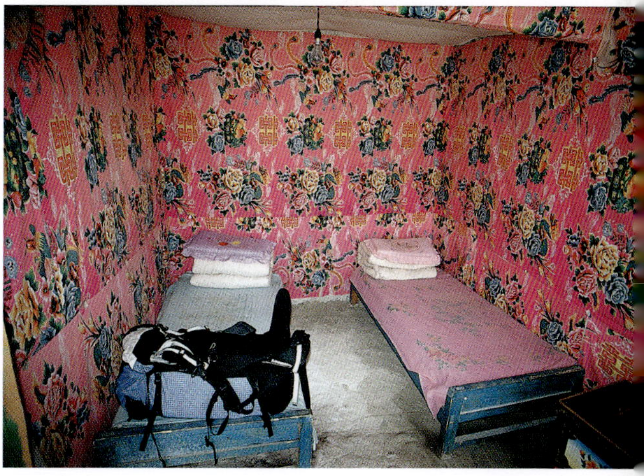

Mit dem Zelt unterwegs – der richtige Kocher

In Polarregionen sind Benzinkocher erste Wahl.

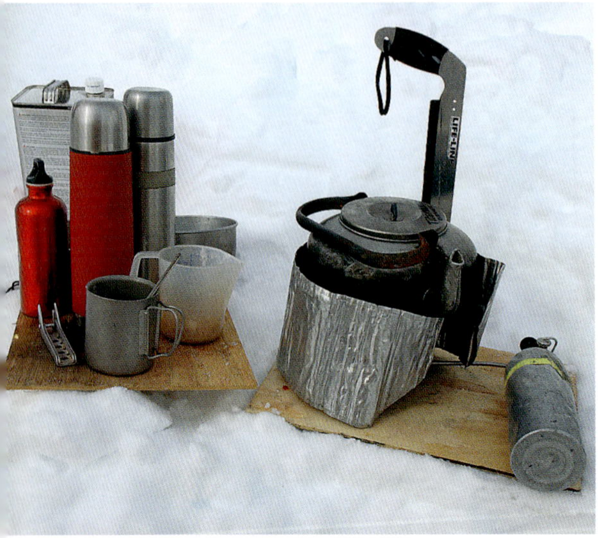

Will man auf den Komfort eines Lodge-Trekkings oder einer organisierten Tour verzichten, muss man sich im Vorfeld genau überlegen, was man an Lebensmitteln mitnimmt und mit welchem Kocher man Essen und Getränke zubereiten will. Während die Entscheidung bei den Lebensmitteln relativ einfach ist – letztlich ist neben persönlichen Vorlieben immer auch das Gewicht ausschlaggebend, weshalb die Wahl häufig auf leichte und gefriergetrocknete Fertiggerichte fällt –, lässt sich die Frage nach dem idealen Kocher nicht so rasch klären.

Zunächst muss die Frage beantwortet werden, mit welchem Brennstoff man kochen möchte. Zur Auswahl stehen zumeist Flüssiggas in Kartuschen, Benzin – Mehrstoffkocher können alternativ auch mit Diesel und Petroleum betrieben werden – und Spiritus (Alkohol). Reist man mit einem Flugzeug an, muss der Brennstoff fast immer vor Ort besorgt werden, denn entflammbare Flüssigkeiten dürfen im Fluggepäck nicht mitgeführt werden, also weder Gaskartuschen noch Benzin oder Spiritus. Somit beeinflusst zunächst einmal die Verfügbarkeit eines Brennstoffes im geplanten Reiseland die Wahl. Gaskartuschen sind heutzutage in dem meisten Trekkinggebieten erhältlich, zumindest in größeren Ortschaften, Benzin, Petroleum und Diesel auch, Brennspiritus (Äthanol) in guter Qualität seltener. Bei Unternehmungen in touristisch weniger erschlossenen Regionen sollte man sich sicherheitshalber aber vorab erkundigen. Darüber hinaus sind Gewicht, Handlichkeit und Bedienungsfreundlichkeit entscheidende Kriterien bei der Wahl des Brenners.

Everest-Trek: Zeltlager auf der Wiese in Tengboche

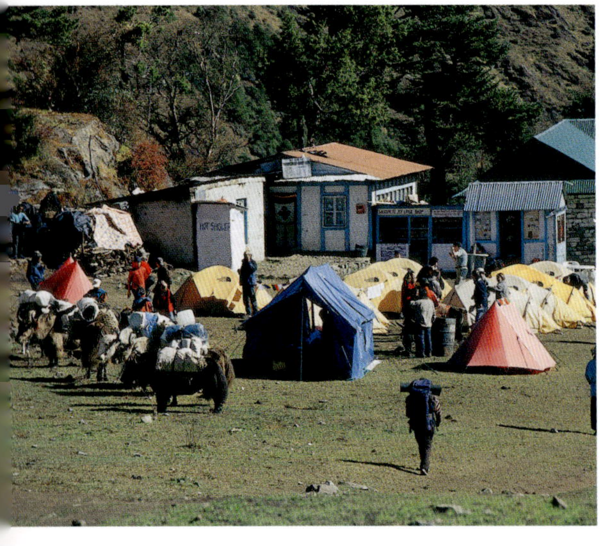

Gas hat den Vorteil, dass es rückstandsfrei verbrennt, nicht rußt, nicht stinkt und dass die Brenner, die nur noch auf die Gaskartuschen aufgeschraubt werden müssen, sehr leicht sind. Entscheidet man sich für diesen Brennstoff, muss man berücksichtigen, dass reines Butangas bei Minustemperaturen schlechter vergast als ein Butan-Propan-Gasgemisch (70:30). Dieses Gasgemisch ist kältebeständiger und lässt sich auch unter Expeditionsbedingungen bzw. bei Temperaturen um etwa –20 °C (im Zelt!) noch nutzen, sofern man die Kartuschen über Nacht nicht im Freien stehen lässt. Werden sie im Schlafsack warm gehalten, gibt es für Gaskartuschen zumindest bei der Bereitung des Frühstücks kein Temperaturlimit.

Benzin- oder Mehrstoffkocher, die sich zusätzlich auch mit Diesel, Petroleum und Kerosin betreiben lassen, sind sehr kältefest, ebenso der Trangia-Brenner (Spiritus bzw. Alkohol). Vorteilhaft sind sie vor allem dann, wenn über einen längeren Zeitraum abseits der Zivilisation viel Brennstoff benötigt wird. In kalten Regionen wie Antarktis, Arktis, Alaska und Grönland sind Benzin- oder Mehrstoffkocher daher erste Wahl. Sie sind allerdings schwerer, weil zur Vergasung des Brennstoffs zusätzlich eine Pumpe erforderlich ist. Die Brennstoffflasche kann bei Unachtsamkeit oder bei einem Leck gelegentlich auslaufen und so für mächtigen Ärger sorgen. Auch müssen bei Benzin- und Mehrstoffkochern die Brennerdüsen immer wieder gereinigt werden, was eigentlich kein Problem sein sollte, aber was handwerklich nicht so geschickten Personen doch manchmal Schwierigkeiten bereiten kann. Auch das Zünden des Brenners muss geübt werden, nicht umsonst fallen immer wieder Zelte einer aufschießenden Stichflamme zum Opfer.

Vor- und Nachteile der unterschiedlichen Brennstoffe

Brennstoff	Vorteile	Nachteile
Gas	• kostengünstig • einfache Bedienung, Flamme gut regulierbar • hoher Heizwert (zweithöchster nach Benzin), verbrennt geruchsfrei • kältefestere Butan-Propan-Gemische (70%/30%) sind in tropischen und subtropischen Höhen, einschl. Mt. Everest, funktionstüchtig	• reine Butan-Kartuschen liefern ab Temperaturen unter 0 °C immer weniger Gas • eingeschränkte Verfügbarkeit • Kartuschen benötigen ein relativ hohes Packvolumen
Benzin	• höchster Heizwert • brennt auch in polaren Regionen • weltweit uneingeschränkt verfügbar	• relativ teuer • höheres Gewicht • aufwendigere und länger dauernde Inbetriebnahme (Pumpen und Vorheizen) • Stichflammen beim falschen Vorheizen • Brennerdüsen können bei unvollständiger Verbrennung verrußen, ebenso Kochtöpfe • regelmäßige Pflege erforderlich • Ersatzteile (Dichtungen, Düse, Pumpe) müssen mitgeführt werden
Petroleum, Diesel	• Vorteile und Nachteile weitgehend wie bei Benzinbrennern. Es müssen jeweils – je nach Brennstoff spezielle Düsen verwendet werden.	
Spiritus	• kostengünstig • einfach zu bedienen • geringes Gewicht	• geringer Heizwert • Flamme schlecht regulierbar • in Kälte schwer entzündbar (Spiritus vorwärmen und ggf. Brenner vorheizen) • bei unvollständiger Verbrennung verrußen Brenner und Topf • Brennstoff (Äthanol) ist nicht immer und überall in guter Qualität erhältlich

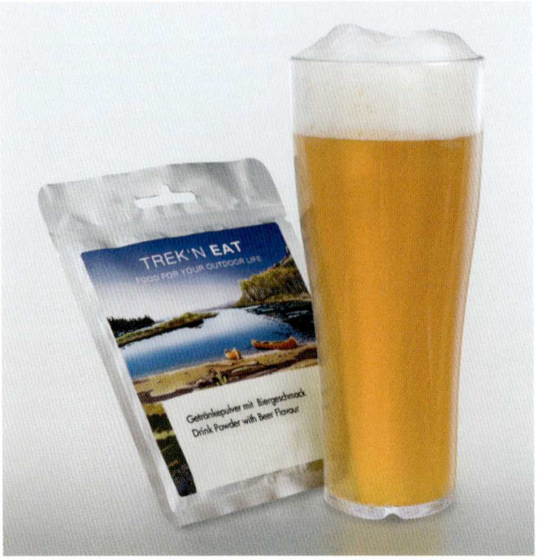

Getränkepulver mit Biergeschmack

Für welchen Brennstoff und Brenner man sich auch letztlich entscheidet, in keinem Fall sollte man versäumen, einen **Windschutz** mitzunehmen.

Bei Trekkingtouren und Temperaturen über dem Gefrierpunkt sind Gas- und Spiritusbrenner grundsätzlich eine gute Wahl, in kalten tropischen und subtropischen Höhen Gasbrenner mit kältefesten Butan-Propan-Gasmischungen. In extrem kalten Polarregionen (Arktis, Antarktis, Grönland, Alaska) sind Benzinbrenner die erste Wahl.

Ernährung

Bei körperlicher Aktivität in der Höhe wird bis zu 2,5-mal mehr Energie benötigt, als der Körper verbraucht, um ausschließlich sich selbst in Betrieb zu halten (Ruheumsatz). Der Ruheumsatz ist alters-, gewichts- und geschlechtsabhängig. Ein 75 kg schwerer Mann verbraucht in Ruhe etwa 8500–9500 Kilojoule (KJ), eine 65 kg schwere Frau etwa 7000–8000 KJ. In Kälte und bei unzureichendem Wärmeschutz kann der Ruheumsatz noch stärker ansteigen. Dann versucht der Körper durch Zittern die Körpertemperatur zu halten. Da der Energieverbrauch bei körperlicher Belastung ansteigt, der Hunger in der Höhe aber abnimmt, wird bei Höhenunternehmungen die Energiebilanz immer negativ sein und mit einer Gewichtsabnahme einhergehen.

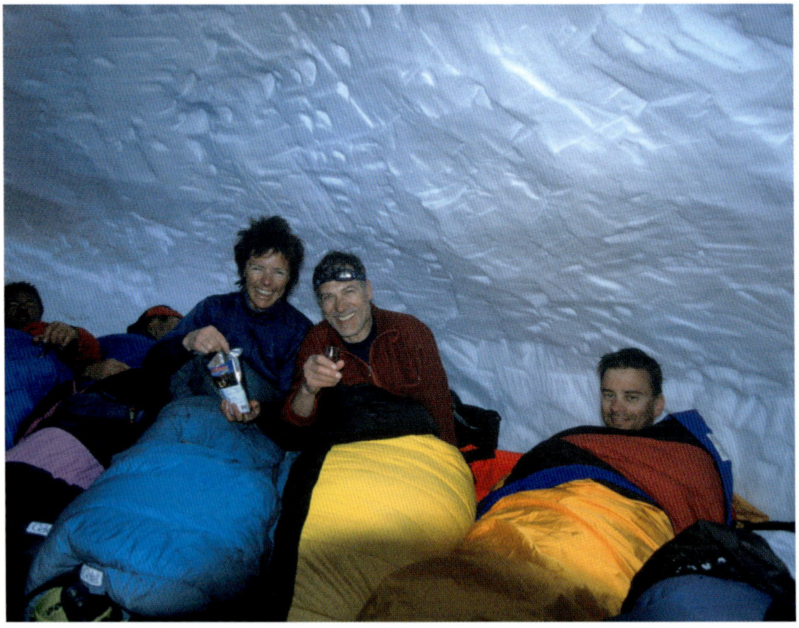

Schneehöhlen-Biwak mit gefriergetrockneter Süßspeise und Rotwein (Dôle)

Grundsätzlich kann man in der Höhe das Gleiche essen wie nach körperlichen Belastungen zu Hause. Es sollte überwiegend kohlenhydratreich sein (Nudeln, Reis, Kartoffeln, Brot, Gemüse, Obst). Fette (Erdnussbutter, Öl, Nüsse) sollten etwa einen Anteil von 25–30%, Eiweiß (Eier, Käse, Fleisch, Wurst, Linsen) einen Anteil von ca. 15% der täglichen Nahrung ausmachen. Die wichtigen Vitamine C, E und B_1 sind in Obst, Gemüse und Vollkornprodukten enthalten, Mineralsalzverluste können mit Salz und Trockenfrüchten gut ausgeglichen werden.

Beim Lodge-Trekking ist die Auswahl an Speisen groß, beim organisierten Zelttrekking hängt sie von den Künsten des Kochs ab. Bei individuellen Zeltunternehmungen, bei denen man seinen Essens- und Energievorrat selbst tragen muss, von deren Gewicht. Wenn unterwegs keine Möglichkeit besteht, Lebensmittel und Brennstoff nachzukaufen, sind Fertiggerichte eine ideale Lösung. Wenn auch kein fließendes Wasser zur Zubereitung und zum Abspülen vorhanden ist bzw. erst Schnee geschmolzen werden muss, sind gefriergetrocknete Lebensmittel in Form von Fertiggerichten eine sehr leichte und schmackhafte Alternative. Diese benötigen keine Kochzeit. Erhitztes Wasser kann direkt in die Aluverpackung gegeben werden, und nach kurzer Wartezeit kann das Gericht aus der Tüte gelöffelt werden. Abspülen entfällt gleichfalls. Auch Nüsse und getrocknete Früchte helfen, Gewicht beim Transport zu sparen. In jedem Fall sollte man vor Beginn der Unternehmung bereits die infrage kommenden Fertiggerichte kennen oder ausprobiert haben, damit sichergestellt ist, dass diese auch dem eigenen Geschmack entsprechen. Denn in großer Höhe wird der Appetit immer kleiner, und in extremen Höhen muss man sich immer mehr zum Essen zwingen. Dann ist es von Vorteil, wenn man Lebensmittel dabei hat, die schmecken. Wer zusätzlich auf besondere Leckerbissen nicht verzichten will, nimmt noch eine kleine Ration an Wurstkonserven, Salami, Hartkäse, Knäcke-, Schüttel- oder Schwarzbrot mit. In keinem Fall sollten die appetitanregenden Lieblingsgewürze fehlen.

KULINARISCHE SEHNSÜCHTE

Man kann oft schlecht beschreiben, was einen bei einem langen Marsch oder Aufstieg gedanklich so alles umtreibt. Alle möglichen Gedanken fliegen einem durch den Kopf, manche vage und unscharf, andere bleiben, verdichten sich und werden plastisch, oft stehen sie in Zusammenhang mit der nahenden Aussicht, dass die Etappe bald geschafft ist. Was einen manchmal auch nicht mehr loslässt, ist die Vorstellung an das Essen. Nicht immer lässt die gefriergetrocknete Tütenspeise mir das Wasser im Mund zusammenlaufen. Nein, so wie man Schwangeren einen Heißhunger nach sauren Sachen nachsagt, so kreist mein Appetit in der Höhe um ganz spezielle Leckerbissen: Wurstkonserven sind in den Hochlagern für mich das Nonplusultra, vor allem solche mit Leberwurst. Die löffle ich mit dem größten Genuss aus der Dose, mit Knäckebrot oder auch Schwarzbrot dazu ...

Auf den Tagesetappen besteht – abhängig von Steiggeschwindigkeit, Geländesteilheit, dem eigenen Körpergewicht sowie dem des Rucksacks und der Ausrüstung – ein unterschiedlich hoher Energiebedarf, der mit der zuletzt eingenommenen Mahlzeit und der Verbrennung gespeicherter Kohlenhydrate und Fette nicht immer ausreichend gedeckt werden kann. Körperfett ist am Berg zwar der ideale Energielieferant, aber bei reiner Fettverbrennung sind nur relativ geringe Belastungsintensitäten möglich, weswegen insbesondere der Höhenbergsteiger zusätzlich auch auf Energie aus der Verbrennung von Kohlenhydraten angewiesen ist.

Die in Leber und Muskeln gespeicherten Kohlenhydrate reichen aber in Abhängigkeit von der Belastungsintensität nur für etwa 1,5 bis 5 Stunden. Wer also in steilerem Gelände zügig unterwegs ist und sein Geh- bzw. Aufstiegstempo beibehalten will, ist auf eine zusätzliche Zufuhr von Kohlenhydraten angewiesen.

Zum Auffüllen der Kohlenhydratspeicher eignen sich Energie- bzw. Sportriegel.

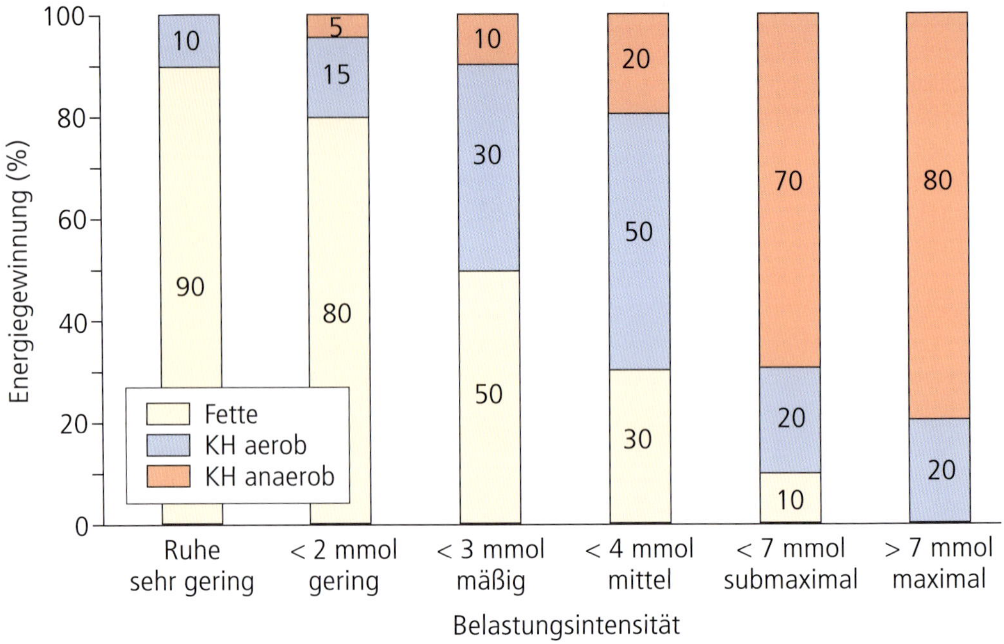

Energiebereitstellung in Abhängigkeit zur körperlichen Belastungsintensität (KH aerob: aerober Kohlenhydrate-Abbau; KH anaerob: anaerober Kohlenhydrate-Abbau)

Das Angebot ist groß. Geschmacksrichtungen und Verträglichkeit sollten vorher ausprobiert werden. Die Sportriegel gefrieren allerdings bei Minusgraden und sind dann so hart, dass gar nicht so selten bei dem verzweifelten Versuch, ein Stück vom Riegel abzubeißen, ein Stück vom Zahn absplittert oder dieser womöglich ganz abbricht.

Sinnvoller sind dann gesüßter Tee oder Energie-Gels als Energielieferanten. Ebenso wie Marathonläufer oder Triathleten können Höhenbergsteiger gute Ausdauerleistungen nur dann erbringen, wenn sie unter der Belastung regelmäßig die Kohlenhydratdepots auffüllen. Allerdings hilft viel nicht viel! Der Verdauungstrakt kann nur eine begrenzte Menge an Einfachzuckern pro Zeiteinheit aufnehmen und im Energiestoffwechsel der Muskelzellen abbauen, pro Minute maximal 1 g Traubenzucker (Glukose), bei einer Mischung aus Traubenzucker und Fruchtzucker maximal 1,5 g und somit 90 g in der Stunde. Eine derartig hohe Versorgung ist aber nur bei extremen körperlichen Belastungen sinnvoll.

Solange es unterwegs Einkehrmöglichkeiten gibt, kann man auch dort die Energiespeicher füllen. Beliebt sind zum Beispiel in Nepal auf dem Everest- und Annapurna-Trek die diversen Kuchen und Gebäcke. Die Auswahl ist inzwischen groß, und vom Apple Crumble bis zur Schwarzwälder Kirschtorte ist für fast jeden Geschmack etwas zu haben. Wer es salzig mag, isst eine dicke Nudelsuppe.

Bei der Verbrennung von Kohlenhydraten lässt sich im Gegensatz zur Fettverbrennung auf Grund ihrer höheren Energiedichte eine etwas höhere Energieausbeute erzielen (21 statt 19,7 KJ pro Liter O_2), zudem wird beim Abbau der Kohlenhydrate weniger O_2 verbraucht.

Nährstoff	Brennwert (KJ/g)	O_2-Verbrauch (Liter)	kalor. Äquivalent (KJ/Liter O_2)	RQ
Kohlenhydrate	17	0,8	21,0	1,0
Fette	39	2,0	19,7	0,7

Kenngrößen von Kohlenhydraten und Fetten (kalorisches Äquivalent: freigesetzte Energie je Liter Sauerstoff; RQ: respiratorischer Quotient, Verhältnis des ausgeatmeten Kohlenstoffdioxids zum Verhältnis des eingeatmeten Sauerstoffs)

Da der Hunger mit zunehmender Höhe immer stärker abnimmt, ist es vor allem beim Höhenbergsteigen sinnvoll, gesüßten Tee zu trinken. Wer Höchstleistungen von sich verlangt, wird Trauben- und Fruchtzucker im Verhältnis 2:1 mischen, kommerziell angebotene Mischungen verwenden oder Kohlenhydrat-Gels in Wasser oder Tee lösen und regelmäßig zu sich nehmen. Darüber hinaus wird durch regelmäßiges Trinken auch der Wasserverlust über die Atmung und durch Schwitzen besser ausgeglichen.

Nützliche Hochlagertipps

Ein paar Tipps schaden nie, denn das Selbstrausfinden kann mitunter leidvoll sein:

- Schnee schmilzt schneller, wenn bereits etwas Wasser im Topf ist (aus Thermoskanne und von letztem Schmelzen), zusätzlich kann ein zweiter Topf über den ersten gestellt werden, z. B. unten Essen garen, oben Schnee schmelzen (Topfgriff nicht vergessen).
- Zum Anzünden Streichhölzer oder Feuerzeuge mit Feuerstein verwenden, solche mit Piezo-Mechanismus funktionieren ab ca. 2500 m immer schlechter und in extremer Höhe überhaupt nicht mehr.
- Nach eiskalter Nacht lassen sich Gasbrenner in der Zeltapsis oft schlecht oder überhaupt nicht zünden, dann braucht es mitunter viel Geduld und viele Zündungsversuche und bald sind die Finger kalt, deshalb Gaskartusche im Schlafraum oder im Schlafsack warm halten.
- Wenn im Zelt gekocht werden soll, benutzt man am besten ein System, das aufgehängt werden kann. Vom Platzieren eines Kochers auf dem Zeltboden ist dringend abzuraten, denn in dem Chaos und der Enge zwischen Ausrüstung, Kleidung und Verpflegung hat man kaum Bewegungsspielraum, und auf der Suche nach Gegenständen, die nicht in Griffnähe liegen, muss man sich häufig drehen und strecken, Platz machen für neue Bewegungen und gleichzeitig aufpassen, dass man die Müslitüte mit dem Wasser drin nicht verschüttet, der Brenner mit dem Wassertopf nicht umgestoßen wird und diverses Kleinzeug nicht zwischen Schlafsack, Isomatte und Zeltboden verschwindet. Aber trotz aller Vorsicht und Sorgfalt lässt

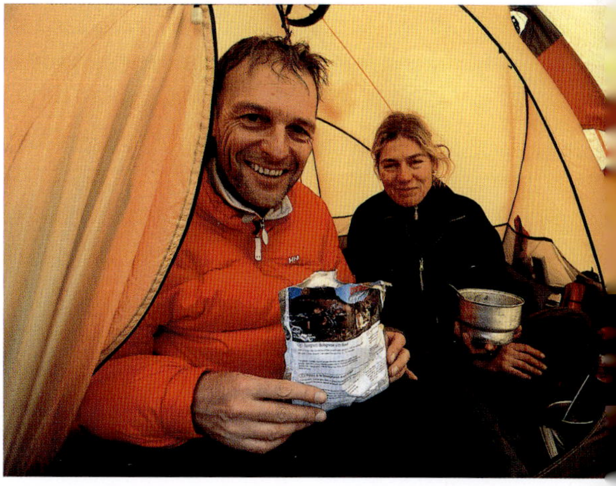

In freudiger Erwartung

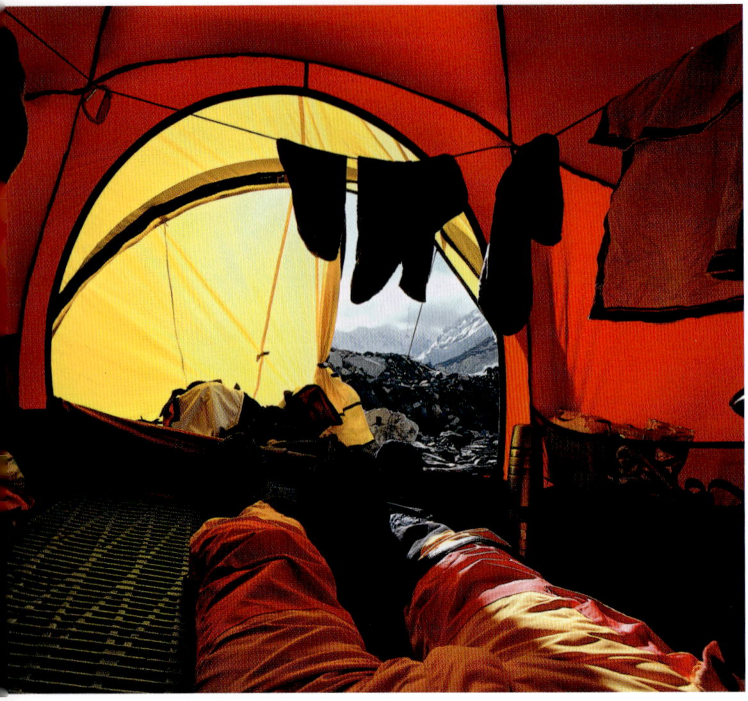

Everest-Südseite, 2. Hochlager: Aufwärmen in den letzten Sonnenstrahlen des Tages

sich in der dünnen Höhenluft nicht vermeiden, was unbedingt vermieden werden sollte, nämlich dass der Schlafsack oder womöglich sogar das Zelt in Flammen aufgeht. Auch nasse Kleidung ist nicht sonderlich angenehm.

- Halbliter-Alu-Flasche vor dem Schlafengehen mit warmem Wasser füllen und in den Schlafsack geben – wärmt die Füße, außerdem hat man Starterwasser am nächsten Morgen und beschleunigt das Schneeschmelzen, dann ist die Wärmeübertragung effizienter. Zum schnelleren Schneeschmelzen eignet sich auch heißes Wasser, das man am Vorabend in eine Thermoskanne füllt. Manchmal ist auch der abends abgefüllte Tee in der Thermoskanne noch warm, dann kann man, noch im Schlafsack liegend, schon frühstücken.
- In der Höhe schläft man grundsätzlich schlecht. Wenn dann der Schlaf zusätzlich beeinträchtigt wird, weil das Zelt schief, schräg und nicht annähernd eben steht, kann die Nacht zur Tortur werden. Deshalb versuchen, eine ungünstige Lage mit Rucksack, Bekleidungstücken, Seil oder anderen Ausrüstungsgegenständen so gut wie möglich auszugleichen.

Und dann ist in der Nacht die Nase oft verstopft, der Hals trocken und die Blase drückt, weil man in der Höhe viel trinkt und bei Kälte und Schneetreiben nicht aus dem Zelt will. Deshalb:

- Ausreichend große Weithalsflasche für das nächtliche kleine Geschäft im Hochlager (Pee-Bottle) bereithalten und diese gut verschlossen am besten im Schlafsack deponieren. Wärmt zusätzlich und kann am Morgen entleert werden, weil Inhalt nicht gefroren.
- Wegen der trockenen Höhenluft Fettstift für die trockenen Lippen und Fettsalbe für die trockene Nasenschleimhaut bereit halten, ebenso abschwellendes Nasenspray, wenn die Nase zugeht.

Außerdem nützlich:

- Eine dünne Reepschnur, umlaufend im Zelt verspannt, ermöglicht das Trocknen von feuchten Handschuhen, Socken und Unterwäsche in der spätnachmittaglichen Wärme. Nachts diese Kleinteile zusammen mit den Innenschuhen am besten in den Schlafsack nehmen und warm halten.
- Die Steigeisen bereits abends an den Außenschuhen festmachen – erspart eiskalte Finger am nächsten Morgen, denn zum Anlegen müssen die Handschuhe meistens ausgezogen werden. Oft werden die Finger dann nicht mehr warm.

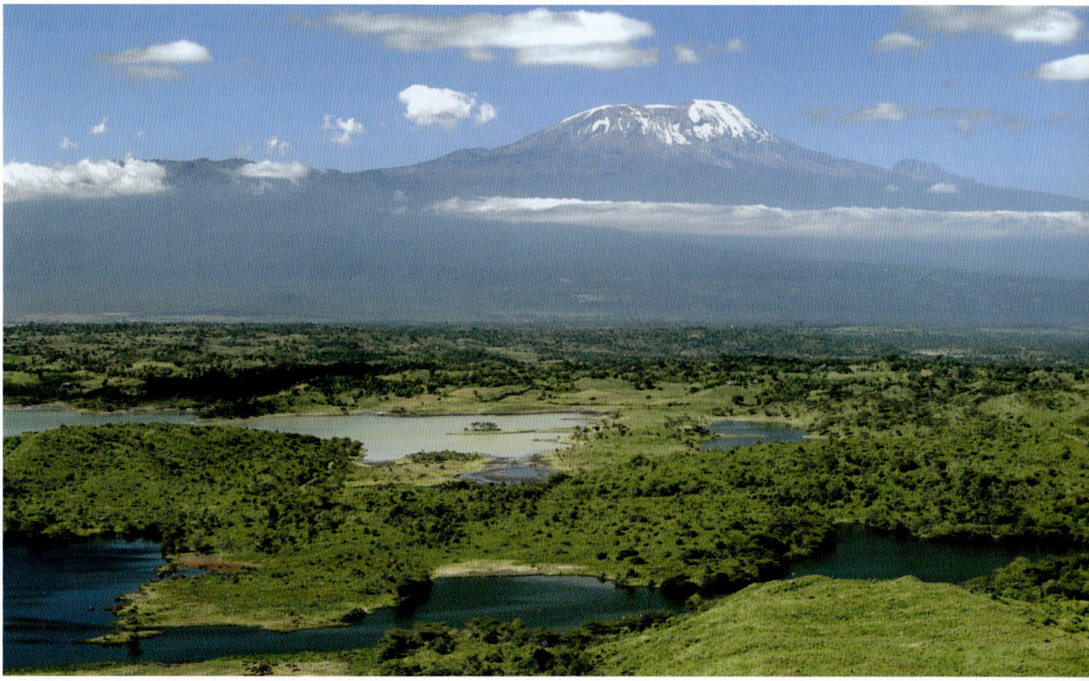

Kilimandscharo und Momella-Seen vom Aussichtspunkt Boma la Megi

Die Gefahr lauert nicht nur am Berg

Viele attraktive Ziele für Bergsteiger und Höhentrekker liegen in landschaftlich attraktiven Regionen der Subtropen und Tropen. Beispielhaft seien hier nur die zahlreichen Gipfelziele und Höhenwanderungen im nepalischen und indischen Himalaya, im pakistanischen Karakorum (Baltistan), in den südamerikanischen Anden, in Kenia (Kilimandscharo) oder im Atlasgebirge in Marokko genannt. Deshalb bietet sich oft ein Anschlussurlaub zum Baden und Erholen oder auch für ein neues Abenteuer an. Allerdings muss man sich im Flachland zahlreicher krankheitsbringender Mücken erwehren, und auch das Risiko für ortstypische Infektionen steigt. Damit auch der Anschlussurlaub nach einem Bergabenteuer in angenehmer Erinnerung bleibt, sind grundlegende Kenntnisse über die wichtigsten Reise- und Tropenerkrankungen von großem Vorteil.

Als Subtropen bezeichnet man eine Region nördlich und südlich zwischen dem 23,5. und 40. Breitengrad mit Durchschnittstemperaturen über 20 °C; die Tropen hingegen umfassen eine Region jeweils 23,5° nördlicher bis südlicher Breite um den Äquator.

Das feuchtwarme Klima beschleunigt grundsätzlich das Wachstum und die Vermehrung pflanzlicher und tierischer Zellen. Verbringt man längere Zeit in tropischen Zonen, kann man z. B. feststellen, dass Haare und Fingernägel schneller als zu Hause wachsen. Auch vermehren sich Bakterien, Viren, Parasiten und Pilze in diesem Klima gut.

Folgende Doppelseite: Im Höhensturm zum Gipfellager des Gashebrum II

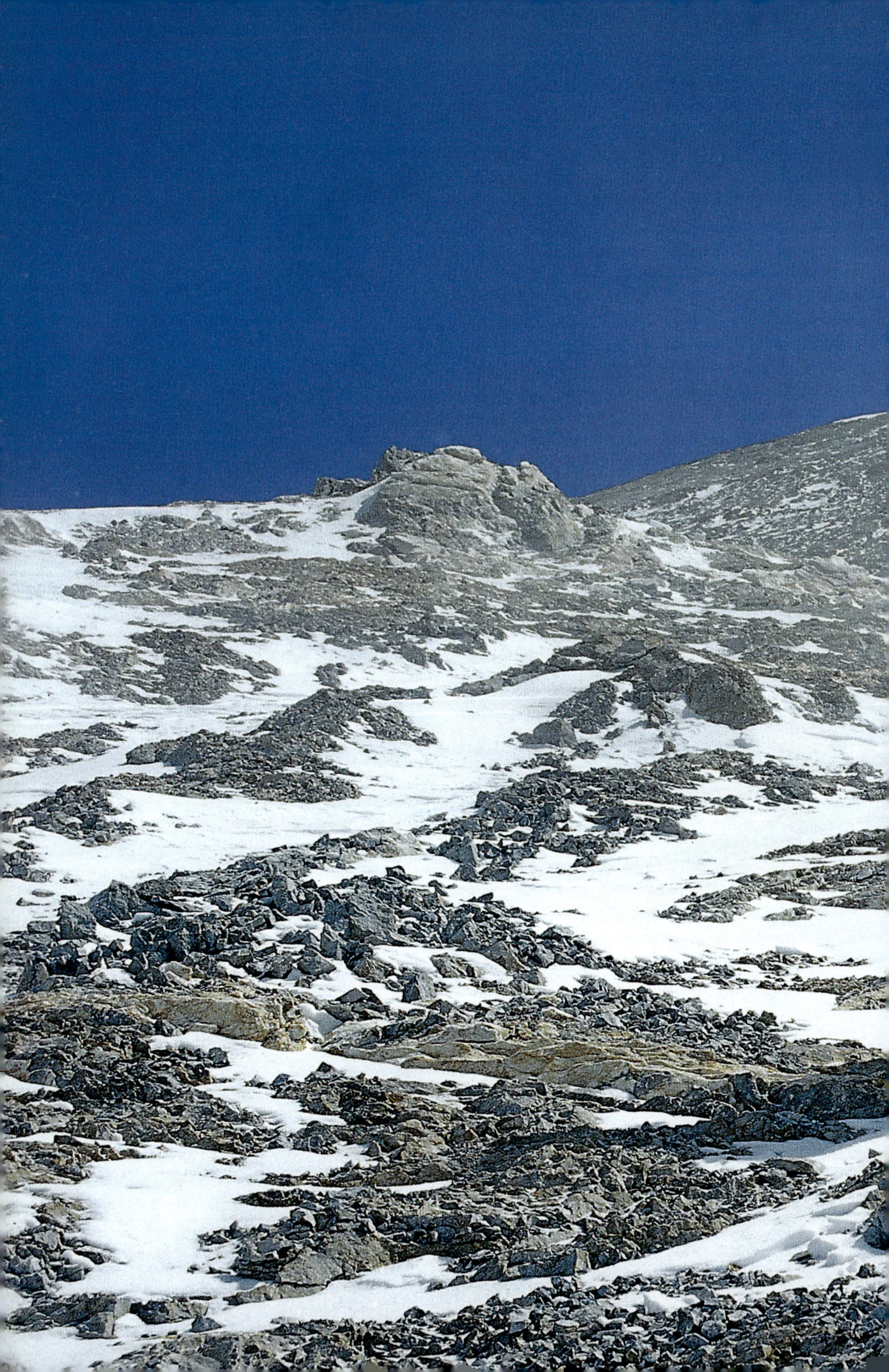

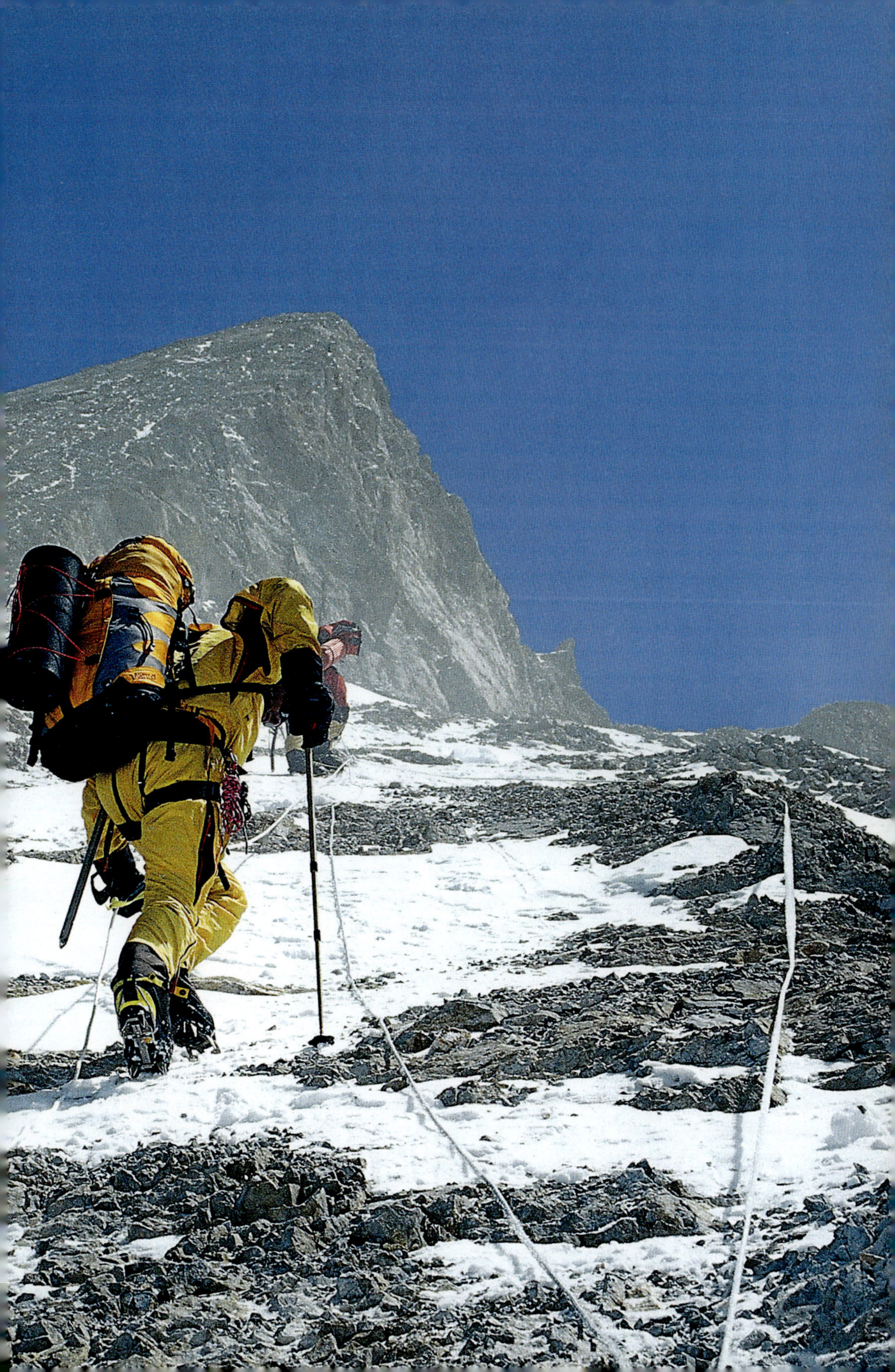

Infekte der oberen Luftwege

Infekte der oberen Luftwege sind führend bei den Reiseerkrankungen. Diese meist fieberfreien Entzündungen werden ursächlich oft und ausschließlich auf gekühlte und trockene Raumluft aus Klimaanlagen zurückgeführt. In den meisten Fällen jedoch werden sie durch ungewohnte Viren verursacht. Der ständige Wechsel zwischen heißer und feuchter Außenluft und der klimatisierten kühlen und trockenen Raumluft schwächt die Abwehrkräfte der Atemwegsschleimhaut und begünstigt die Entwicklung von Rachenentzündungen, Heiserkeit und Bronchitis. Wer besonders anfällig ist, sollte die Klimaanlage herunter- oder unter Umständen auch ganz abstellen. Die Trockenheit der Nasenschleimhaut lässt sich mit Salzwassersprays lindern. Bei trockenem Reizhusten empfiehlt sich das gut hustendämpfende Noscapin (Capval®).

Reisedurchfall – es erwischt fast 70% der Touristen

Stuhlunregelmäßigkeiten, Durchfall, aber auch Verstopfung – vor allem bei Frauen – sind ein häufiges Symptom auf Reisen. Medizinisch korrekt spricht man von Durchfall, wenn täglich mehr als 3 ungeformte Stühle abgesetzt werden und mindestens eines der folgenden Kriterien erfüllt ist: Übelkeit, Erbrechen, Krämpfe, Kreislaufschwäche, blutige oder schleimige Stühle, Stuhldrang oder Fieber.

Der Häufigkeitsgipfel liegt um den 2.–4. Tag nach Ankunft, die Erkrankungszeit beträgt durchschnittlich 3–4 Tage. Kleinkinder, Jugendliche und junge Erwachsene sind häufiger betroffen. Die Ursache der Erkrankung ist meist infektiös, das Erregerspektrum ist nicht einheitlich, zu ca. 80% sind Escherischia-coli-Bakterien die Ursache. Besonders hoch ist das Risiko an einem Durchfall zu erkranken in Indien, Nordafrika und Mittelamerika. Der Verlauf ist mehrheitlich unkompliziert und bedarf keiner speziellen Behandlung.

HERAUSFORDERUNG ANDERER ART

Vor allem in der Höhe ist Durchfall eine physische und psychische Herausforderung:
In der Kälte, bei Nacht und im Schein der Stirnlampe ist der Weg zum Toilettenhäuschen oder -zelt eine besondere Tortur. Nicht, dass er lang und steil wäre. Zuhause wäre die Distanz mit ein paar schnellen Schritten überwunden, aber hier sind die Beine während der Akklimatisation noch bleischwer und der Atem geht noch schnell und stoßweise. Und spätestens wenn man über einem kreisrunden Loch im Boden in die Hocke geht, den Kopf zwischen den Knien vergräbt und sich frierend an einem abgelegen und einsamen Ort der Welt vom unbekömmlichen Essen trennt, dann fühlt man sich im wahrsten Sinn des Wortes total beschissen, und nichts wünscht man sich in solchen Stunden sehnlicher als ein rasches Ende dieses Zustandes.

Leichter Verlauf

Bei erhöhtem Wasserverlust ist eine Flüssigkeits- und Salzsubstitution (z. B. Elotrans®-Pulver) sinnvoll. Die käuflichen Präparate sind oftmals aber geschmacklich inakzeptabel. Man kann sich eine Salzlösung aber mit einfachen Mitteln auch selber herstellen. Hierzu muss man 1 Esslöffel Speisesalz, 1 Teelöffel (Trauben-)Zucker und 1 Messerspitze Natron auf 1 Liter sauberes Wasser geben. Zucker und Salz findet man in jedem Restaurant oder in der Zeltküche, Natron (Natriumbikarbonat) ist in reiner Form oder als Backpulver erhältlich.

Schwererer Verlauf

Bei 8–15 % der Betroffenen verläuft die Durchfallerkrankung deutlich schwerer mit ausgeprägtem Krankheitsgefühl, körperlicher Schwäche und Bettlägerigkeit. Sinnvoll ist dann eine ärztliche Abklärung mit einer Stuhluntersuchung.

Bereits vor Vorliegen des Ergebnisses oder abseits der Zivilisation, wo eine Abklärung nicht möglich ist, ist eine Behandlung mit den in der Tabelle (S.142) aufgeführten rezeptpflichtigen Antibiotika angezeigt.

Seit wenigen Jahren hat sich im angloamerikanischen Raum das Behandlungsschema »First day – one shot« (am ersten Tag eine einzige Medikamentendosis) durchgesetzt, das in den deutschen Beipackzetteln bislang noch nicht beschrieben ist. In den ersten 24 Stunden eines hartnäckigen Durchfalls werden 500 mg Ciprofloxacin oder Azithromycin zusammen mit 4 mg Loperamid (entspricht z. B. 2 Tbl. Imodium®) als Einmaldosis eingenommen, gegebenenfalls 2 mg (= 1 Tbl.) Loperamid nach jedem weiteren ungeformten Stuhl. Die durchschnittliche Erfolgszeit bis zur Beschwerdefreiheit liegt bei 11 Stunden, beträgt also weniger als einen halben Tag.

Spezielle Erreger (Amöben, Lamblien, Blastozysten, Cyclospora, Kryptosporidien und Helminthen) können durch o. g. Medikamente nicht behandelt werden. Auch deshalb bedarf jede dieser Behandlungen auf Verdacht einer Nachkontrolle durch einen reisemedizinisch qualifizierten Arzt.

Bei Fieber in Malariaregionen ist eine Malaria auszuschließen. Zum Ausschluss einer Malaria kann ein Schnelltest (z. B. Malaquick®) benutzt werden. Die Verwendung ist unter Fachleuten aber umstritten, da Studien eine Fehlerquote (Ergebnis falsch negativ oder falsch positiv) von ca. 7% belegen.

In Malariaregionen muss bei Fieber (37,7 °C oder mehr, jeweils abends um 7 Uhr) stets binnen 24 Stunden eine Malariaerkrankung durch einen Blutausstrich (engl.: bloodsmear) ausgeschlossen werden.

KAUM EINER BLEIBT VERSCHONT

Leichter Durchfall beim Himalaya-Trekking, Nepal

H. M., 24 Jahre: »Auf unserem Nepal-Trek im Khumbu-Gebiet hatte ich am 3. Tag dreimal Durchfall, am 4. Tag viermal und tags drauf zweimal, danach nicht mehr. Richtig krank hab ich mich deshalb aber nicht gefühlt. Vielen in unserer Gruppe ging es ähnlich, und niemand war so geschwächt, dass er das Trekking hätte abbrechen müssen. Wir rätselten untereinander über die Ursache. Unsere Köche konnte die Schuld wohl nicht treffen, sonst wären ja alle Teilnehmer erkrankt.«

Beim unkompliziertem Reisedurchfall, den 40–70% aller Reisenden durchmachen, bestehen kaum körperliche Beeinträchtigungen. Verantwortlich ist meist ein Bakterium (ETEC), die Übertragung erfolgt durch Kontakt beim Händeschütteln, Anfassen von keimbehafteten Gegenständen wie Geländer und Türklinken und Verzehr von keimhaltigen Speisen und Getränken. Heilt innerhalb von 3–4 Tagen mit oder ohne Therapie nahezu zu 100% aus. Eine medikamentöse Behandlung ist in der Regel nicht nötig.

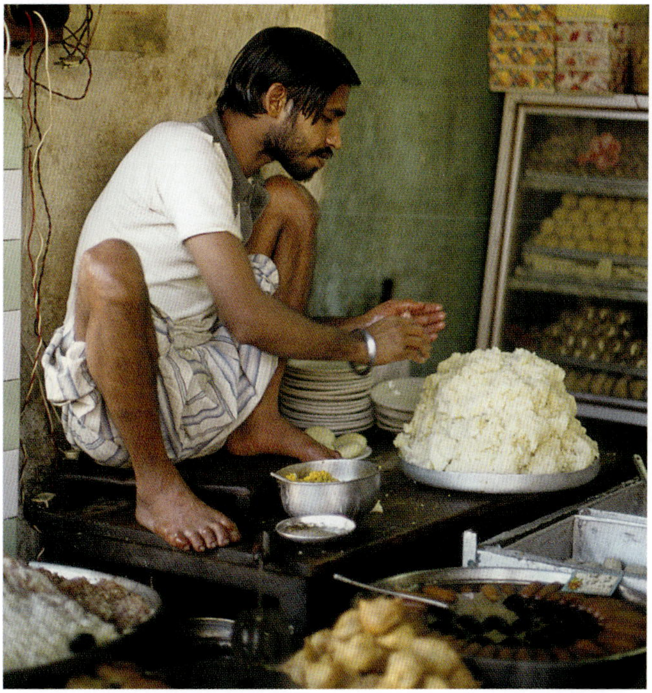

Süßwarenhändler in Kalkutta, Indien

Behandlung von Reisedurchfall, Dosierung und Wirksamkeit nach Regionen

Wirkstoff	Handelsname (Beispiel)	Dosierung	Wirkung nach Stunden	Lateinamerika	Afrika	Südostasien
Ciprofloxacin	Ciprobay®	2 x 500 mg 5–7 Tage	25 h	+++	+++	(+) bis –
Azithromycin	Zithromax®	2 x 500 mg 3 Tage	?	+++	+++	+ bis +++
		500–1000 mg 1 x (Einmaldosis)	34 h	+++	+++	+++
		500 mg + 4 mg Loperamid 1 x (Einmaldosis)	11 h	+++	+++	+++

Malaria

Malaria – regional begrenzt, aber gelegentlich heimtückisch. »Mal-aria«(schlechte Luft), früher auch als Sumpffieber bezeichnet, ist eine durch eine weibliche Stechmücke (Mosquito) der Gattung Anopheles übertragene Erkrankung. Die Anopheles-Stechmücke lebt ausschließlich in Regionen, in denen die saisonalen oder ganzjährigen Durchschnittstemperaturen nicht unter 20 °C absinken. Sie kommt deshalb in den Subtropen oberhalb von 1600 m – in Äquatornähe oberhalb von 2000 m – nicht vor. Die Karte zeigt das Verbreitungsgebiet. Im Rahmen der globalen Klimaerwärmung ist eine saisonale Ausbreitung der Anopheles-Mücken und damit der Malaria denkbar. Jährlich werden 10000–15000 Malaria-Erkrankungen nach Europa importiert.

Die Mücke sticht auf der Suche nach einer Blutmahlzeit durch die Haut eines Menschen; dabei gelangen mit ihrem Speichel Malariaerreger, die zuvor bei einem Malariainfizierten durch Stich aufgenommen wurden und zwischenzeitlich eine Reifung in der Mücke vollzogen haben, in das menschliche Blut und binnen 10 Minuten über den Kreislauf weiter in die Leber. Dort wandeln sie sich zu sogenannten Schlafzellen (Hypnozoiten) um, die je nach Malariaform unterschiedlich lang, mindestens aber 8 Tage dort verweilen. Ohne erkennbaren Anlass verlassen die Erreger zusammen oder zeitlich ver-

Verbreitungsgebiet der Malaria

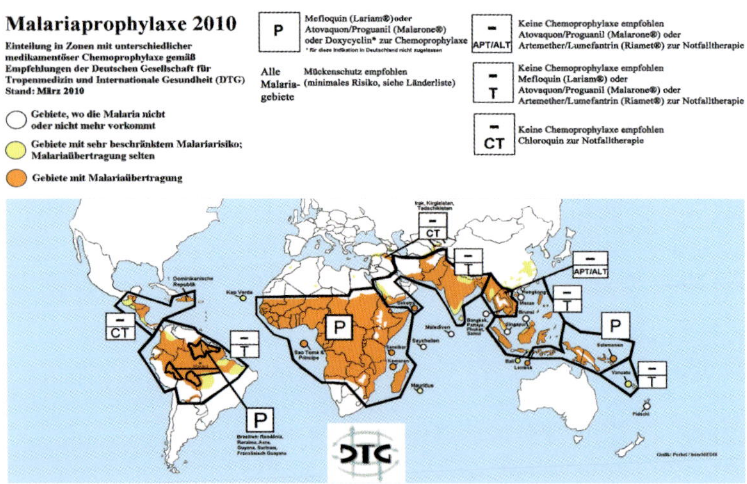

setzt die Leber, um in rote Blutkörperchen (Erythrozyten) einzudringen und sich dort zu vermehren. Im Schneeballsystem werden nun nach Platzen der mit Parasiten gefüllten Erythrozyten weitere befallen, dies löst wiederholte oder fortbestehende Fieberepisoden aus.

Je nach Erregertyp findet man ein typisches Fiebermuster, das einigen Krankheitsbildern die Namen gab: Malaria tertiana (Fieberanfälle alle 3 Tage), Malaria quartana (Fieberanfälle alle 4 Tage) etc.

Um die Erkrankung und deren Folgen wirksam behandeln zu können, ist eine zeitnahe Abklärung unbedingt erforderlich. Bei verspätetem Behandlungsbeginn sind die Heilungschancen eingeschränkt.

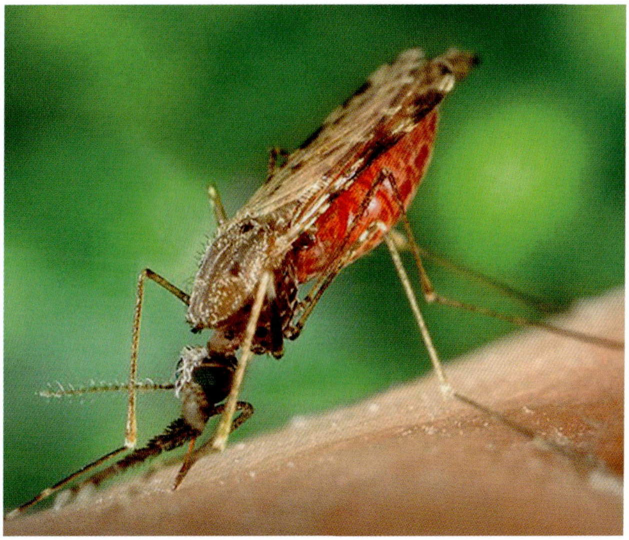

Anophelesmücke, ein Malaria-Überträger

Man unterscheidet im wesentlichen 3 verschiedene Erscheinungsformen, die Malaria tropica, tertiana und quartana. Ein zeitgleicher Befall mit verschiedenen Malariaformen ist möglich.

Bei allen Formen besteht entweder zeitweise oder dauerhaft Fieber und ein allgemeines Krankheitsgefühl, zusätzlich ist eine große Vielfalt weiterer Symptome möglich. Häufig bestehen grippeartige Beschwerden mit Kopfschmerz, Fieber, trockenem Husten, Rücken- und Muskelschmerz, gelegentlich auch noch Durchfall und Erbrechen (»Grippe ohne Naselaufen«).

Die Sterblichkeit einer unbehandelten Malaria tropica bei Touristen liegt bei etwa 20%, bei einer Behandlung in Deutschland bei ca. 1,5–1,7%. Daher gilt:

- Bei akutem oder kurz zurückliegendem Fieber, Aufenthalt in Malariagebieten und einer Inkubationszeit (1. Tag eines möglichen Anopheles-Stichs bis Fieberbeginn) von 8 Tagen oder länger muss stets an eine Malaria gedacht werden.
- Fieber nach Tropenaufenthalt gilt so lange als Malariaverdacht, bis dieser durch 3 unauffällige Blutausstriche ausgeschlossen ist. Dies muss binnen 24 Stunden nach Fieberbeginn erfolgen.
- Ist dies nicht möglich, muss eine Notfallmedikation begonnen werden.
  Die stationäre Behandlung erfolgt nach den WHO-Richtlinien entsprechend dem Malariatyp und der regionalen Resistenzlage.

In Afrika wird eine Malariaerkrankung aus Kostengründen meist ambulant, oft mit in Europa und USA ausgemusterten Medikamenten behandelt. Fake-Medikamente, also solche mit keiner oder eingeschränkter Wirksamkeit oder unklaren Inhalts in nachgemachten Originalverpackungen, sind je nach Region in 20–50% der Fälle zu finden.

Bei Reisen in oder durch Malariaregionen sollte trotz höherer Kosten ein Malariamedikament zu Hause gekauft werden, um im Falle einer nötigen Therapie Wirksamkeit zu sichern.

Die **Malaria tropica** ist am weitesten verbreitet und durch ihren crescendoartigen Fieberverlauf gekennzeichnet. Von den jährlich gemeldeten 600–800 Erkrankungen in Deutschland betreffen ca. 80% eine Infektion mit Malaria-tropica-Erregern. 90% der Erkrankten besuchten zuvor afrikanische Länder südlich der Sahara und dort meistens Familienangehörige.
Die Wahrscheinlichkeit einer Malariainfektion ist abhängig von der:

- Jahreszeit (bei Monsun und 4–6 Wochen danach besteht ein erhöhtes Risiko)
- Region (s. u.)
- Aufenthaltsdauer
- persönlichen Vorsorge

Die **Malaria tertiana** ist mehrheitlich in Südostasien zu finden. Diese Verlaufsform ist weniger aggressiv, da nur junge Erythrozyten befallen werden und die parasitäre Aussaat somit begrenzt ist. Fieber tritt in einem typischen Dreitagesrhythmus auf.

Nach einer Akutbehandlung bedürfen die Hypnozoiten einer spezifischen Therapie mit Primaquin, um neuerliche Schübe zu vermeiden.

Die seltene **Malaria quartana** ähnelt klinisch der Malaria tertiana, sie bildet jedoch keine Hypnozoiten aus und zeigt somit keine regelmäßig wiederkehrenden Fieberschübe.

Malariavorbeugung

Die Malariavorbeugung basiert auf drei Säulen:

- sinnvollem Verhalten
- Mückenabwehr
- medikamentöser Erkrankungsabwehr oder -behandlung

Tipps zum Campen/Zelten:

- Zelteingang mit Permethrin besprühen
- bei Dämmerung Hautschutz erneuern
- Grillgeruch zieht Insekten an, also Zeltplatz entgegen Windrichtung wählen
- am Lagerfeuer freie Haut am verlängerten Rücken schützen

Einige Besonderheiten zum Insektenschutz:

- 40% der Insektenstiche gehen durch die Kleidung; imprägnieren Sie die Kleidung einschließlich Strümpfe und Schuhe mit pyrethroidhaltigen Repellentien.
- Die Wirkdauer von Mückenschutzmitteln ist verkürzt bei starkem Schwitzen und Erhöhung der Außentemperatur; ein Temperaturanstieg von 10 °C mindert den Schutz um 50%.
- Frauen haben bei gleichem Insektenschutz eine hormonell bedingt höhere Attraktivität für Insekten.

Malaria-Schlagzeile

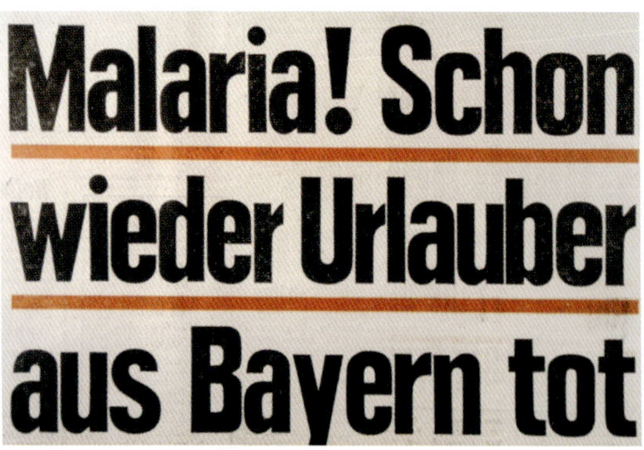

- Pyrethroidhaltige Räucherspiralen (mosquito coils) sind in Deutschland nicht zugelassen, werden aber als Importware verkauft; sie sollten nur im Freien benutzt werden.

Wissenschaftlich **nicht** bewährt haben sich (entgegen positiven Einzelbeobachtungen):

- akustische Geräte zur Mückenvertreibung
- antimückenwirkstoffhaltige Kleber und Armbänder
- UV-Lampen/Lichtfallen
- Vitamin-B1-/Knoblauchtabletten

Sinnvolle und nicht sinnvolle Maßnahmen zur Mückenabwehr als Malariaprophylaxe

	sinnvoll	**nicht sinnvoll**
Aufenthalt im Freien	• luftig, windig • Küste, Berg, Meer	• windgeschützt • nahe bei stehenden Gewässern
Aufenthalt in Häusern und Hotels	• kühle Räume, klimatisiert • Abendessen auf Terrasse neben Ventilator • in nicht klimatisierten Räumen Ventilator nachts einschalten • Moskitonetz	• Eingangsbereich • nahe Pool oder Springbrunnen
Kleidung und Badetücher	• hell, einfarbig, lang, luftig • DMP (Dimethy-Permethrin)/ Permethrinimprägniert (s. u.)	• bunt, dunkel • eng anliegend
Eigene Hygiene	• Neutrale Seifen, Sonnenlotionen und Deodorantien • Neutrale Textilwaschmittel	• blumig riechende Parfüms und Seifen • farbig leuchtender Nagellack
Sonnenbaden	• Sonnenblocker 20 Min. vor Mückenkontakt, (Mückenschutz wirkt in Kombination stets 20–30% kürzer) • nach Baden neuerlich Mückenschutz auftragen	–

Unten: Frauen in Rajasthan, Indien

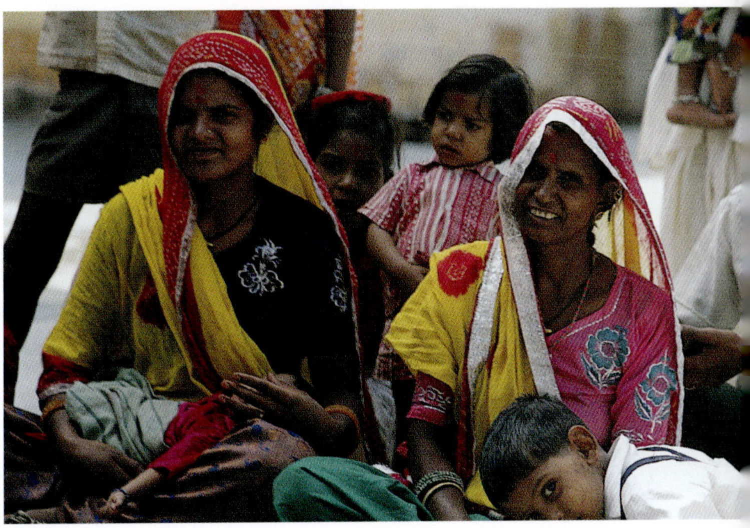

Pflanzliche Wirkstoffe aus Citronella, Zedern, Geranien, Lavendel, Pinien, Rosemarin, Kardamom, Thymian, Pfefferminz u. Ä. können kurzfristig in Abhängigkeit von der Konzentration bis zu 30 Min. wirksam sein, damit sind sie aber nicht alltagstauglich. Bewährte Repellentien sind:

- Pyrethroide für Kleidung, Schlafsack und Bettzeug, z. B. Nobite®-Kleidung
- Icaridin/Picaridin für die Haut, z. B. Autan active® und Autan plus®
- DEET (Diethyltoluamid) für die Haut, z. B. Care plus Deet 40%

Malaria-Chemoprophylaxe

Malariaerkrankungen treten in den Tropen und Subtropen unterschiedlich häufig auf (Quelle: Konsensus der tropenmedizinischen Gesellschaften Österreichs, der Schweiz und Deutschlands 2006). Risiko einer Malariaerkrankung bei Reisenden mit 4 Wochen Aufenthalt:

- Salomonen/Papua-Neuguinea über 3%
- Westafrika 2,4%
- Ostafrika 1,2%
- Indien 0,2%
- Südostasien 0,1%
- Lateinamerika 0,01–0,05%

Die Gesellschaften sehen die Notwendigkeit einer vorbeugenden Medikamenteneinnahme nur in Afrika südlich der Sahara und auf den Salomonen bzw. in Papua-Neuguinea; in den übrigen Regionen reicht eine Standby-Therapie bzw. die Mitnahme eines Notfallmedikaments aus.

Nähere Details sind aus der Malariakarte der Deutschen Gesellschaft für Tropenmedizin (DTG, www.dtg.org) ersichtlich. Für die mit »P« gekennzeichneten Regionen empfiehlt die DTG eine medikamentöse Prophylaxe, in den mit einem »T« gekennzeichneten Regionen nur eine Standby-Medikation.

Vorbeugende Malariamedikamente in Deutschland

Medikament	Handelsname	Einnahme	Beginn vor Reise	Ende nach Reise	geeignet	Vorsicht
Mefloquin	Lariam®	1x pro Woche	1 Woche	4 Wochen	Langzeitaufenthalt, Männer vertragen Mefloquin besser als Frauen	Stimmungsschwankungen, Schläfrigkeit, Gleichgewichtsstörungen
Kombination von Atovaquon und Proguanil	Malarone®	1x pro Tag	1 Tag	7 Tage	Spontane bzw. Last-Minute-Reisen, kürzere Aufenthalte	Teuer
Doxycyclin	Doxy® 100	1x pro Tag	1 Tag	4 Wochen	Langzeitaufenthalt	Sodbrennen, Blähungen
Chloroquin + Proguanil	Resochin® + Paludrine®	1x 2 Tbl. pro Woche 2 Tbl. täglich	1 Woche	4 Wochen	Schwangere	Nur 75% Wirksamkeit

Zur Selbstmedikation im Notfall (Standby-Medikament) haben sich bewährt: Lariam®, Malarone® oder Riamet®.

Für die Chemoprophylaxe in der **Schwangerschaft** sind nach dem derzeitigen Kenntnisstand die Mittel Chloroquin (Resochin®) und Proguanil (Paludrine®) während der gesamten Schwangerschaft unbedenklich. Eine alleinige Prophylaxe mit Chloroquin schützt nur in Zentralamerika (Mexiko bis Panama und Karibik) ausreichend. In den Chloroquin-resistenten Regionen Zentralafrikas ist grundsätzlich die Prophylaxe mit Chloroquin und Proguanil notwendig.

Malaria – das Wichtigste im Überblick

Inkubationszeit: 8 Tage bis Monate, je nach Typ
Symptome: Fieber und alle Symptome einer »Grippe ohne Naselaufen«
Komplikationen: bei verspätetem Therapiebeginn Organkomplikationen bis zur Hirnmalaria mit hoher Sterblichkeit
Verlauf: bei frühzeitiger Therapie schnelle Rekonvaleszenz
Gehäuftes Vorkommen: Afrika, seltener Südostasien und Lateinamerika, stets unterhalb 2000 m
Therapie: Notfallselbsttherapie auf Reisen mit Mefloquin (Lariam®), Malarone® oder Riamet®. In Afrika wird oft noch das hier ausgemusterte Fansidar® und Halfan® gegeben. Bei Diagnose in Deutschland meist stationär, dem Krankheitsstadium angepasst.
Prophylaxe: Insektenschutz in der Dämmerung und nachts (siehe auch Abschnitt Insektenschutz auf S. 144), eine Impfung ist in den kommenden 5 Jahren nicht zu erwarten.
Risiko: potenziell tödliche, wenn auch seltene Erkrankung bei Touristen, betrifft in Deutschland hauptsächlich afrikanische Migranten, die Freunde und Verwandte besuchen (»VFRs«, Visit Friends and Relatives)
Wichtig für Bergsteiger und Trekker: Vorsorge erforderlich:

- in Indien und Pakistan unter 1800 m vor oder nach Höhenunternehmungen im Himalaya und Karakorum, mehrheitlich M. tertiana
- im Tiefland und an den Küsten Mexikos selten, M. tertiana
- in Bolivien und Peru unterhalb von 1800 m und an der Pazifikküste von Ecuador, mehrheitlich M. tropica
- bei An- und Abreise zum Kilimandscharo, Ruwenzori und Mt. Kenya und bei Anschlussreisen in Nationalparks (Serengeti-Nationalpark, Masai Mara, Amboseli-Nationalpark), mehrheitlich M. tropica

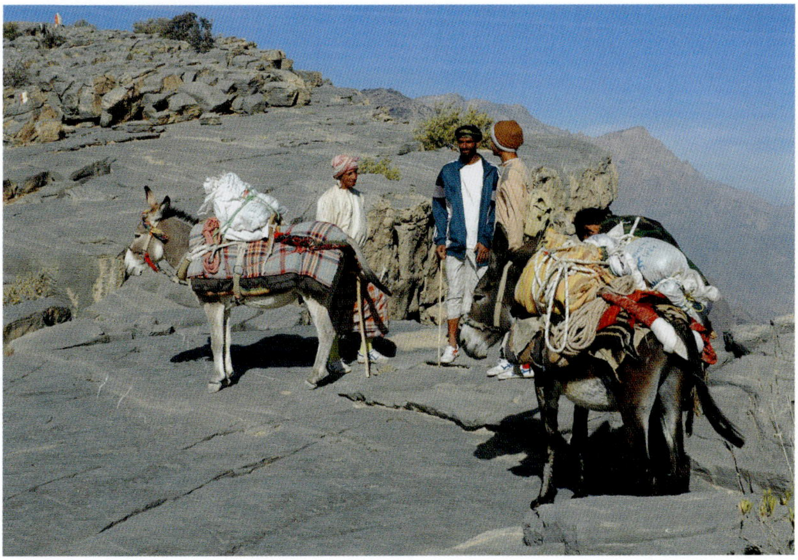

Oman: Trekking im Hadjar-Gebirge

Malariaübertragende Anopheles-Mücken finden sich äquatornah bis auf eine Höhe von maximal 2000 m, äquatorfern bis maximal 1600 m. Trekker und Höhenbergsteiger sind daher in der Regel nur zeitlich begrenzt malariaexponiert. Häufig ist für sie auch in »P«-Gebieten eine Notfallmedikation ausreichend (siehe S. 146). Bei Anschlussurlaub am Meer ist aber eine Vorsorge gemäß der DTG-Tabelle erforderlich.

Für Höhentrekker erscheint Malarone® wegen seiner kurzzeitigen Einsetzbarkeit zur Vorbeugung und Notfallbehandlung sinnvoll. Lariam® kann im Einzelfall zu Schwindel und Schläfrigkeit und inadäquatem Verhalten führen und so bei einer längeren Vorbehandlungsdauer höhenbedingte Störungen imitieren.

Dengue-Fieber

Das Dengue-Fieber ist eine weitere durch Stechmücken (Aedesmücken) in den Tropen und Subtropen übertragene Erkrankung. Diese tagaktiven Mücken können abhängig von der Region vier unterschiedliche Dengue-Virus-Varianten übertragen. Gegen jede Virusvariante besteht nach durchgemachter Infektion eine lebenslange Immunität. Erneute Infektionen mit einer anderen Virusvariante können vor allem bei Einheimischen, seltener bei Touristen heftiger als die Erstinfektion verlaufen.

Die Virusinfektion ist gekennzeichnet durch kurzfristig auftretendes hohes Fieber, starke Muskel-, Kopf und Gelenkschmerzen mit deutlichem Krankheitsgefühl. Nach einer 3- bis 4-tägigen Fieberepisode schließt sich häufig eine Entfieberung mit masernartigem Hautausschlag an, gefolgt von einem erneuten Temperaturanstieg (Sattelfieber). Der Krankheitsverlauf ist oft langwierig, gelegentlich bestehen über Monate krankheitsbedingte Antriebsstörungen.

Wegen der virusbedingt eingeschränkten Bildung von Blutplättchen, die für die Blutgerinnung wichtig sind, besteht eine Neigung zu Blutergüssen auch bei Bagatellverletzungen. Schwerwiegende Verläufe im Sinne eines Fiebers mit erhöhter Blutungsneigung (hämorrhagisches Fieber) oder eines Dengue-Schock-Syndroms sind bei Touristen sehr selten.

Baltistan, wo es keine Wege gibt

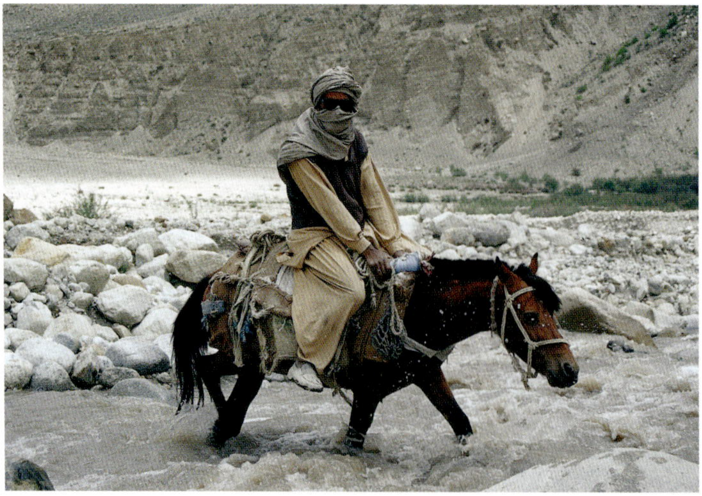

Es gibt bislang keine ursächliche Behandlungsmöglichkeit, somit beschränkt sich die Behandlung auf die Gabe von fiebersenkenden und schmerzlindernden Mitteln (Novaminsulfon, Ibuprofen etc.). Acetylsalizylsäure (Aspirin® etc.) ist wegen der weiteren Verminderung der Blutgerinnung nicht geeignet.

Bei schwerem Krankheitsverlauf kann eine stationäre Intensivüberwachung und -behandlung erforderlich werden.

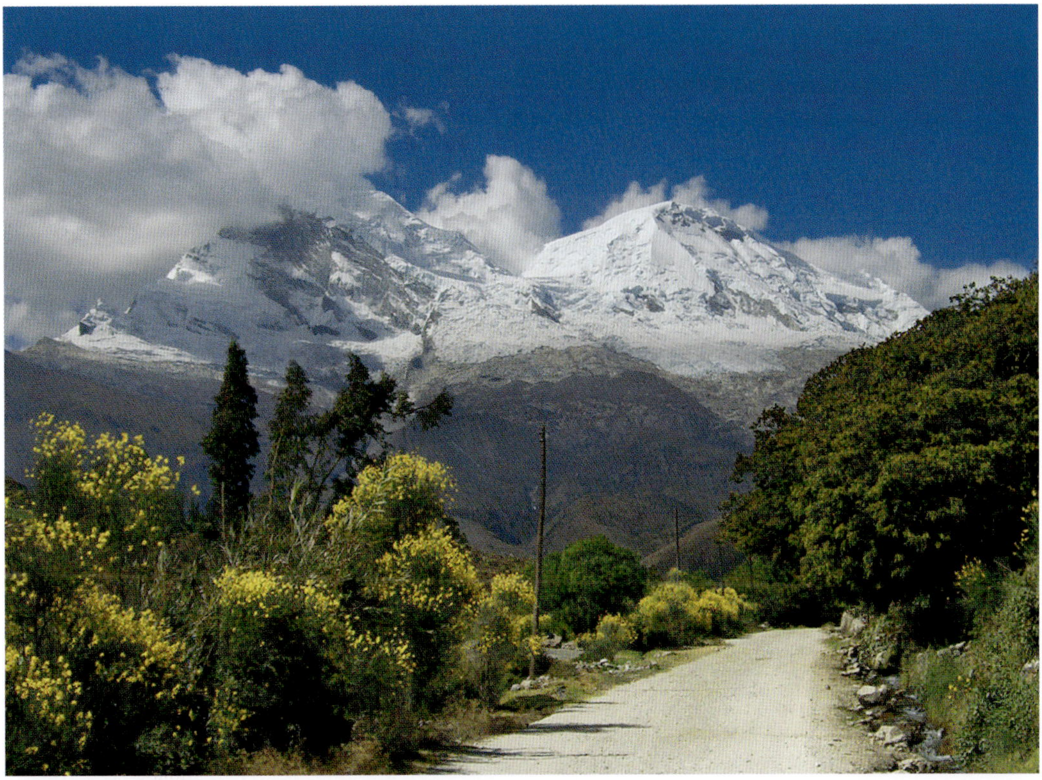

Süd- und Nordgipfel (in Wolken) des Huascaran (6768 m), höchster Berg Perus

Dengue-Fieber – das Wichtigste im Überblick

Inkubationszeit: 3–8 (14) Tage
Symptome: Fieber, teils als Sattelfieber, massive Muskel-, Gelenk- und Kopfschmerzen
Komplikationen: Blutungen, v. a. nach Einnahme Aspirin-haltiger Medikamente
Verlauf: 14–21 Tage, selten langsame Rekonvaleszenz
Gehäuftes Auftreten: In den Subtropen und Tropen, derzeit v. a. in Südostasien, unterhalb 2000 m
Therapie: symptomatisch mit Schmerz-und Fiebersenkern, bei Blutungsneigung stationär, evtl. auch intensiv-medizinisch
Prophylaxe: Insektenschutz tagsüber v. a. in den Städten, eine Impfung ist in klinischer Prüfung
Risiko: ca. 5000 Erkrankungen werden jedes Jahr nach Deutschland eingeführt, meist komplikationsloser Verlauf, unter Umständen gefährliche Erkrankung v. a. für Reisende in Südostasien
Wichtig für Bergsteiger und Trekker: Vorsorge erforderlich:

- in Indien und Pakistan
- im Tiefland und an den Küsten Mexikos und Ecuadors, Boliviens und Perus (selten)
- an der Ostküste Afrikas

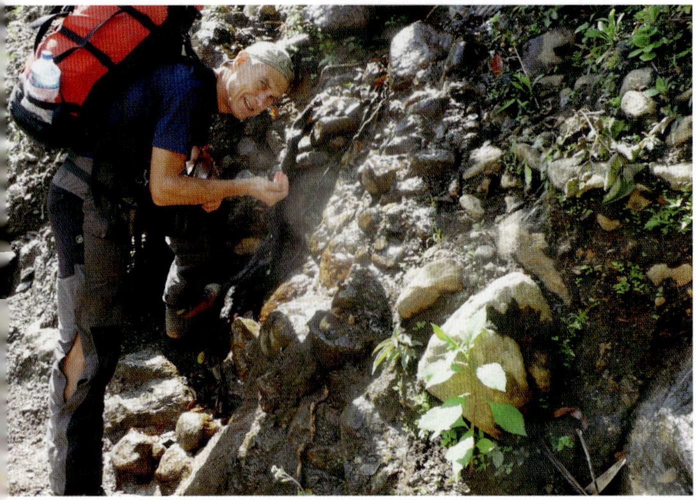

Kühles Quellwasser stillt den Durst und erfrischt.

Typhus und Paratyphus

Typhus und Paratyphus werden durch Aufnahme von Bakterien (Salmonella typhi et paratyphi Typ A, B, C) mit verunreinigtem Essen und Wasser übertragen. Die nötige Erregermenge für eine Erkrankung ist allerdings relativ hoch, sodass fast ausschließlich »Low-Budget-Reisende« in Risikogebieten erkranken. Offiziell werden 100–150 Erkrankungen pro Jahr in Deutschland gemeldet, 80% stammen aus Südostasien.

Nach einer Inkubationszeit von 2–3 Wochen kommt es zu Verstopfung, Bauchbeschwerden, treppenartig steigendem Fieber, einem typischen langsamen Herzschlag, Kopfschmerz, Benommenheit (griechisch: Typhos = Nebel) und gelegentlich einem kurzzeitigen Ausschlag am Körperstamm.

In der 2. Krankheitswoche treten erbsbreiartige Durchfälle mit und ohne Blutbeimengung hinzu, die nach 3–4 Wochen wieder abklingen. Bei schweren Krankheitsverläufen können Herz, Lunge, Knochen und das Gehirn beteiligt sein.

Die Behandlung erfolgt in der Regel stationär und besteht in oraler, gegebenenfalls intravenöser Antibiotikagabe. In Südostasien bestehen weitgehende Resistenzen gegenüber Cotrimoxazol, Ciprofloxacin, Tetrazyklin, Chloramphenicol (nur im Ausland erhältlich) und teils auch Azithromycin. Cephalosporine ab der 2. Generation sind meist wirksam. Die Sterblichkeit liegt ohne Behandlung bei 15%, mit Behandlung bei 2%. Die Diagnosestellung erfolgt anfangs durch die Blutkultur, später auch durch die Stuhlkultur.

Typhus und Parathyphus – das Wichtigste im Überblick

Inkubationszeit: 2–3 Wochen
Symptome: Fieber, Verstopfung, langsamer Herzschlag, später Durchfall
Komplikationen: Organbeteiligung (Herz, Lunge, Knochen, Hirn)
Verlauf: 14–21 Tage, selten langsame Rekonvaleszenz
Gehäuftes Vorkommen: Südostasien, Himalaya, Andenregion
Therapie: Resistenzgerechte Antibiotikagabe unter stationären Bedingungen
Prophylaxe: Essenshygiene; Impfung spätestens 2 Wochen vor Abreise, Wirkung ca. 65%
Risiko: seltene, aber schwerwiegende, regional gehäuft auftretende Erkrankung
Wichtig für Bergsteiger und Trekker: Eine Impfung erscheint sinnvoll bei einem Aufenthalt in Nepal, Indien, Pakistan und den Andenländern.

Zeckenbissfieber

Das Zeckenbissfieber wird durch Bakterien (Rickettsien) verursacht, die im Mittelmeerraum, Afrika und im nördlichen Teil Südamerikas beim Zeckenbiss übertragen werden. Es ist nicht zu verwechseln mit der in Europa bekannten Frühsommer-Meningoencephalitis (FSME) oder Borreliose, die in tropischen und subtropischen Ländern nicht vorkommen.

In den meisten Fällen stirbt 4–8 Tage nach der Infektion die Haut um den Zeckenbiss herum ab (Eschar) und über dem Geschwür bildet sich in den meisten Fällen eine schmerzlose schwarze Kruste (»tache noir«). Ferner entwickeln sich Kopfschmerzen, mäßiges Fieber und ein flüchtiger Hautausschlag, und oftmals muss, falls Malariaregionen bereist wurden, eine Malaria ausgeschlossen werden.

Die Diagnose erfolgt meist durch gezieltes Aufsuchen des »tache noir«, der häufig in Körperregionen mit erhöhter Schweißproduktion zu finden ist (Knöchel, Kniekehle, Schritt, Gesäßfalte, bei Kindern auch am Haaransatz des Kopfes).

Die Behandlung erfolgt mit Doxyzyklin 200 mg täglich über 10 Tage, alternativ mit Ciprofloxacin 500 mg 2x täglich über 10 Tage oder Azithromycin 500 mg je 1 Tablette täglich über 3 Tage.

Zur Vorbeugung sollte in Risikogebieten lange, helle und mit Permethrin imprägnierte Kleidung getragen werden. Auf heller Kleidung lassen sich Zecken besser erkennen und entfernen. Die Imprägnation wirkt auf Zecken abstoßend. Kleidungsbrücken an Knöchel, Hosenbund, Handgelenken und Nacken sollten bei Wanderungen in Gras- und Gebüschlandschaften geschlossen und am besten mit Repellentien (Mückenabwehrmitteln) eingesprüht sein.

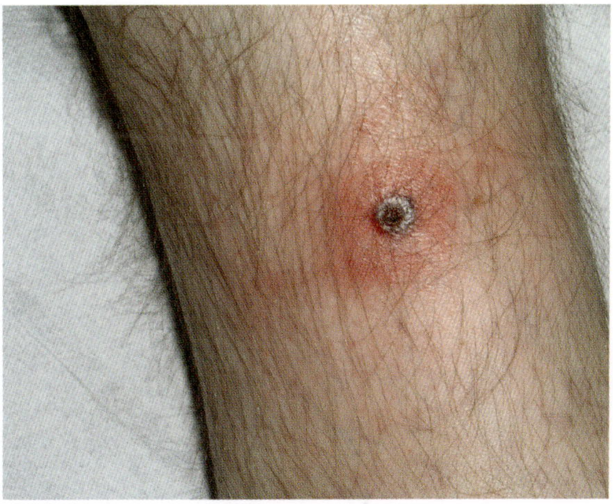

»Tache noir« nach Zeckenbiss in Südafrika

Zeckenbissfieber – das Wichtigste im Überblick

Inkubationszeit: 4–8 Tage
Symptome: Fieber, Kopfschmerz, Exanthem, »tache noir«
Komplikationen: selten im Rahmen einer Hirnentzündung
Gehäuftes Vorkommen: Mittelmeerraum, südliches Afrika, u. a. Krüger-Nationalpark
Therapie: Doxyzyklin, Ciprofloxacin oder Azithromycin
Prophylaxe: Zeckenschutz mit Permethrin-imprägnierter Kleidung, Kleidungsbrücken schließen
Wichtig für Bergsteiger und Trekker: Vorsorge erforderlich:

- bei Besteigung von Kilimandscharo, Ruwenzori und benachbarter Berge
- generell im südlichen Afrika, vor allem bei Besuch von Nationalparks, z. B. des Krüger-Nationalparks

Chikungunya-Fieber

Eine seltene und ebenfalls durch Stechmücken übertragene Erkrankung ist das Chikungunya-Fieber. Es wird durch das gleichnamige Virus verursacht, das beim Mückenstich vornehmlich in Indien und Südoastasien, in Ostafrika und den vorgelagerten Inseln (Mauritius, Seychellen, La Réunion) übertragen wird.

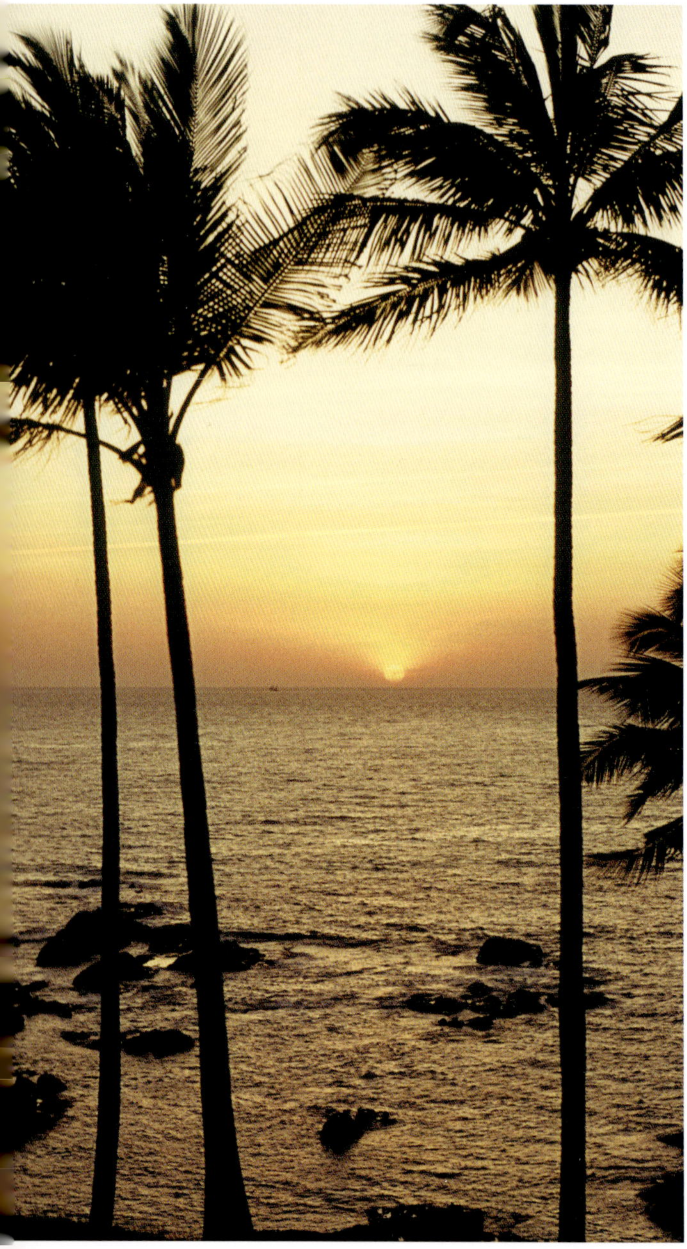

Goa: Sonnenuntergang über dem Arabischen Meer

2 bis 3 Tage, manchmal erst 7 bis 12 Tage nach der Infektion tritt Fieber auf und stellen sich schmerzhafte Gelenkschwellungen ein, die auch nach Abklingen des Fiebers nach 1 bis 4 Wochen noch über Monate fortbestehen können.

Es gibt bislang keine ursächliche Behandlungsmöglichkeit, somit beschränkt sich die Behandlung auf die Linderung und Beseitigung der Beschwerden. Die schmerzhaften Gelenkschwellungen sprechen auf übliche Schmerzmittel oft nur schlecht an, sodass gelegentlich ein niedrig dosiertes Antidepressivum, z. B. Amitryptillin 50 mg, ergänzend gegeben werden muss.

Chikungunya-Fieber – das Wichtigste im Überblick

Inkubationszeit: 3–8 Tage
Symptome: Fieber, schmerzhafte Gelenkschwellungen
Komplikationen: langwieriger Verlauf
Gehäuftes Vorkommen: Indien, Südostasien, weniger Ostafrika
Therapie: nur symptomatisch
Prophylaxe: Insektenschutz
Wichtig für Bergsteiger und Trekker: Vorsorge erforderlich:

- in Südwest-Indien, z. B. Badewoche in Goa
- an der Küste Kenias, Tansanias und der Inseln Mauritius, Seychellen und La Réunion

Bilharziose (Schistosomiasis)

Die durch den deutschen Arzt Bilharz entdeckte Wurmerkrankung ist mit ihren verschiedenen Typen weltweit verbreitet. Risikogebiete sind Afrika, Arabien und das Mekong-Einzugsgebiet.

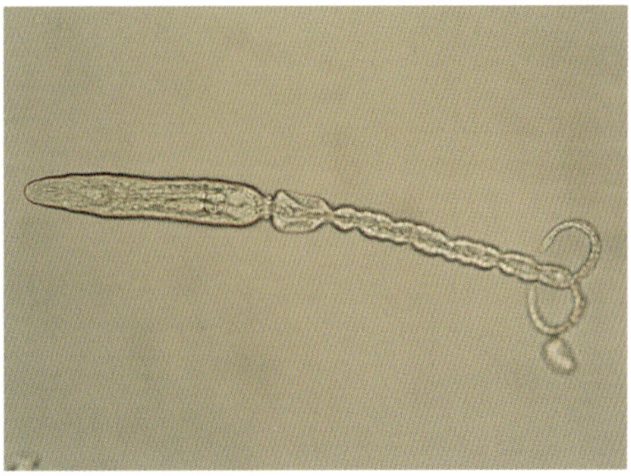

Bilharziose: Larve

Die in stehenden warmen Gewässern in Schnecken gereiften, ca. 5 mm großen Larven (Zerkarien) dringen beim Schwimmen in verseuchten Gewässern oder beim Durchwaten von verseuchten Tümpeln schnell durch die Haut ein. An der Eintrittsstelle entwickelt sich heftiger Juckreiz und ein Ausschlag, beides bildet sich innerhalb von etwa 2 Wochen zurück. Über Blut- und Lymphgefäße erreichen die Larven bevorzugt Darm, Harntrakt und Leber, wo sie sich festsetzen und zu 1–2 cm langen Würmern reifen. Dort legen die geschlechtsreifen Weibchen Eier, die über Stuhl und Urin ausgeschieden werden. Frühestens 2 Wochen nach dem Eindringen der Wurmlarven können sich je nach Wurmlokalisation unspezifische Beschwerden entwickeln: Bauchschmerzen und Durchfall (Darm-Bilharziose), Brennen beim Wasserlassen, blutiger Urin (Urogenital-Bilharziose), Oberbauchbeschwerden, Lebervergrößerung (Leber-Bilharziose). Das häufigste Krankheitszeichen ist der blutige Urin.

Bei manchen Personen kann sich als Ausdruck einer allergischen Reaktion frühzeitig hohes Fieber (Katayama-Fieber) mit Schüttelfrost, Übelkeit, Kopfschmerz und Durchfall entwickeln.

Eine medikamentöse Behandlung ist möglich (Biltrizide® und Prednisolon), sollte jedoch tropenmedizinisch erfahrenen Ärzten vorbehalten bleiben.

Die Prophylaxe besteht im Meiden von Süßwasserkontakten. Dies mag bei hohen Tagestemperaturen durchaus schwerfallen.

Man sollte grundsätzlich die Binnengewässer in Asien und Afrika meiden, da in Ermangelung von Kläranlagen die gesamten Abwässer in Flüsse und Seen fließen.

Bilharziose – das Wichtigste im Überblick

Inkubationszeit: 1. Zerkarien-Hautausschlag 0–2 Tage; 2. Katayama-Fieber 14–20 Tage; 3. Spätsymptome nach 3–7 Jahren
Symptome: punktuelle Hautentzündung mit Juckreiz, Fieber und Husten, zunächst meist blutiger Urin
Komplikationen: Harnwegs- bzw. Gallenwegsverlegung
Gehäuftes Vorkommen: tropisches Afrika nördlich und südlich der Sahara
Therapie: je nach Stadium
Prophylaxe: kein Schwimmen in Binnengewässer der Region
Wichtig für Bergsteiger und Trekker: Vorsorge erforderlich:

- an Binnengewässern in Kenia und Tansania

Leishmaniose

Nachtaktive Sandmücken übertragen die Erreger (Leishmanien) beim Stechen. Sie können Kleidung nicht durchstechen und saugen bevorzugt in der Dämmerung oder nachts nur an unbedeckten Hautarealen, vorzugsweise im Gesicht oder an Beinen und Armen. Die mit dem Stich übertragenen Parasiten dringen in menschliche Zellen ein und entziehen sich so weitgehend den körpereigenen Abwehrmechanismen. Je nach Organbefall unterscheidet man drei unterschiedliche Erscheinungsformen.

Hautleishmaniose (Orientbeule)

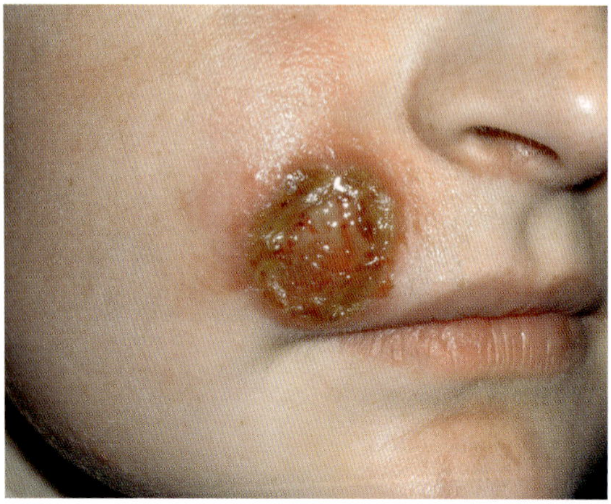

Die kutane Leishmaniose (**Hautform**), auch Orientbeule genannt, tritt mehrheitlich im Mittelmeerraum und Nahen Osten auf. Typisch ist die nach Insektenstich zunächst unauffällige Abheilung. 2–3 Monate später entwickelt sich an der Einstichstelle ein schmerzloses Geschwür mit kraterartigem Randwall. Eine narbige Abheilung, gelegentlich unter kosmetischen Einbußen, ist innerhalb von 3–6 Monaten auch ohne Behandlung zu erwarten.

Die mukokutane Leishmaniose betrifft **Haut und Schleimhaut** und tritt nahezu ausschließlich in Lateinamerika auf. Vornehmlich in der Schleimhaut von Nase und Mundhöhle entwickeln sich wie in der Haut geschwürartige Veränderungen. Der Verlauf ist fortschreitend, eine Therapie schwierig. Die Erkrankung ist bei Reisenden allerdings extrem selten.

Die viszerale Leishmaniose entwickelt sich in **inneren Organen**, bevorzugt in Leber, Milz, Lymphknoten und Knochenmark. Sie ist eine seltene, über Wochen und Monate verlaufende Erkrankung mit Fieber, Gewichtsverlust und Blutarmut. Haupterkrankungsregion ist Indien und der Mittelmeerraum. Die Behandlung sollte stationär und in spezialisierten Zentren erfolgen.

Leishmaniose – das Wichtigste im Überblick

Inkubationszeit: Monate
Symptome: Hautform: hartnäckiges Geschwür an Gesicht oder Armen
Gehäuftes Vorkommen: Mittelmeerraum, Indien, Lateinamerika
Therapie: schwierig, Spontanheilung unter Narbenbildung nach Monaten
Prophylaxe: Insektenschutz zur Nacht
Hinweis: Da die »Orientbeule« sich zeitversetzt und oft nach Urlaubsende zu Hause entwickelt, wird der Zusammenhang zur Reise meist verkannt.
Wichtig für Bergsteiger und Trekker: Sehr geringes Erkrankungsrisiko:

- in Indien
- im Tiefland und an den Küsten Mexikos, Ecuadors und Perus

Schlafkrankheit (Trypanosomiasis)

Die afrikanische Schlafkrankheit wird durch die tagaktive, stechende und blutsaugende Tsetsefliege übertragen. Risikogebiete sind sowohl Flussläufe und Sümpfe als auch trockene Savannen im tropischen Afrika. Die Tsetsefliege kann durch die Bekleidung stechen. Mit jedem Stich, der sehr schmerzhaft ist, werden die Krankheitserreger (Einzeller) übertragen.

Die südamerikanische Schlafkrankheit, auch **Chagas-Krankheit** genannt, wird durch vorwiegend nachtaktive Raubwanzen (Vinchuca-Wanze) übertragen. Anders als bei der afrikanischen Schlafkrankheit wird der Erreger nicht mit dem Stich, sondern mit dem Kot der Wanze übertragen. Dieser wird beim Saugen auf der Haut abgelegt und vom Mensch später in die juckende oder schmerzende Stichwunde eingerieben.

Wenige Wochen nach der Infektion treten grippeartige Symptome (Fieber, Schüttelfrost) auf und am Stichkanal entwickelt sich ein juckender Hautausschlag. Einige Monate später (afrikanische Schlafkrankheit) entwickeln sich zentralnervöse Funktionsstörungen (Koordinationsstörungen, Verwirrtheitszustände, Krampfanfälle). Im Endstadium kommt es zu einem Dämmerzustand, der der Krankheit ihren Namen gegeben hat.

Bei der Chagas-Krankheit sind neben dem Gehirn auch Herz (Leistungsschwäche, Herzrasen) und Darm (Durchfall) betroffen, in etwa 90% der Fälle heilt sie aus.

Wichtig für Bergsteiger und Trekker: Vorsorge erforderlich bei:

- Safari-Reisen in Ostafrika, vor allem im Serengeti-Nationalpark
- Übernachtungen in einfachen Hütten Mittel- und Südamerikas, vor allem Boliviens (Wanzenbesiedlung hinter rissigen Holzverkleidungen und in Strohdächern)

Insektenstiche

Nach dem Sonnenbrand sind Insektenstiche die häufigste Hauterkrankung im Urlaub. Insekten benötigen zur Fortpflanzung und Eiablage mindestens eine Blutmahlzeit täglich. Dabei folgen sie mehreren Reizen, die sie das Opfer erkennen lassen:

- Wärme
- Kohlendioxid der Atemluft
- Farbe
- Haut- und Schweißgeruch

Die Schweißzusammensetzung ist vererbt und ändert sich je nach Essen, Anstrengung und Hormonlage. Dies erklärt, warum zwei gleichermaßen den Mücken ausgesetzte Personen unterschiedlich viele Stiche haben können. Nachtaktive Mücken bevorzugen dunkle Farben, deshalb sollte man abends helle, lange und imprägnierte Kleidung anziehen. Tagaktive Mücken bevorzugen bunte Kleidung, deshalb sollte man tagsüber langärmelige, imprägnierte und weniger bunte Kleidung tragen.

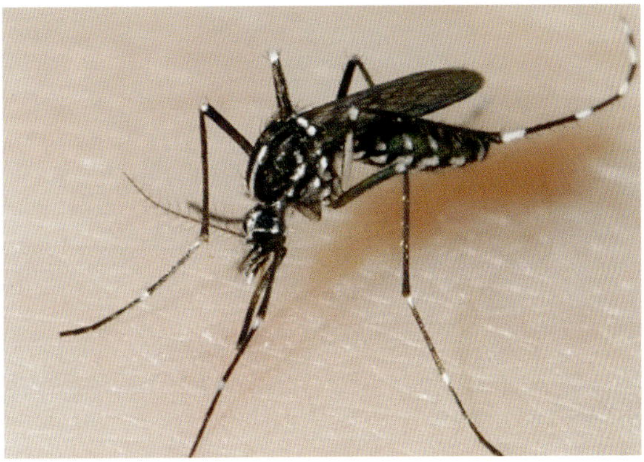

Aedesmücke, Dengue-Fieber

Der Schweißgeruch zieht Insekten über den Gehalt an Buttersäure an. Permethrinderivate, z. B. Nobite®-Kleidung wie auch DEET, Icaridin oder Picaridin (Autan® active, Nobite® Haut etc.) irritieren als schwache Nervengifte die Riechorgane der Insekten, sodass sie das Ziel nicht mehr sicher orten können. Die Wirkzeit der auf die Haut aufgetragenen Repellentien variiert je nach Konzentration und Schweißproduktion zwischen 2 und 8 Stunden. Auf Kleidung, Schlafsack oder Zelteingang aufgebrachte Permethrine sind 2 Wäschen oder 3 Monate ohne Wäsche wirksam.

In Lateinamerika werden Permethrin-haltige Räucherspiralen (Espirales) angeboten, die aufgrund des hohen Wirkstoffgehaltes sehr gut schützen; in Europa sind sie wegen möglicher Reizungen der Atemwege nicht zugelassen. Insektenstiche und auch Wanzenbisse können nachts zusätzlich verringert werden, indem in Häusern und beim Camping Moskitonetze verwendet werden.

Manche Reisende berichten über einen wirksamen Schutz durch Vitamin B_1-haltige Tabletten. Dies kann über die Veränderung der individuellen Schweißzusammensetzung möglich sein, ist bei der großen Mehrheit der Reisenden jedoch nachweislich nicht wirksam.

Juckende Insektenstiche sollten zur Nacht mit einer in Deutschland rezeptfreien Kortisoncreme (z. B. Ebenol®-Creme) eingerieben werden, um nächtliches Aufkratzen zu verhindern.

Infizierte Insektenstiche

Durch Aufkratzen von Insektenstichen gelangt in warmen Ländern eine Mischflora von Bakterien (Aerobier und Anaerobier) in und unter die Haut. Dann bildet sich unter Wundkrusten gelegentlich schmierig-eitriges Sekret.

Die Therapie besteht in der Krustenabtragung, dem Säubern des Wundgrunds durch Urokinase (z. B. Iruxol®-Creme) und täglichen kalten Kernseifebädern (behelfsmäßig auch mit Seife oder Haarschampoo), jeweils 2x. Selten ist die Einnahme eines Antibiotikums mit Anaerobierspektrum (z. B. Clindamycin 600 mg, 4x 1/2 Tablette täglich über 7 Tage) nötig.

Vorbeugung:
Zum Schutz vor Mückenstichen Kleidung mit Pyrethroiden (z. B. Nobite®-Kleidung) imprägnieren, bei Juckreiz niedrig dosierte Cortisoncreme (z. B. Ebenol® 0,5; rezeptfrei) zur Nacht mit Wattestäbchen auftragen, um das Aufkratzen zu verhindern.

AUFKRATZEN NICHT HILFREICH

Infizierte Insektenstiche nach Badewoche in Goa, Indien

M. S., 43 Jahre: »Nach einem anstrengenden Trekking in Ladakh und dem Nubra-Tal im nördlichen Indien hatten wir uns eine Woche Badeurlaub in Goa verdient. Wir genossen die Wärme, die lockere Atmosphäre, das gute Essen. Gestört haben abends nur die vielen hartnäckigen Insekten, die mich trotz Auftragen von Mückenschutzmitteln immer wieder heimsuchten. Nachts musste ich oft kalte Wickel auflegen, um den Juckreiz zu bändigen. Nach Tagen zeigten einige Stiche einen roten Randsaum, nässten unter einer gelblichen Kruste heraus und schmerzten. Ein Bad im Meer linderte den Schmerz, abends war es gelegentlich kaum auszuhalten.«

Bei einer bakteriellen Superinfektion von Mückenstichen werden die Bakterien durch Kratzen unter die Haut gebracht. Zur Behandlung sollten die Krusten nach einem (Seifen-)Bad abgehoben und die Wunde gespült werden. Eventuell muss auch eine antibiotische Salbe aufgetragen werden. Pflaster sollten die Wunde zeltartig schützen, ohne anzukleben.

Hakenwurmkrankheit (Larva cutanea migrans)

An vielen Stränden der Karibik und Südostasiens erledigen Hunde ihr »Geschäft« oft im trockenen Sand. Dabei können Larven des Hundespulwurmes ausgeschieden werden, die Tage und Wochen in Trockenheit überleben, um bei Kontakt mit einer Hundepfote dort einzudringen und den Lebenszyklus fortzusetzen. Strandgänger verspüren beim Eindringen einer Larve gelegentlich einen kurzen Fußsohlenstich. Im weiteren Verlauf entwickeln sich Schmerzen und Juckreiz über einem Gangsystem, das die Larve wie ein Maulwurf anlegt. Larvenkontakt kann auch z. B. beim Sonnenbaden am Rücken oder Gesäß entstehen.

Da der Mensch ein Fehlwirt ist, ist langfristig eine Spontanheilung zu erwarten. Die Beschwerden zwingen jedoch zu einer frühzeitigen Therapie mit Mebendazol 400 mg, 1 Tablette täglich über 3 Tage, oder einer Lokaltherapie mit einer Mebendazol-haltigen Salbe, 2 x täglich über 7 Tage (Rezept: Mebendazol 15%, Acetyl salc 3%, Ungt.vas.ad 30,0, MSD: Fußcreme).

Das über die internationale Apotheke aus dem Ausland erhältliche Ivermectin (Stromectol®, Dosis 1x 2 Tabletten) ist ebenfalls sehr gut wirksam, der Einsatz wird durch die oft lange Lieferzeit aber begrenzt. Eisanwendungen oder chirurgische Maßnahmen sind wenig sinnvoll, da die Hautirritation der Position der Larve in der Haut um 1–2 cm nachhängt.

Prophylaktisch sollten die Füße an Stränden, an denen Hunde verkehren, geschützt sein, beim Sonnenbaden sollte ein Liegestuhl oder eine Hängematte verwendet werden.

Ein auf den Sand gelegtes Handtuch bietet keinen ausreichenden Schutz.

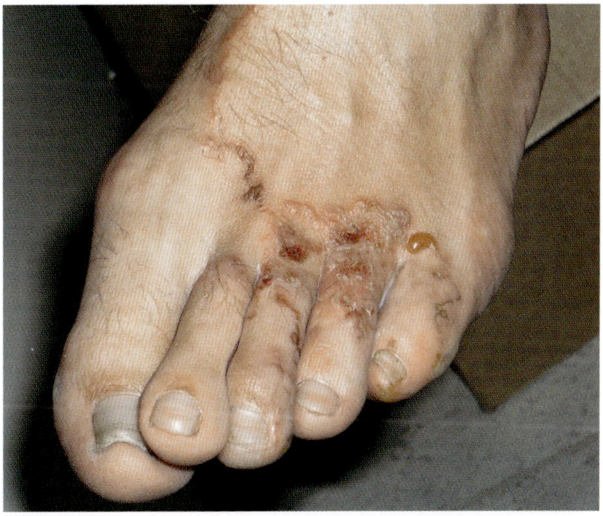

Hautmaulwurf (Larva cutenea migrans) auf Fußrücken und Fußsohle nach Badeurlaub in Goa

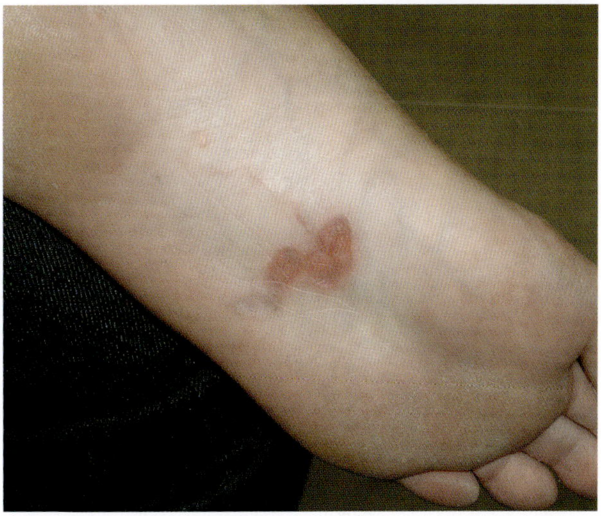

Wichtig für Bergsteiger und Trekker: Vorsorge erforderlich bei Badeurlaub in Südostasien und der Karibik.

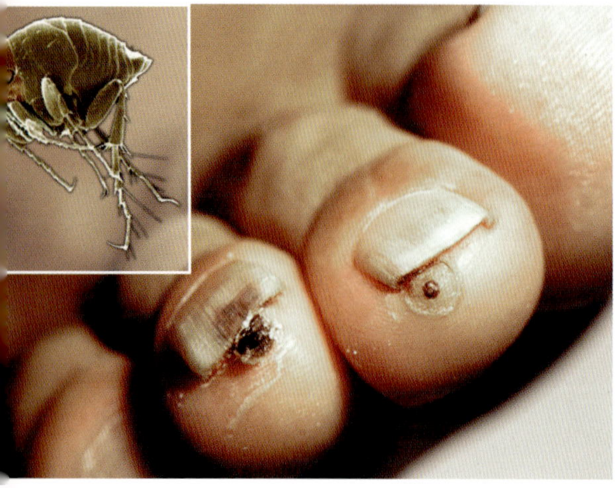

Bild oben: Sandflohstiche in Zehenkuppen mit Larvenwachstum und Schwellung unter den Zehennägeln. Inset: Sandfloh (vergrößert)

Tungiasis

An Stränden der Ostküste Afrikas, der Karibik und Südamerikas gibt es gehäuft Sandflöhe (Tunga penetrans), die ihre Eier per Stich unter die Haut, vornehmlich der Zehen und Fußsohlen, ablegen, wo sie zu Larven heranreifen. Die Erkrankung macht sich oft als schmerzhafte Schwellung unter einem Zehennagel bemerkbar. Eine operative Entfernung in örtlicher Betäubung ist die Behandlung der Wahl, eine medikamentöse Therapie ist nicht wirksam.

Zur Vorsorge direkten Bodenkontakt meiden (Schuhe), aber trotz aller Vorsichtsmaßnahmen ist eine solche Erkrankung gelegentlich nicht zu vermeiden.

Wichtig für Bergsteiger und Trekker: Vorsorge erforderlich bei Badeurlaub in Ostafrika, Südamerika und der Karibik.

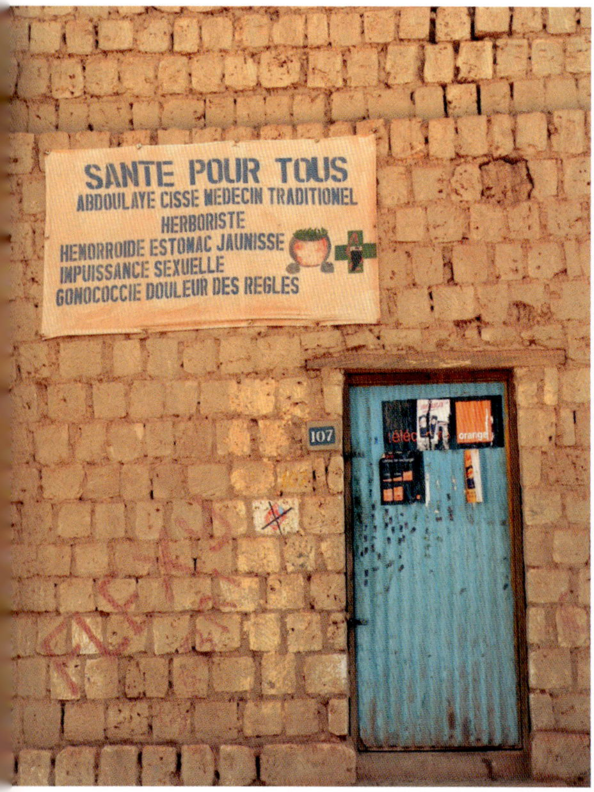
SANTE POUR TOUS
ABDOULAYE CISSE MEDECIN TRADITIONEL
HERBORISTE
HEMORROIDE ESTOMAC JAUNISSE
IMPUISSANCE SEXUELLE
GONOCOCCIE DOULEUR DES REGLES
107

Bild unten: Mali, universelle Hilfe von Hämorrhoiden bis zur Regelstörung

HIV- und Begleitinfektionen

Jeder kennt es, nur wenige beachten es: Das Risiko, im Urlaub geschlechtskrank zu werden, nimmt ständig zu.

- 8,5% aller Deutschen haben »fremden« Sexualkontakt während des Urlaubs.
- 23% aller heterosexuellen Männer benutzen bei Urlaubsbekanntschaften »nie«, weitere 20% nur »gelegentlich« ein Kondom.
- Die HIV-Infektionsrate liegt in der kenianischen Bevölkerung bei durchschnittlich 15%, bei Prostituierten bei 70–90%.
- 0,3% aller Deutschen kommen jährlich mit Geschlechtskrankheiten (einschl. HIV-Infektionen) aus dem Urlaub zurück.
- Zusätzlich besteht ein erhöhtes Risiko für eine Leberentzündung (Hepatitis). Jede vierte neu festgestellte Hepatitis-B-Infektion (Sexual- und Blutkontakt) wurde im Urlaub erworben.

Vorsorge: Kondome, fremden Sexualkontakt meiden.

Erkrankung	Mittelamerika	Südamerika	Mittelmeer, Nordafrika	Afrika südlich der Sahara
Reisedurchfall	+++	++	++	+
Malaria tropica	(+)	+	–	+++
Malaria tertiana	+	+	–	(+)
Dengue-Fieber	++	++	–	(+)
Typhus, Paratyphus	(+)	+ Anden	+ Nordafrika	(+)
Zeckenbiss-fieber	–	–	+	(+)
Bilharziose	–	–	++ Nordafrika	+++
kutane Leishmaniose			(+)	(+)
mukokutane Leishmaniose	(+)	(+)	–	–
viszersale Leishmaniose			+	(+)
Trypanosomiasis	(+) Chagas-Krankheit	(+)	–	(+) Schlaf-krankheit

Erkrankung	Südafrika	Indischer Subkontinent	Südostasien	
Reisedurchfall	+	+++	++	
Malaria tropica	+ Krüger-NP	+	+	
Malaria tertiana	(+)	++	++	
Dengue-Fieber	(+)	+++	+++	
Typhus, Paratyphus	–	++	++	
Zeckenbiss-fieber	++	–	–	
Bilharziose	(+) Sambesi-Fluss	–	+ Laos	
kutane Leishmaniose	–	+	–	
mukokutane Leishmaniose	–	–	–	
viszersale Leishmaniose	–	++	–	
Trypanosomiasis	–	–	–	

Verteilung einzelner tropenspezifischer Erkrankungen nach Regionen (–: nicht vorkommend, +: gelegentlich, ++: häufig, +++: sehr häufig).

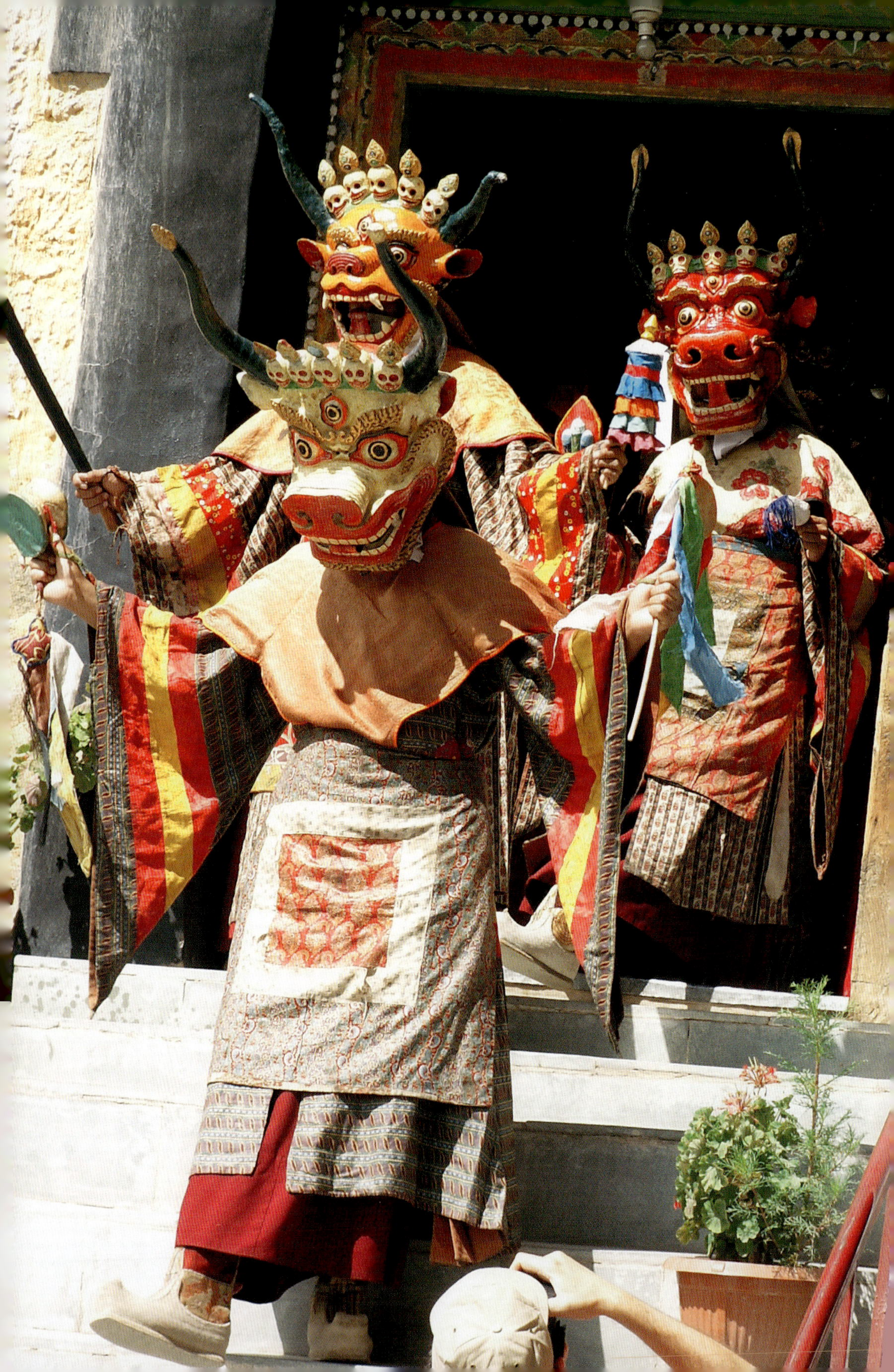

Straßenverkehr – gefährlicher als Infektionskrankheiten

Bild linke Seite: Thikse Gompa (Ladakh, Indien), Maskentänzer

Häufigste Todesursache in den Tropen und Subtropen ist der Verkehrsunfall und nicht eine Infektionskrankheit. Autos oder Motorräder, die nicht westlichen Funktionsstandards entsprechen, Bus- und Taxifahrer – vor allem unter Alkohol- und Drogenwirkung – oder auch nur das Mitfahren auf dem Dach eines Busses können eine Gefahr darstellen. Zu bedenken ist auch, dass Gefahrenstellen wie Schlaglöcher, Baustellen, starke Kurven oder Gefälle oder gar fehlende Brücken nicht immer anzeigt werden. Nachts fahren zudem viele Autos ohne oder mit eingeschränktem Licht.

Prüfen Sie Ihr Leihgefährt vor Abfahrt genau, vermeiden Sie schnelles Fahren und vor allem Nachtfahrten.

Spezielle Trekking- und Expeditionsapotheke

Rezeptpflichtige Medikamente für die orale Einnahme oder zum Auftragen auf die Haut können nur von einem Arzt verordnet werden. Sollen darüber hinaus auch Medikamente (Ampullen) zur Injektion mitgenommen werden? Wenn ein Bergführer einer kommerziellen Expedition einem lahmenden Klienten in der Todeszone und in höchster Not eine Adrenalininjektion durch die Daunenhose in die Gesäßmuskulatur verpasst, um die letzten Körperkräfte für den Abstieg zu mobilisieren, wird im Nachhinein wohl niemand die Rechtmäßigkeit der Maßnahme in Frage stellen – es sei denn, der Betreffende erleidet hierdurch einen Körperschaden. Rechtlich betrachtet ist eine Injektion eine Körperverletzung, Injektionen dürfen de facto nur unter ärztlicher Aufsicht bzw. durch geschultes Personal und auf Anordnung verabreicht werden. Abseits der Zivilisation sind diese Voraussetzungen allerdings nur in den seltensten Fällen erfüllbar. Aber die Mitnahme von injizierbaren Medikamenten ist für den Laien nicht sinnvoll und in den seltensten Fällen erforderlich.

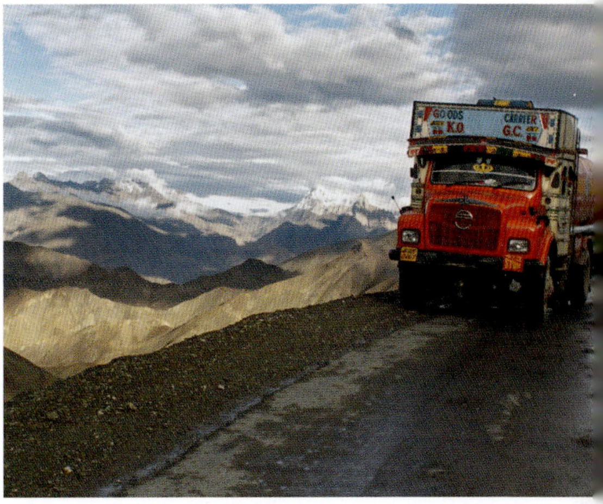

Zwischen Leh und Fatu La, im Hintergrund das Zanskar-Gebirge

Bei Höhenunternehmungen stellt sich eigentlich nur die Frage, ob es sinnvoll ist, z. B. injizierbares Dexamethason zur Notfallbehandlung des Höhenhirnödems mitzunehmen, denn dessen Wirkung tritt bei intravenöser Verabreichung rascher ein als bei intramuskulärer oder oraler Gabe. Allerdings können mit einer falsch durchgeführten intravenösen Injektion Keime (Venenentzündung, Sepsis) und Luft (Luftembolie) in die Blutbahn eingebracht werden, nach einer falsch gesetzten intramuskulären Injektion können sich Nervenschäden mit bleibenden Lähmungen entwickeln, bei unsterilem Arbeiten kann ein Spritzenabszess entstehen.

Bei allen Höhenunternehmungen sollte als oberstes Gebot gelten, eine Aufstiegsstatik zu wählen, mit der eine behandlungsbedürftige Höhenkrankheit nach Möglichkeit vermieden werden kann.

Die Gefahr, dass man sich mit diversen Spritzen für den Notfall im Gepäck in einer falschen Sicherheit wiegt und eher bereit ist, höhentaktische Regeln zu missachten, ist real. Die Apotheke sollte enthalten (Rp = rezeptplichtiges Medikament):

Individuell notwendige Medikamente: Spezielle Medikamente sind nicht überall erhältlich oder nur unter großem Aufwand zu beschaffen (z. B. Schilddrüsenhormone), daher besser von Zuhause mitbringen.

Medikamente bei besonderer Disposition: Mittel gegen Fußpilz, Scheidenpilz, Lippenherpes, Allergien

Wundversorgung: Es sollten vorhanden sein:

- unterschiedlich große Pflaster, Klammerpflaster (Steristrip®), Blasenpflaster (Compeed), Kompressen, Mullbinden, elastische Binden, Klebeband
- Schere, Splitterpinzette
- antibakterielle und entzündungshemmende Hautsalbe (z. B. Jellin®, Rp)
- Hautdesinfektionslösung (z. B. Polysept®-Lösung)

Fieberthermometer (glas- und quecksilberfrei)

Schmerzmittel: Ibuprofen Tbl. 400 mg, Diclofenac Tbl. 50 mg (Rp) (z. B. Voltaren Dispers®), Paracetamol Tbl. 500 mg(Rp)

Reisedurchfall: Bewährt haben sich:

- Ciprofloxacin 500 Tbl. N2 (Rp)
- Azithromycin 500 Tbl. N1 (Rp)
- Loperamid 2 mg Tbl. N2
- ggf. Xifaxan® (Rifaximin) 400 mg N1 (Rp)

Schnupfenmittel (Klimaanlage): abschwellende Nasensprays

Trockene Nasenschleimhaut (Höhenluft): Salzsprays, Bepanthen®-Nasensalbe

UV-Schutz: Sonnencreme mit hohem Lichtschutzfaktor, UV-Schutz für Lippen

Mückenabwehr: bei An- und Abreise durch Gebiete mit Malaria, Gelbfieber, Dengue-Fieber Repellentien auf DEET(Diethyltoluamid)-Basis

Evtl. auch **Spritzen und Kanülen**, wenn vor oder nach der Höhenunternehmung i.v.-Injektionen erforderlich werden und die hygienischen Bedingungen vor Ort nicht vertrauenserweckend sind.

Medikamente gegen Höhenkrankheiten:

- Capval® (gegen trockenen Höhenhusten), 25 mg Drag. N2 (Rp)
- Dexamethason (bei Höhenhirnödem), 4 mg Tbl. N1 (Rp)
- Adalat® retard (bei Höhenlungenödem), 20 mg Tbl. N1 (Rp)
- Ibuprofen (gegen Höhenkopfschmerz), 400 mg Tbl. N2
- Diamox® (zur besseren Akklimatisation) 250 mg Tbl. N2 (Rp)

Insektenstiche, Hautausschlag: Ebenol®-Creme, Fenistil-Gel, manchmal lindert auch das Auftragen von Zahncreme den Juckreiz

Und nicht vergessen:

- Tampons und Binden sowie Plastikbeutel (Ziploc) zur Entsorgung, Antibabypille, Kondome

Teil IV
Vorbereitung zu Hause

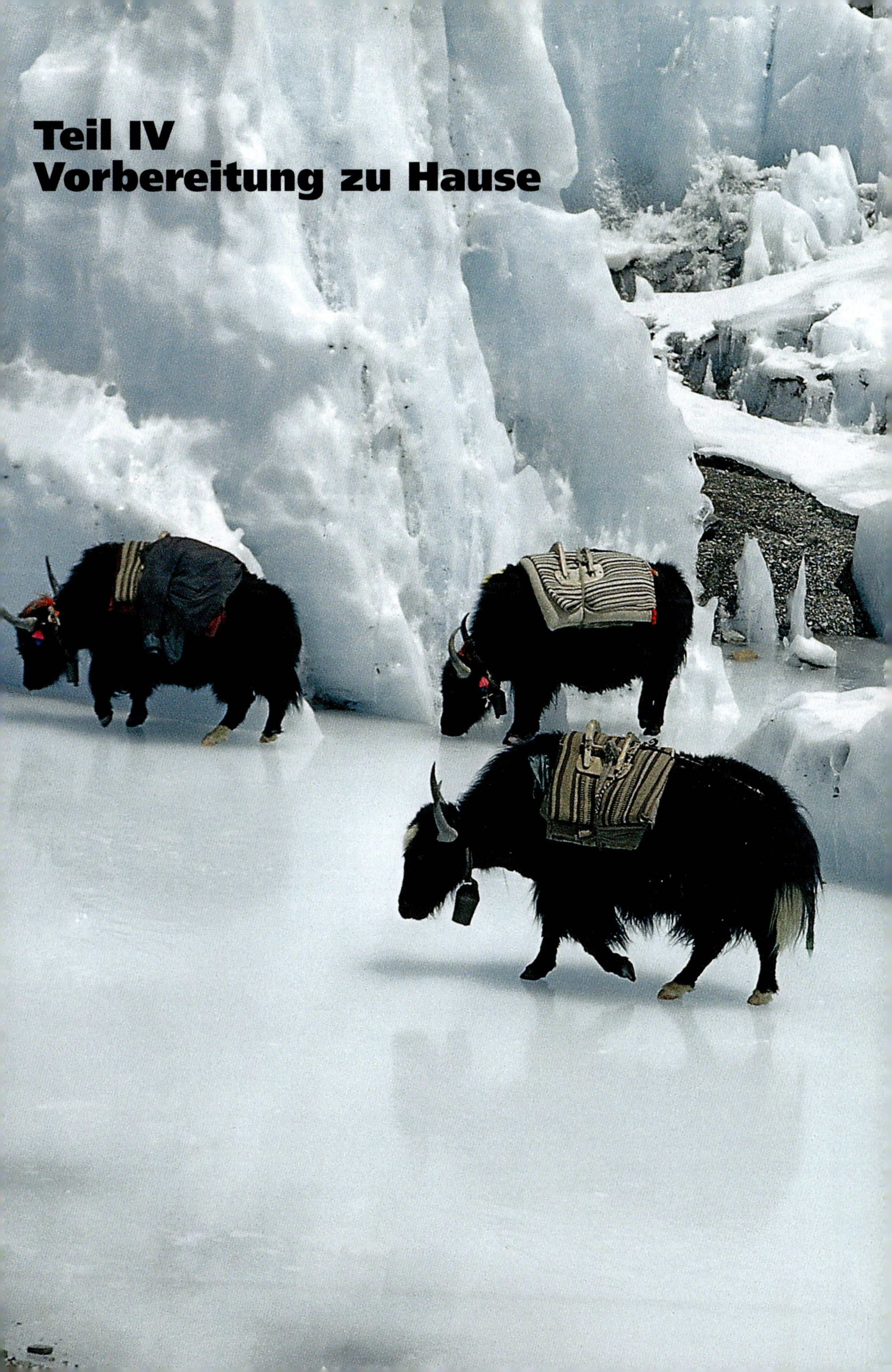

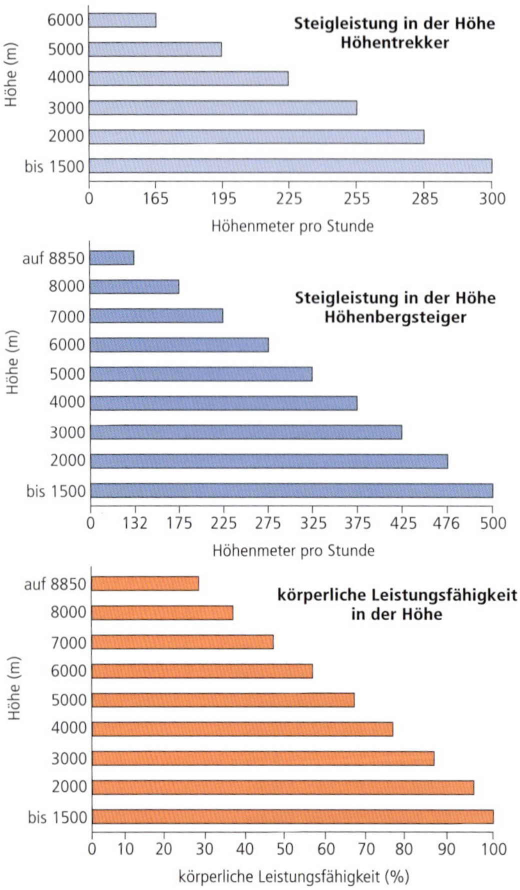

Körperliche Leistung und Steigleistung in der Höhe

FIT FÜR DEN BERG?

Bin ich fit? Vor der Reise zu meinem ersten Achttausender geht mir diese Frage permanent durch den Kopf. Meine Ausdauer ist sicher nicht schlecht, ob sie aber ausreicht? Seit vielen Jahren laufe ich regelmäßig, hin und wieder auch Marathondistanzen, auch weil mir das Laufen mehr Geduld und Ausdauer im beruflichen Alltag gibt. Viele interessante Projekte entstanden beim Laufen, irgendwann, wenn überschüssige Stresshormone abgebaut und der Kopf wieder frei war für neue Ideen. Und darüber hinaus können mit Bewegung auch Herz und Kreislauf effektiv trainiert werden.

Vorbereitung und Training

Die Höhe ist ein Leistungskiller

Mit zunehmender Höhe und abnehmendem O_2-Partialdruck steht immer weniger Sauerstoff für die Energieversorgung der Muskulatur zur Verfügung; somit verringert sich auch die körperliche Leistungsfähigkeit am Berg. Bis auf eine Höhe von etwa 1500 m wird sie kaum eingeschränkt. Aber jeder weitere Aufstieg um 100 m lässt sie jeweils um etwa 1% schrumpfen. In gleicher Weise sinkt die Steigleistung. Beträgt sie unterhalb von 1500 m bei einem Höhentrekker noch 300 und einem Bergsteiger ohne Ausrüstung und Gepäck noch 500 Hm pro Stunde, so vermindert sie sich mit zunehmender Höhe. Zusätzlich wird die Steigleistung noch durch das Gewicht der Ausrüstung und des Gepäcks um weitere 5–10% gemindert! Nur wer gut trainiert ist, d. h. ein leistungsfähiges Herz hat, möglichst viel Sauerstoff aufnehmen und verwerten kann, über einen Stoffwechsel verfügt, der auch noch nach Stunden Energie bereitstellt, hat gute Chancen, sein Höhenziel zu erreichen. Denn nur ein gut trainierter Bergsteiger ist am Berg schneller, braucht bei der entscheidenden Gipfeletappe vielleicht nur halb so lang und vergrößert somit auch seine Sicherheit beträchtlich.

Höhenbergsteiger brauchen Ausdauer

Das energiereiche ATP (Adenosintriphosphat) ist die Energiequelle der Muskulatur. Es ist aber nur in einem geringen Umfang in der Muskelzelle vorhanden und muss deshalb unter körperlicher Belastung jeweils in ausreichender Menge und vor allem auch in der erforderlichen Geschwindigkeit nachgeliefert werden, da sonst Leistungseinbußen drohen. Wird die Muskelzelle mit ausreichend

Sauerstoff versorgt, wird dieser zur Synthese des ATP genutzt (aerobe Synthese). Bei Sauerstoffmangel und hohem Energiebedarf kann ATP auch ohne Gegenwart von Sauerstoff, dann aber weniger effizient und nur zeitlich befristet, gebildet werden (anaerobe Synthese). Bei diesem Stoffwechselweg wird Glukose (Traubenzucker) über mehrere Zwischenstufen zu Milchsäure (Laktat) abgebaut. Limitierend ist bei dieser anaeroben Bildung von ATP das Stoffwechselprodukt Milchsäure; es erniedrigt den pH im Muskelgewebe und hemmt die chemischen Reaktionen, die der Muskelkontraktion zugrunde liegen. Es wirkt deshalb leistungsbegrenzend und macht die Beine schwer. Im Gegensatz hierzu entsteht bei der aeroben Energiegewinnung kein leistungslimitierendes Laktat. Steht ausreichend Sauerstoff zur Verfügung bzw. ist der Bedarf an ATP gering, wird dieses aus Fettsäuren und Glukose gebildet, wobei zunächst vornehmlich Fettsäuren verbraucht werden. Mit zunehmender Belastungsintensität sinkt aber der Anteil der Fettverbrennung am Gesamtenergieumsatz, und es wird immer mehr Zucker (Glukose) verbrannt (s. Grafik S.134).

Wird ATP bei geringen Belastungsintensitäten noch zu etwa 80% aus Fettsäuren gebildet, sind es bei mittleren Belastungsintensitäten nur noch etwa 30%. Mit zunehmender Belastungsintensität wird somit der Anteil der Zuckerverbrennung immer größer, und auch der Anteil des anaeroben Glukoseabbaus nimmt ständig zu. Bei mittlerer Belastungsintensität beträgt er bereits etwa 20%, allerdings begrenzen die leicht erhöhten Milchsäurespiegel (< 4 mmol; Mol ist ein Maß für Stoffmengen, Millimol ist 1 Tausendstel Mol) die Ausdauerleistungen kaum.

Höhentraining am Nanga Parbat, Rama Lake (2850 m)

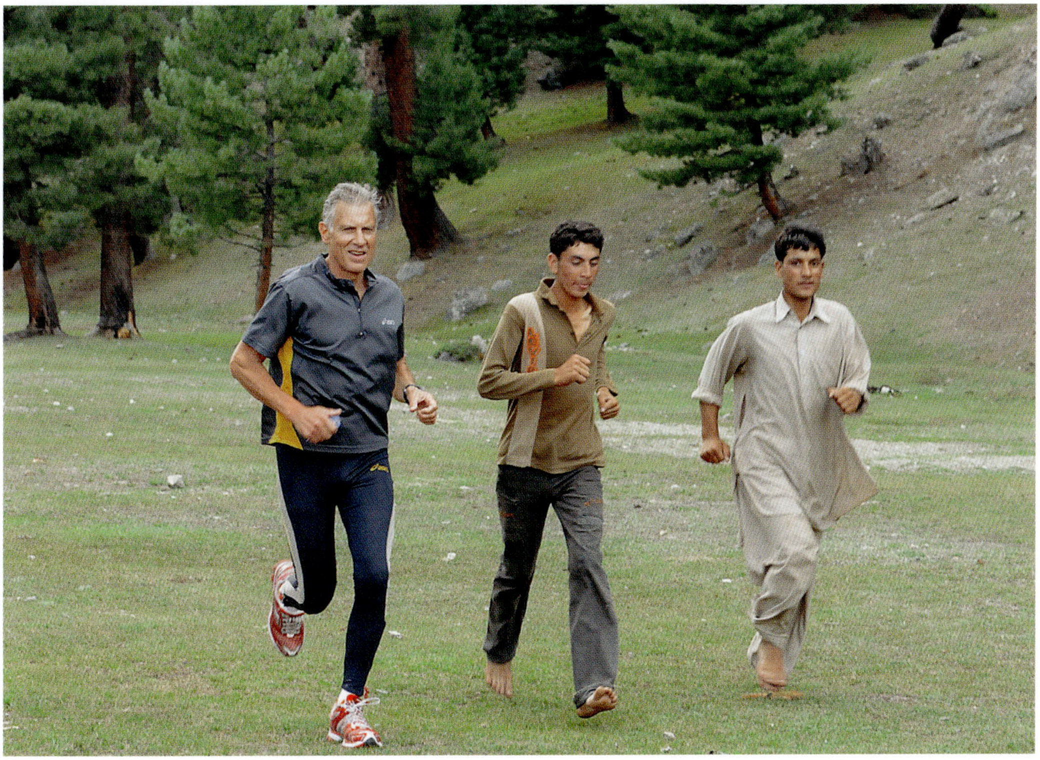

AEROB UND ANAEROB

»Aerob« (von lat. aer = Luft) bezeichnet Vorgänge, die Sauerstoff benötigen. Im Gegensatz hierzu bezeichnet der Begriff »anaerob« Vorgänge, die unter Sauerstoffabschluss bzw. Sauerstoffmangel ablaufen. Für die Energiebereitstellung in der Muskulatur bedeutet das, dass sie sowohl aerob als auch anaerob sein kann. Reicht in Abhängigkeit vom Belastungsgrad die Sauerstoffversorgung, dann erfolgt die Bereitstellung der Energie stets aerob. Mit zunehmendem Sauerstoffmangel bei erhöhter Belastung und schlechtem Trainingszustand wird die muskuläre Energie zusätzlich anaerob bereitgestellt. Hierbei entsteht das leistungsbegrenzende Laktat (Salz der Milchsäure).

Wie sollte trainiert werden?

Training im aeroben Bereich

Ausdauerbelastungen sind nur mit aerober Energiebereitstellung möglich.

Die für das Höhentrekking und Höhenbergsteigen nötige Ausdauer erzielt man nur, wenn man vornehmlich im aeroben Bereich trainiert, also in dem Bereich, in dem die erforderliche Energiebereitstellung für die Muskeln mit dem eingeatmeten Sauerstoff noch gewährleistet werden kann.

Die Glykogenspeicher (Stärkespeicher) in den Muskelzellen, aus denen die Glukose zunächst bezogen wird, sind nicht groß, sie reichen je nach Belastungsintensität nur für wenige Stunden. Die Fettreserven im Muskel, unter der Haut und in der Bauchhöhle hingegen reichen für Tage und sind für den Höhenbergsteiger, der auf eine lang anhaltende, mittlere bis submaximale Energiebereitstellung angewiesen ist, von grundlegender Bedeutung.

Mit Radfahren die Ausdauer verbessern

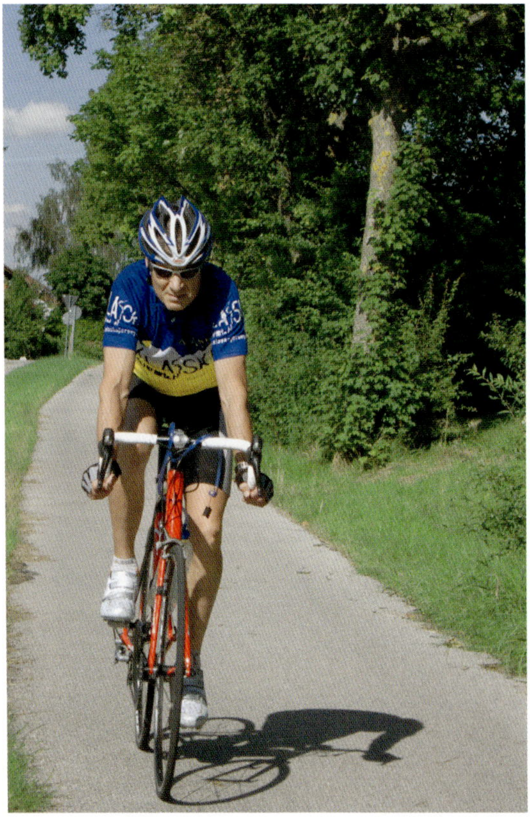

Grundsätzlich kann die Ausdauerleistungsfähigkeit mit allen Ausdauersportarten (Laufen, Radfahren und Schwimmen) erzielt werden. Wer 3–4-mal in der Woche und jeweils mindestens 45 Min. lang mit einer Herzfrequenz zwischen etwa 55 und 80% seiner maximalen Herzfrequenz trainiert, kann die Ausdauer über Wochen und Monaten zunehmend verbessern. Wer einen Sieben- oder gar Achttausender besteigen will, muss die wöchentlichen Trainingseinheiten allerdings verlängern.

Je kräftiger die Muskulatur ist und je mehr Sauerstoff sie jeweils aus dem Blut aufnehmen und verwerten kann, umso mehr Energie (ATP) kann in den Muskelzellen bereitgestellt werden und desto besser ist die Steigleistung in der Höhe. Als weiterer Trainingseffekt stellt sich eine Verbesserung der Herztätigkeit ein. Die Herzkammern vergrößern sich, die Herzmuskeldicke nimmt zu, und mit jedem Herzschlag kann mehr Blut in das Gefäßsystem gepumpt werden; folglich sinkt die Herzfrequenz, erkennbar an der Erniedrigung des Ruhepulses. Auch die Atemmuskulatur wird beim Training kräftiger und ermöglicht eine effizientere Atmung unter Belastung.

Vielfach wird aber falsch trainiert, überwiegend zu hoch bzw. im anaeroben Bereich belastet. Deshalb ist es

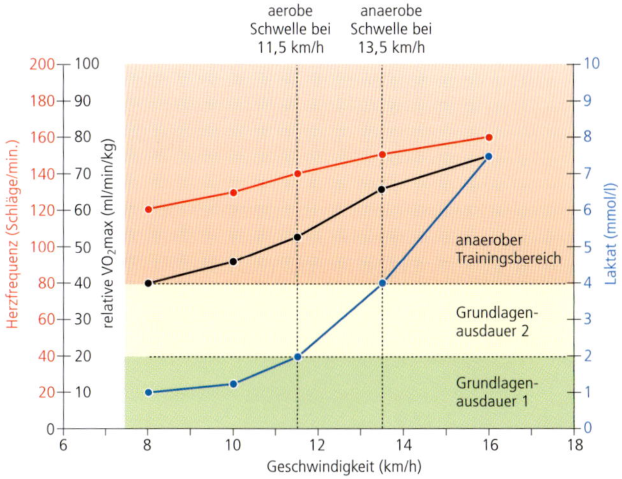

Leistungstest (Laufband) zur Trainingsplanung (Beispiel). Das **Grundlagenausdauer-1-Training** (GA1; 70% des Trainingsumfangs) verbessert den Fettstoffwechsel, das **Grundlagenausdauer-2-Training** (GA2; 20%) steigert die Leistung, verbessert die O_2-Aufnahme und erhöht die Glykogenreserven. Training im anaeroben Bereich (10%) verbessert die Mobilisation und Motorik. Sinnvoll für:

- Höhentrekker: Verbesserung der körperlichen Fitness vorrangig durch GA1- (<11,5 km/h) und GA2-Training (11,5–13,5 km/h)
- Höhenbergsteiger: zusätzliche Trainingsintervalle im anaeroben Grenzbereich (>13,5 km/h) gem. Beispiel-Leistungstest

ratsam, vor Beginn des Trainings sowohl die aktuelle Leistungsfähigkeit als auch die individuell optimalen Trainingsbereiche im Rahmen einer sportmedizinischen Leistungsdiagnostik bestimmen zu lassen. Mit den Daten dieses Tests kann ein individuelles und effektives Trainingskonzept erstellt und die erforderliche Leistungsfähigkeit ohne Unter- oder Überforderung gezielt verbessert werden.

Sportmedizinischer Leistungstest

Im Rahmen einer sportmedizinischen Leistungsdiagnostik werden neben der maximalen Sauerstoffaufnahme auch die Laktatwerte auf verschiedenen Belastungsstufen bestimmt. Aus dem Verlauf der Laktat-Leistungskurve können dann die sogenannte aerobe und die anaerobe Schwelle bestimmt werden. Mithilfe dieser beiden Schwellenwerte können zur Verbesserung der Leistungsfähigkeit individuelle trainingswirksame Herzfrequenzen bzw. Pulsbereiche vorgegeben werden. Stellt man bei der Pulsuhr jeweils die im Test bestimmten Pulsvorgaben ein, dann kann das Training in den erforderlichen Belastungsbereichen exakt durchgeführt werden, ohne dass die Gefahr besteht, sich möglicherweise über- oder eventuell sogar unterzubelasten. Höhenbergsteiger sollten sowohl aerobe als auch anaerobe Belastungseinheiten im Training absolvieren.

Susi Lutz, Deutsche Meisterin im 3000-m-Hindernislauf beim Leistungstest auf dem Laufband

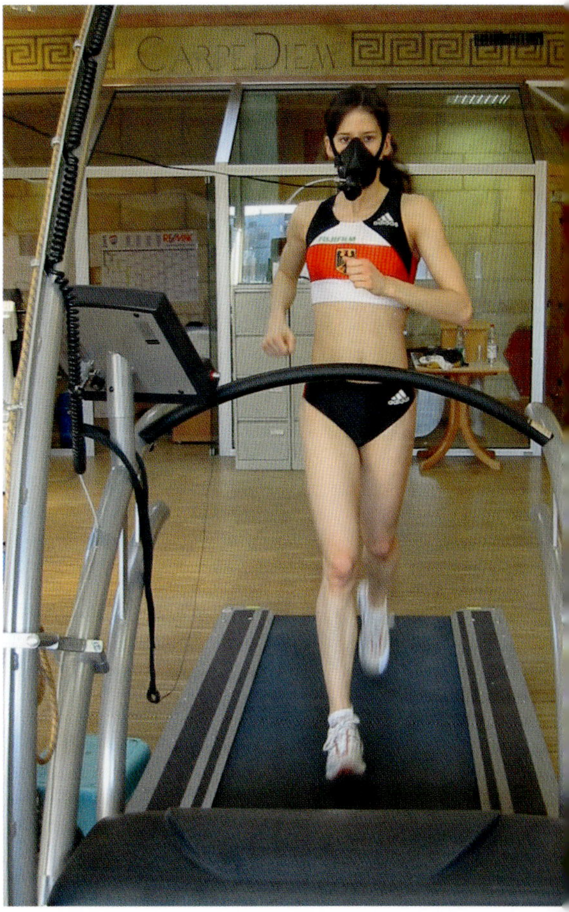

Grundlagenausdauerbereich 1: Der Schwerpunkt mit sicherlich mehr als 2/3 des gesamten Trainingsumfanges liegt bei langen, lockeren Trainingseinheiten im Fettstoffwechselbereich bei Intensitäten unterhalb der aeroben Schwelle (Laktat < 2 mmol).
Grundlagenausdauerbereich 2: Zur Steigerung der Leistungsfähigkeit sind jedoch auch intensivere Belastungseinheiten bis zur anaeroben Schwelle (Laktat < 4 mmol) notwendig.
Anaerober Bereich: Auch kontrollierte Einheiten im anaeroben Bereich gehören zum kompletten Trainingsplan dazu.

Durch das Training sinken bei gleichbleibender Belastungsintensität schließlich Puls und Laktatwerte und zeigen somit eine verbesserte Pumpleistung des Herzens, eine ökonomischere Atmung und Sauerstoffverwertung in den Muskelzellen und einen verbesserten Fettstoffwechsel an.

Vergleich Nichtsportler/Ausdauersportler – 25 Jahre

	Nichtsportler		Ausdauersportler	
	in Ruhe	maximal	in Ruhe	maximal
Herzgewicht (g)	300		500	
Herzfrequenz (Schläge/min)	80	180	40	180
Schlagvolumen (ml)	70	100	140	190
Herzzeitvolumen (l/min)	5,6	18	5,6	35
Atemzeitvolumen (l/min)	6,0	100	6,0	200
O_2-Aufnahme (l/min)	0,3	3,0	0,3	5,2

Maximale Sauerstoffaufnahmekapazität VO_{2max}

Die entscheidende Leistungsgröße, die die aktuelle Ausdauerleistungsfähigkeit beschreibt, heißt VO_{2max}, was maximale Sauerstoffaufnahmekapazität bedeutet. Sie gibt an, wie viel Sauerstoff der Organismus in einer Minute aufnehmen und verarbeiten kann. Die $VO_{2\,max}$ ist Ausdruck der aeroben Leistungsfähigkeit und damit auch für Bergsteiger eine wichtige Kenngröße. Je höher sie ist, desto höher der Wirkungsgrad der Muskulatur. Die maximale Sauerstoffaufnahmekapazität kann im Rahmen einer sportmedizinischen Leistungsdiagnostik bestimmt werden.

Ein Untrainierter kann unter körperlicher Belastung durch Steigerung von Herz-, Atem- und Muskeltätigkeit die Sauerstoffaufnahme maximal um das Zehnfache auf 3000 ml/min steigern. Für einen 75 kg schweren Bergsteiger errechnet sich hieraus eine maximale relative Sauerstoffaufnahme von 40 ml pro Kilogramm Körpermasse und Minute, ein Wert, der lediglich Steigleistungen ohne Gepäck von etwa 300 Hm/Std. unterhalb von 2500 m ermöglicht, oberhalb dieser Höhe jedoch zu gering ist, um adäquate Steigleistungen zuzulassen. Zum

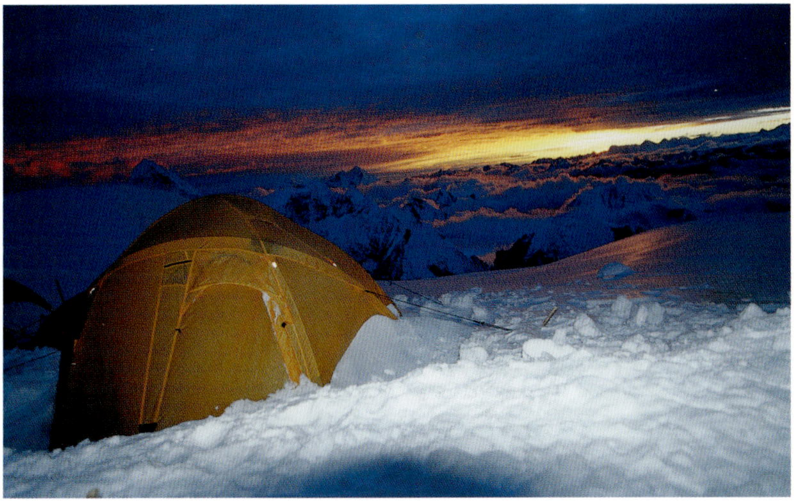

Cho Oyu: Sonnenuntergang im 2. Hochlager

Vergleich: Ein untrainierter 30-Jähriger weist in etwa eine VO_{2max} von 45 ml/kg/min auf. Mit jedem Jahr sinkt die Leistungsfähigkeit um etwa 1%.

Beim Höhentrekking bis etwa 5000 m sollte die maximale relative Sauerstoffaufnahme 50–55 ml betragen. Beim Höhenbergsteigen zwischen 5000 und 6500 m sollte sie bei 55–65 ml und jenseits von 6500 m idealerweise über 65 ml liegen.

Diese Werte für die VO_{2max} sind ideale Richtwerte, die ein zügiges Tempo bei Trekkingtouren und einen zügigen Auf- und Abstieg beim Höhenbergsteigen ermöglichen und auch den Aufenthalt im Gipfelbereich eines Achttausenders so kurz wie möglich halten. Je höher dieser Wert ist, desto besser sind Ausdauertrainingszustand und Leistungsfähigkeit am Berg. Und mit einer guten körperlichen Fitness kann nicht nur der bergsportliche Genuss erhöht werden, auch die Sicherheit am Berg wird verbessert.

Die Leistungsfähigkeit am Berg wird jedoch durch weitere Parameter beeinflusst, vornehmlich durch die Fähigkeit zur Höhenanpassung bzw. zur Kompensation des Sauerstoffmangels. Dieser ist individuell unterschiedlich und im wesentlichen Maße genetisch festgelegt. Es kann daher also vorkommen, dass ein nur mittelmäßig ausdauertrainierter Bergsteiger infolge seiner sehr guten Höhenanpassung durchaus Gipfelchancen hat. »Kleine« Achttausender können bei Idealbedingungen (gutes Wetter, ausgetretene, feste Trittspur, geringe Geländesteilheit und -schwierigkeit, leichtes Gepäck) manchmal auch noch mit einer relativen VO_{2max} von 55 ml/kg/min erreicht werden. Aber je geringer dieser Wert und die körperliche Fitness, desto geringer die Steigleistung und desto geringer auch die Wahrscheinlichkeit, dass das Höhenziel erreicht wird, vor allem dann, wenn auch die Höhenanpassung noch schlecht ist. Da dieser Faktor jedoch kaum trainierbar ist, sollte das Augenmerk in der Vorbereitung einer Höhenunternehmung auf die beeinflussbaren Faktoren bzw. die körperliche Fitness gelegt werden.

Wer den Elbrus oder den Kilimandscharo besteigen oder den Everest- oder Annapurna-Trek gehen will, sollte idealerweise eine relative VO_{2max} von 55 ml/kg/min aufweisen.

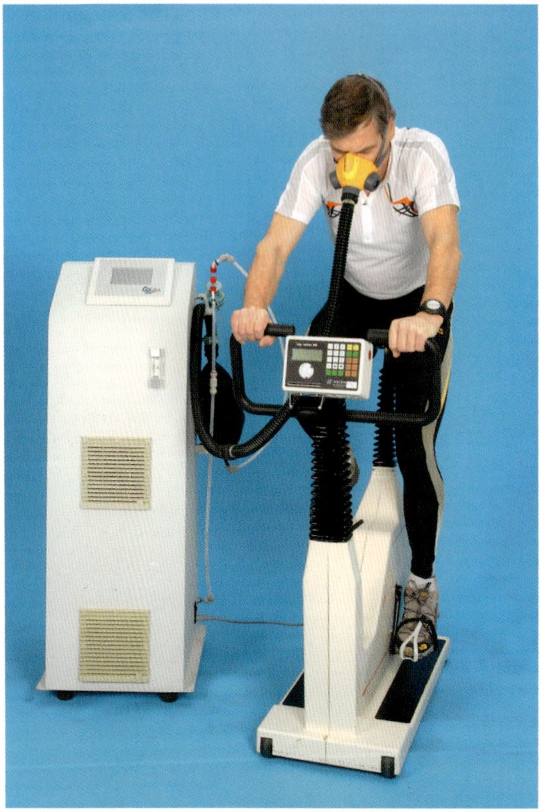

Ausdauertraining und Vorakklimatisation in simulierter Höhe

Training in Hypoxie bzw. unter Sauerstoffmangel wird zu Verbesserung der Ausdauerleistungsfähigkeit bei Leistungssportlern bereits seit geraumer Zeit als Trainingsstimulus und inzwischen in zunehmendem Umfang auch bei Höhenbergsteigern eingesetzt. Hypoxietraining war in den vergangenen Jahren gleichbedeutend mit Höhentraining, einem Training unter natürlichen Sauerstoffmangelbedingungen (hypobare Hypoxie). In den letzten Jahren haben künstliche Höhenbedingungen mit sauerstoffarmen Atemgasgemischen eine immer größere Bedeutung erlangt. In derartigen Luftgemischen wird Sauerstoff in Abhängigkeit von der gewählten Höhensimulation zunehmend durch Stickstoff ersetzt. Mit relativ geringem Aufwand lassen sich so Höhenaufenthalte durch das Atmen von sauerstoffarmen Luftgemischen in einem Spezialzelt oder über eine Atemmaske simulieren. Ein Training unter Sauerstoffmangelbedingungen führt u. a. zu einer erhöhten Freisetzung von Erythropoietin und somit zur Neubildung roter Blutkörperchen.

Ausdauertraining in Hypoxie, simulierte Höhe 2760 m

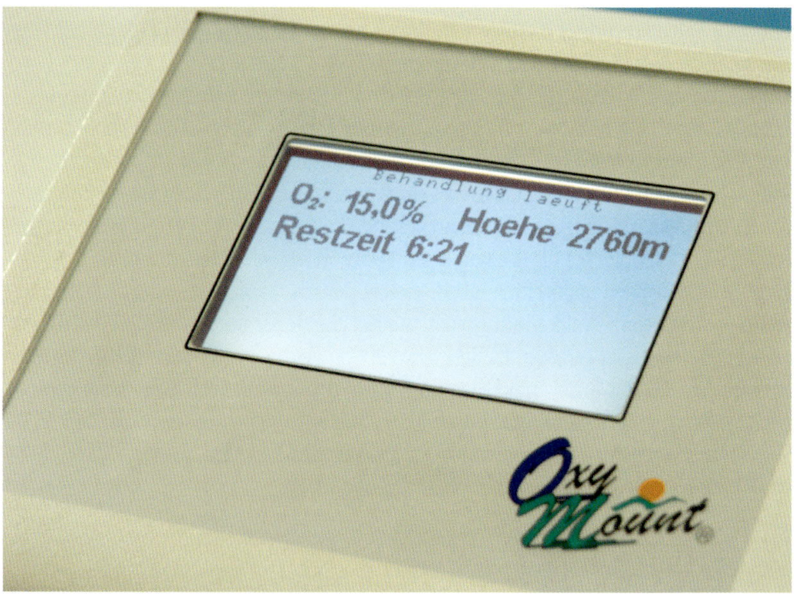

Das beste, jedoch auch zeitintensivste Training sind mehrstündige Bergtouren mit Rucksack. Hierbei werden nicht nur die Ausdauer, sondern auch Kraft, Koordination und je nach Höhe auch die Höhenanpassung verbessert.

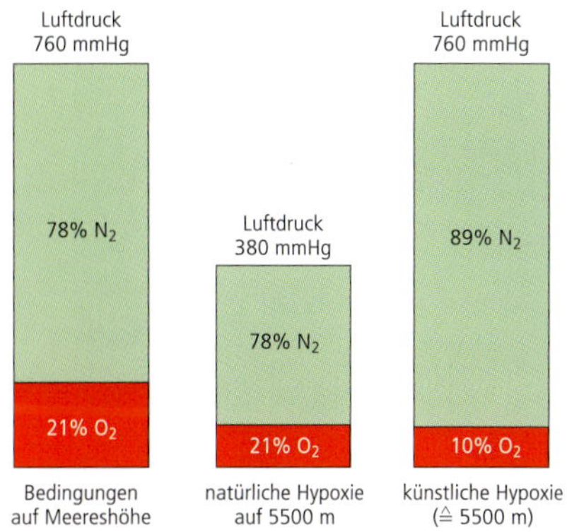

Natürlicher und künstlicher Sauerstoffmangel. Der natürliche Sauerstoffmangel (hypobare Hypoxie) entsteht infolge der Luftdruckerniedrigung in der Höhe, der künstliche (normobare Hypoxie) wird erzeugt durch Verminderung des Sauerstoffanteils und kompensatorische Erhöhung des Stickstoffanteils der Luft bei unverändertem Luftdruck. Die künstliche Hypoxie kann zur Leistungssteigerung (Höhentraining) und zur Vorakklimatisation genutzt werden. Vorteile: weniger zeitintensiv, gewohnte Umgebung, kostengünstig und gute Intensitätssteigerung.

Eine Vorakklimatisation in künstlicher (normobarer) Hypoxie ist nur interessant und sinnvoll, wenn die Zeit zur Höhenanpassung während der Höhenunternehmung zu kurz ist, wenn z. B. gleich mit Beginn der Unternehmung akklimatisationspflichtige Höhenbereiche erreicht werden oder wenn die tägliche Aufstiegshöhe jeweils über 600 Hm bzw. dem persönlich verträglichen Ausmaß liegt und wenig Zeit für Akklimatisationstage vorgesehen ist.

Im Gegensatz zu einem Höhenaufenthalt, bei dem man Tag und Nacht dem Sauerstoffmangel ausgesetzt ist, haben die simulierten Höhenaufenthalte den Nachteil, dass sie jeweils zeitlich begrenzt sind. Während für eine Vorakklimatisation unter natürlichen Höhenbedingungen bereits mehrtägige Aufenthalte in den Bergen von etwa 3000 m hilfreich sind, ist der zeitliche Aufwand unter simulierten Höhenbedingungen beträchtlich größer. Kurzeitiges stundenweises Atmen sauerstoffgeminderter Luft kann zwar die körperliche Leistungsfähigkeit verbessern, reicht offenbar aber nicht aus, um die Akklimatisationsvorgänge effektiv anzustoßen. Um Auftreten und Schweregrad einer akuten Bergkrankheit zu minimieren, sollte man z. B. mindestens 14 aufeinanderfolgende Nächte in einem Hypoxiezelt oder einer Hypoxiekammer auf einer simulierten Höhe von ca. 2600 m (und höher) über jeweils mindestens 8 Stunden verbringen.

Will man sich nur tagsüber und über kürzere Zeiten unter Sauerstoffmangelgemischen vorakklimatisieren, müssen Zeitrahmen und Höhenstimulus weiter erhöht werden. So ist erst eine 3-wöchige Anwendung mit jeweils 4 Stunden täglich und 5 x wöchentlich auf einer simulierten Höhe von 4300 m in der Lage, das Risiko für eine akute Bergkrankheit zu reduzieren.

Welche Höhe man simuliert und wie häufig und intensiv man dieses vorbereitende Höhentraining absolviert, sollte mit einem Sportmediziner abgeklärt werden.

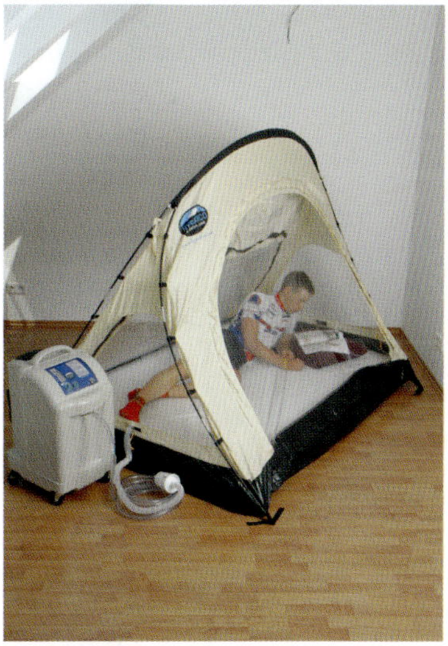

Vorakklimatisation im Hypoxie-Zelt

Training der Atemmuskulatur

Das Luftvolumen der Lunge ist begrenzt und kann durch Training nicht wesentlich verbessert werden; allerdings lässt sich mit einer gut trainierten Atemmuskulatur die Atemtätigkeit bzw. der Atemgrenzwert (max. Atemminutenvolumen) steigern. Vorteilhaft ist dies in extremen Höhen, wo auch Atemtechnik und die Kraft der Atemmuskulatur von leistungslimitierender Bedeutung sind.

Zum Training der Atemmuskulatur gibt es unterschiedliche Methoden. Im einfachsten Fall bindet man sich ein Latexgummiband um die Brust. Effektiver und besser steuerbar sind

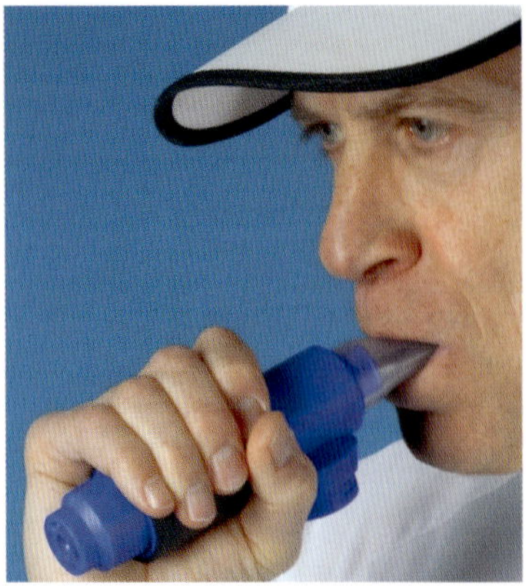

Training der Atemmuskulatur

spezielle Atemtrainingsgeräte, bei denen in Ruhe gegen Widerstand ein- und ausgeatmet wird (SpiroTiger, PowerLung).

Höhentauglichkeits-untersuchung

Es könnte ja so einfach sein – man geht zu einem Spezialisten, stellt die Frage nach der Höhentauglichkeit, es folgen ein paar Untersuchungen und kurz darauf steht das Ergebnis fest: voll höhentauglich oder vielleicht nur eingeschränkt oder gar überhaupt nicht höhentauglich. In den beiden letzteren Fällen erhält man dann umgehend Tipps, wie man innerhalb kürzester Zeit voll höhentauglich wird. Ja, so könnte es sein, ist es aber leider nicht. Anders als bei der Beurteilung der Tauchtauglichkeit lässt sich die Eignung für die Höhe nicht und insbesondere auch nicht das persönliche Risiko für die Entwicklung von Höhenkrankheiten im Voraus bestimmen, man muss es persönlich ausloten. Wenn man aber das Risiko für Höhenkrankheiten nicht vorbestimmen kann, warum soll man sich dann höhenmedizinisch untersuchen und beraten lassen?

Eine höhenmedizinische Untersuchung ist in jedem Fall sinnvoll, schließlich werden hierbei die Organe auf ihre Funktionstüchtigkeit überprüft, die die Hauptlast der Akklimatisation, also der Anpassung an die dünne Luft, tragen: Herz, Kreislauf, Lunge und Nieren. Auch Gesundheitsstörungen, die unter der Kälte und der dünnen und trockenen Luft, bedeutsam sind, können im Vorfeld erkannt und behoben werden. In erster Linie betrifft dies latente Infektionsherde in den Gaumenmandeln, den Nasennebenhöhlen, den Zähnen und den Mittelohren.

Eine höhenmedizinische Beratung ist darüber hinaus immer sinnvoll, wenn bei früheren Unternehmungen Probleme während der Akklimatisation oder Gesundheitsstörungen aufgetreten sind. Fast immer sind sie die Folge einer falschen Höhentaktik und lassen sich in über 75% der Fälle mit einer geänderten Strategie vermeiden.

Hypoxie-Provokationstest

Die Anpassung der Atmung und auch von Herz und Kreislauf an die dünne Luft lässt sich mit einem Hypoxie-Provokationstest gut vorhersagen. Hierbei wird ein sauerstoffärmeres Luftgemisch über eine Maske für 20–30 Minuten geatmet, gleichzeitig verfolgt man an einem Pulsoximeter den Abfall der Sauerstoffsättigung im Blut. Am Ende einer solchen Untersuchung weiß man dann, ob diese gut, schlecht oder irgendwo zwischen diesen beiden Extremen liegt. Man weiß dann zwar, ob die Akklimatisation zügig oder eher beschwerlich verläuft und vielleicht auch, ob die Nächte in der Höhe eher problemlos oder doch mehr schlaflos sein werden, aber eben nicht auf zuverlässige Weise, wie anfällig man gegenüber den Höhenkrankheiten ist. Als Trost für alle, die feststellen werden, dass sich ihre Atmung in der Höhe weniger zügig anpasst, sei an dieser Stelle gesagt, dass auch Messner und Habeler, die zu den weltbesten Hö-

GUTES TESTERGEBNIS IST KEINE GARANTIE FÜR PROBLEMLOSEN AUFSTIEG

Ich hatte mit allen Teilnehmern vor der Reise zum Kilimandscharo einen Höhentest mit einem Generator der Fa. Höhenbalance auf einer simulierten Höhe von 3800 m durchgeführt und hierbei den Abfall der Sauerstoffsättigung über 20 Min. gemessen. Eine Teilnehmerin ist bei diesem Test auf einen Sättigungswert von ca. 70% abgefallen, hat sich am Berg jedoch gut gefühlt und hatte dort mithin die besten Sättigungswerte. Ein Teilnehmer, der beim Test nur einen geringen Abfall bis auf 90% aufwies, wurde dann vor Ort aber richtig höhenkrank und entwickelte sowohl ein Höhenlungen- als auch ein Höhenhirnödem. Eine sichere Vorhersage im Hinblick auf die mögliche Entwicklung einer Höhenkrankheit kann damit weiterhin in erster Linie nur über die Befragung zu früheren Höhenaufenthalten vorgenommen werden, ist aber, sofern noch keine Höhenerfahrung besteht, mit einem Hypoxie-Provokationstest nicht möglich.
(Frank Möckel, Schwerpunktpraxis für Sport-, Reise- und Ernährungsmedizin, Regensburg)

HYPOXIE–PROVOKATIONSTEST

Der Hpoxie-Provokations-Test zeigt zwar an, wie gut man eine akute Sauerstoffmangelsituation kompensieren kann, und somit auch, wie effizient der Atemantrieb über die Chemosensoren in den Glomuskörperchen gesteuert wird. Wie sich allerdings die Akklimatisation unter den Sauerstoffmangelbedingungen beim Höhentrekken und -bergsteigen entwickelt, kann jedoch nicht mit vergleichbarer Präzision vorausgesagt werden. Vor allem lässt sich das Risiko für eine Höhenkrankheit nicht abschätzen.

henbergsteigern gehören und die den Everest als Erste ohne zusätzlichen Sauerstoff bestiegen, die üblichen Schwierigkeiten hatten, sich an die dünne Luft zu gewöhnen. Die Gipfelchancen blieben hiervon jedoch unberührt, und ernsthaft höhenkrank sind die beiden deshalb auch nie geworden. Das Erkrankungsrisiko korreliert zwar direkt mit dem Vermögen, wie rasch unser Organismus und insbesondere die Atmung die Sauerstoffknappheit kompensieren kann; es entscheidet aber nicht ausschließlich darüber, ob und wie ernsthaft man höhenkrank wird.

Gasherbrum II, am Südwestsporn

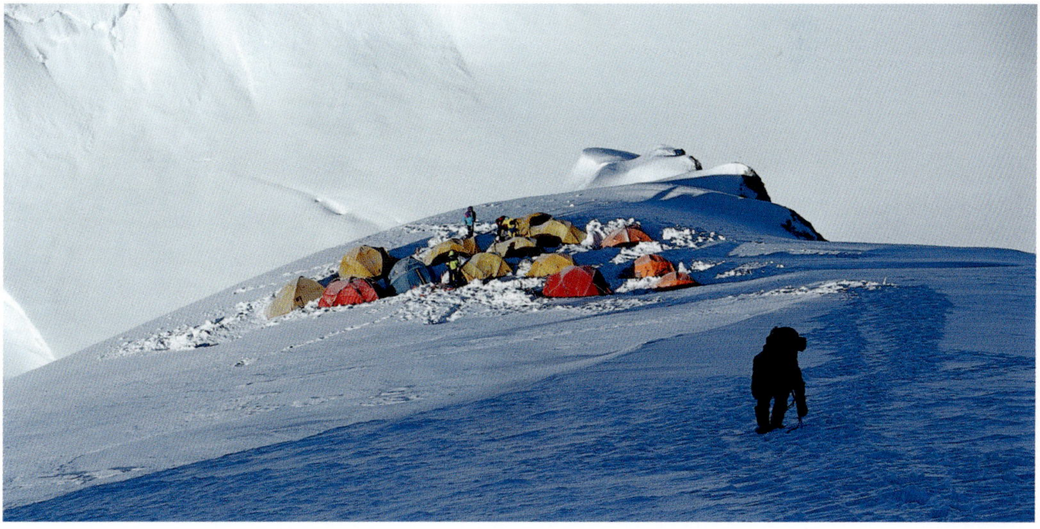

Reisemedizinische Beratung – wann und wo?

Stehen Reiseziel, Reiseroute und Abreisezeitpunkt fest, so sollte ein reisemedizinisch qualifizierter Arzt sechs bis acht Wochen vor Reiseantritt unter Vorlage des Impf- und gegebenenfalls Allergiepasses konsultiert werden. Dabei sind Angaben zu möglichen Vorerkrankungen, Unverträglichkeiten oder besonderen Reisewünschen ebenso hilfreich wie Aussagen zu bereits gut vertragenen Impfungen und Malariamedikamenten. Bringen Sie Berichte von stationären Aufenthalten oder Voroperationen mit. Qualifizierte Ärzte finden Sie im Internet unter

- www.frm-web.de
- www.crm.de > Ärzteliste
- www.DTG.org > Ärztsuche

Krankheitsvorbeugung durch Impfen

Objektiv gesehen sind die am Markt befindlichen Wirkstoffe für Standard- und Indikationsimpfungen in Deutschland hunderttausendfach getestet. Das Risiko einer bleibenden Impfnebenwirkung ist bei Lebendimpfungen mit 1 zu 1 Mio. und bei Nichtlebendimpfungen mit 1 zu 4 Mio. anzusetzen.

Die dem Robert-Koch-Institut in Berlin angegliederte Ständige Impfkommission (STIKO) gibt jährlich Impfempfehlungen heraus, die aktuelle Erkenntnisse berücksichtigen. Der Impfplan ist im Internet unter www.rki.de/Infektionsschutz/Impfen einsehbar. Er ähnelt denen anderer Industrieländer.

Anhaltspunkte für eine Standard-Impfindikation, die die Grundlage für Reiseimpfungen darstellt (TdaP = Tetanus-Diphtherie-Keuchhusten-Impfung, Polio = Kinderlähmungsimpfung, MMR/Varizellen = Masern-Mumps-Röteln/ Windpocken-Impfung, HPV = Gebärmutterhalskebs-Impfung, PN = Pneumokokken-Impfung, Influenza = saisonale Grippeimpfung; GI = Grundimmunisierung)

	TdaP	Polio	MMR	Varizellen	Meningokokken C	Hepatitis B	HPV	PN und Influenza IN
Standard bis 18 J.	4x, zuletzt vor < 10 J		2x	2x	1x	3x	3x für Frauen	
Standard 18–59 J.	GI + 1 x letzte nach 10 J.		Nachholimpfung		–	–	–	
über 60 J.	1 x letzte nach 10 J.		–	–	–	–	–	1 x PN jährlich IN

Einige gesetzliche Krankenkassen erstatten zusätzlich Auslandsimpfungen und Malariamedikamente. Eine telefonische Nachfrage oder Recherche im Internet klärt dies schnell.

Hepatitis

Hepatitis-A-Schutz – für Trekker ein Muss

Das mit dem Stuhl erkrankter Personen ausgeschiedene Virus wird mit kontaminierten Nahrungsmitteln und Trinkwasser über den Mund aufgenommen. Innerhalb weniger Tage bis Wochen entwickelt sich eine Leberentzündung. Die Krankheitsintensität ist unterschiedlich, von kaum spür- und erkennbar bis zu einer 3-monatigen Schwäche mit Gelbfärbung der Haut.

Risiko: 0,5–2% auf 4 Wochen in warmen Ländern
Vorbeugung: sauberes Wasser und gekochte Speisen, Händewaschen
Impfschema: 2 x im Abstand von 6–12 Monaten
Wirkungseintritt: 14 Tage nach 1. Dosis, notfalls auch als »Last-Minute-Impfung«
Wirkdauer: 1. Dosis bis 12 Monate, 2. Dosis 15–25 Jahre
Handelsname: Havrix 1440®, Havpur®, Vaqta®
Kosten: ca. 55 € je Dosis
Bedeutung: wichtigste Reiseimpfung

Hepatitis-B-Schutz – für Trekker sinnvoll

Das durch direkten oder indirekten Blut- oder Schleimhautkontakt übertragene Virus verursacht eine Leberentzündung mit 3 möglichen Verlaufsformen: akuter und aggressiver Verlauf, verzögerter Verlauf mit Ausheilung und chronischer Verlauf mit dem Risiko der Entwicklung eines Leberkarzinoms.

Risiko: 0,2–0,5% auf 4 Wochen in warmen Ländern

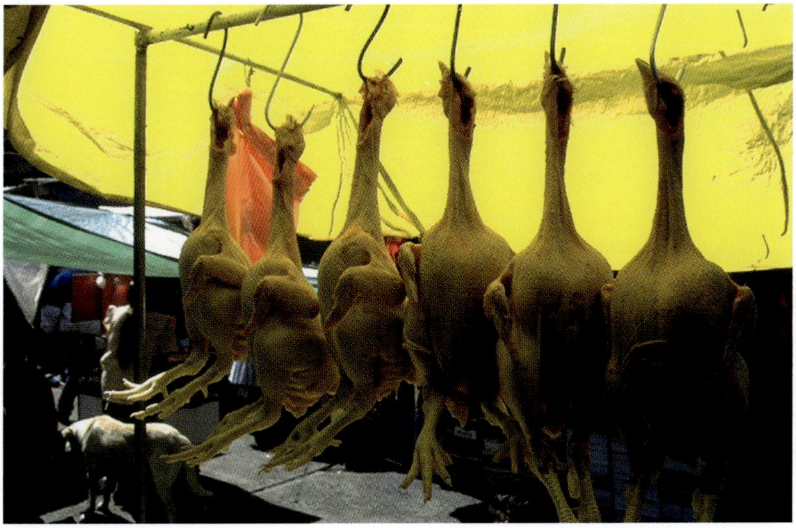

Markt in Huaraz, Peru

Vorbeugung: Blut- und Schleimhautkontakt meiden, ggf. Kondome verwenden, keine gemeinsamen Rasierer und Nagelscheren, Vorsicht bei Friseurbesuchen in Entwicklungsländern
Impfschema: 2 x im Abstand von 4 Wochen, dann nach 1 Jahr; Alternativ: Kurzzeitschema Tag 0–7–21 und 365
Wirkungseintritt: wenige Tage nach 2. Dosis bzw. 3. Dosis bei Kurzzeitschema
Wirkdauer: 2 reguläre Dosen 6 bis 12 Monate, nach letzter Dosis 10 Jahre 94% Wirksamkeit
Handelsname: Engerix®, HB-Vax® etc.
Kosten: ca. 55 € je Dosis
Bedeutung: Standardimpfung im Impfprogramm bis 18 Jahre, sinnvolle Reiseimpfung für junge Leute und Risikoreisende

Hepatitis-A+B-Schutz – sinnvolle Langzeitprophylaxe

Impfschema wie Hepatitis B.
Handelsname: Twinrix®
Kosten: ca. 70 € je Dosis

Obsthändler in Kodari, Nepal

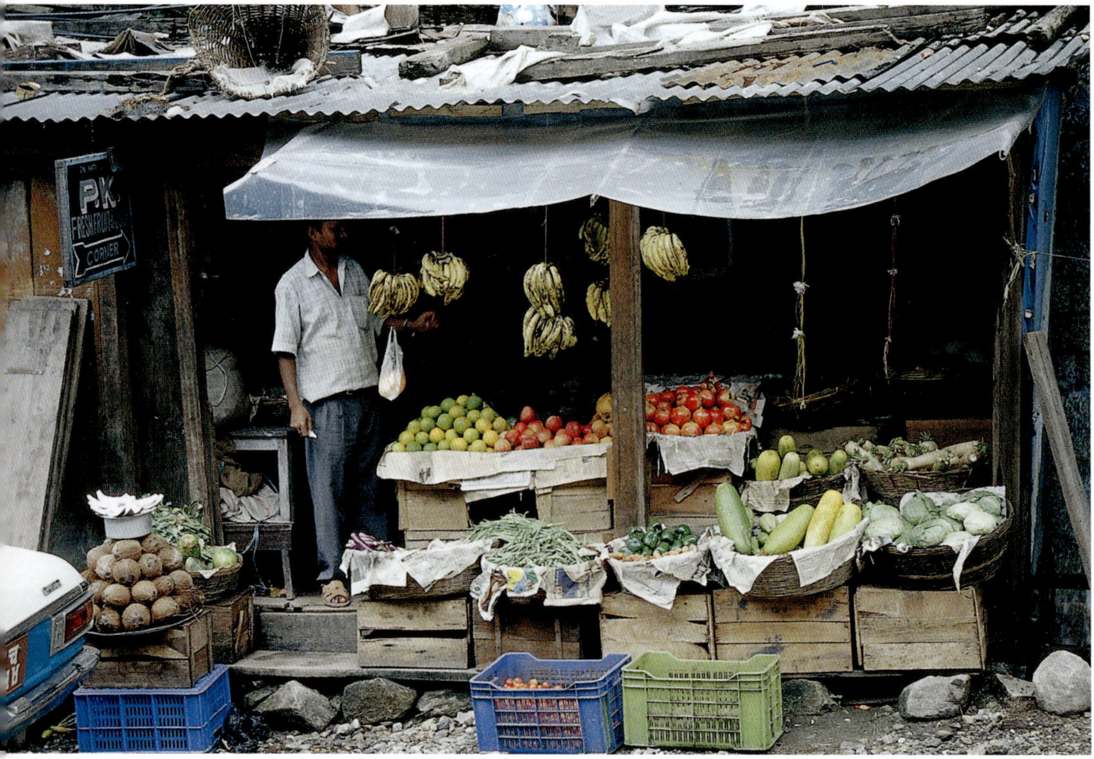

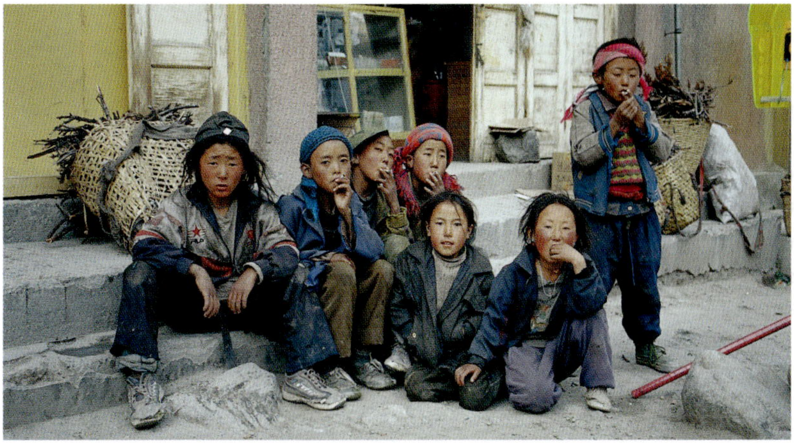

Kinder in Nyalam, Tibet

Typhus und Paratyphus

Zu weiteren Informationen zur Erkrankung s. S. 150.
Risiko: gering
Vorbeugung: sauberes Wasser und gekochte Speisen, Händewaschen
Impfschema: oraler Impfstoff 3 Tabletten (je 1 Tablette alle 2 Tage) oder Injektion 1 x für 3 Jahre
Wirkungseintritt: 10–14 Tage nach Abschluss der Impfung, 60–70% Wirksamkeit
Wirkdauer: 1 Jahr (oraler Impfstoff), 3 Jahre (Spritze)
Handelsname: Typhoral L®, Typhim Vi® oder Typherix®
Kosten: ca. 25 €
Bedeutung: sinnvolle Reiseimpfung für Low-Budget-Reisende in Risikogebiete

Tollwut – sinnvoller Schutz vor einer seltenen Erkrankung

Das überwiegend durch Hundebiss, gelegentlich auch durch Fledermaus- und Affenbiss mit dem Speichel tollwütiger Tiere übertragene, weltweit vorkommende Virus befällt das Nervensystem. Die Hauptrisikoregionen sind Nepal, Indien, Südostasien und die Andenländer; Mittel- und Westeuropa gelten als tollwutfrei.

1–3 Monate nach dem Biss entwickelt sich eine Hirnentzündung (Enzephalitis) und eine Rückenmarkentzündung (Myelitis) und es treten zentralnervöse Funktionsstörungen auf (Schmerzen, Lähmungen, Krampfanfälle, Halluzinationen). Wenn erste Symptome auftreten und die Diagnose gestellt wird, ist es für eine Behandlung bereits zu spät, die Betroffenen sterben innerhalb weniger Tage. Eine Impfnachbehandlung spätestens 24 Stunden nach dem Biss eines tollwütigen Tiers mit 5 Injektionen ist als sogenannte Postexpositionsprophylaxe (PEP) möglich.

Risiko: gering, aber jeder Hund muss als potenziell infiziert betrachtet werden
Vorbeugung: Distanz zu allen Kleintieren
Impfschema: Tag 0–7–21 (bis 28)
Wirkungseintritt: 10 Tage nach letzter Dosis
Wirkdauer: 2 Jahre nach dritter Dosis
Handelsname: Rabipur®, Tollwut-HDC-Impfstoff®
Kosten: ca. 70 € je Dosis
Bedeutung: wichtig für Trekker/Bergsteiger, da eine Postexpositions-Prophylaxe in Afrika und entlegenen Gebieten meist nicht verfügbar ist
Wichtig: Auch nach Vorimmunisierung sollte die Bisswunde von einem Arzt angeschaut und 2 weitere Impfungen verabreicht werden.

Gelbfieber

Gelbfieber ist eine durch tagaktive Gelbfiebermücken übertragene fieberhafte Viruserkrankung in den Tropen und Subtropen Afrikas und Südamerikas. Asien ist frei von Gelbfieber. Schätzungsweise 90% der Infektionen entfallen auf den afrikanischen Kontinent.

Die Krankheit beginnt in den meisten Fällen mit Fieber und Übelkeit. Diese anfänglichen Beschwerden bilden sich innerhalb einiger Tage wieder zurück. Bei einigen Betroffenen entwickelt sich eine Leberschädigung, die im Rahmen eines Multiorganversagens dann tödlich enden kann. Schätzungen der WHO zu Folge erkranken jedes Jahr ca. 200000 Personen, 30000 Personen sterben an Gelbfieber. Als Ausdruck einer Leberfunktionsstörung bestehen u. a. eine Gelbsucht (daher der Krankheitsname) und eine erhöhte Blutungsneigung.
Risiko: extrem gering
Vorbeugung: Mückenschutz tagsüber
Impfschema: 1 x bis 10 Tage vor Abreise in das Endemiegebiet

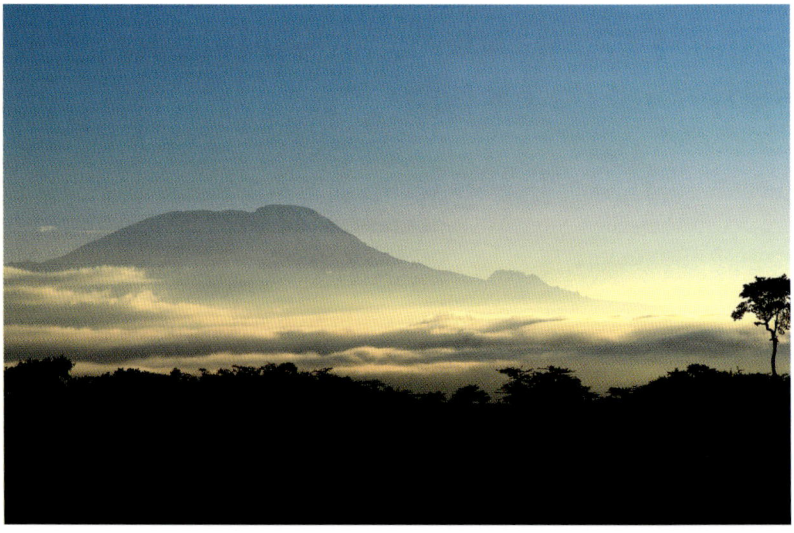

Sonnenuntergang am Kilimandscharo

Wirkungseintritt: 10 Tage nach Impfung
Wirkdauer: > 10 Jahre
Handelsname: Stamaril®
Kosten: ca. 35 € je Dosis
Wichtig: Vorschrift bei Grenzwechsel in Risikogebieten, selten auch bei direkter Einreise aus Europa, z. B. Bolivien (s. u.)
Impfpass mitnehmen!

Länder mit Gelbfieberimpfvorschrift bei direkter Einreise (Quelle: WHO, Centers for Disease Control and Prevention Yellow Book 2010), Länder mit Relevanz für Höhenbergsteiger sind fett markiert

• Angola • Benin • **Bolivien** • Burkina Faso • Burundi • Kamerun • Kenia • Zentralafrikanische Republik • Republik Kongo • Elfenbeinküste • Demokratische Republik Kongo	• Französisch Guayana • Gabun • Ghana • Liberia • Mali • Niger • Ruanda • São Tomé und Principe • Sierra Leone • Togo

GELBFIEBER

Pflicht bei Einreise von Kenia/Bolivien (Endemiegebiet) nach Südafrika/Peru (kein Endemiegebiet), nicht umgekehrt.

Hinweis: Lebendimpfung, Zeitabstand zu anderen Lebendimpfungen wie MMR, Windpocken 0 oder 4 Wochen. Impfung nur in zugelassenen Impfstellen, Suche unter www.frm-web.de/Postleitzahlen/GF-Impfstellen. Gelbfieberimpfvorschrift bei:

1. Direkteinreise in eines der oben genannten Länder
2. Wechsel von einem Land mit Gelbfieber-Risiko zu einem anderen mit Gelbfieber-Risiko

Wasserverkäufer in Marokko

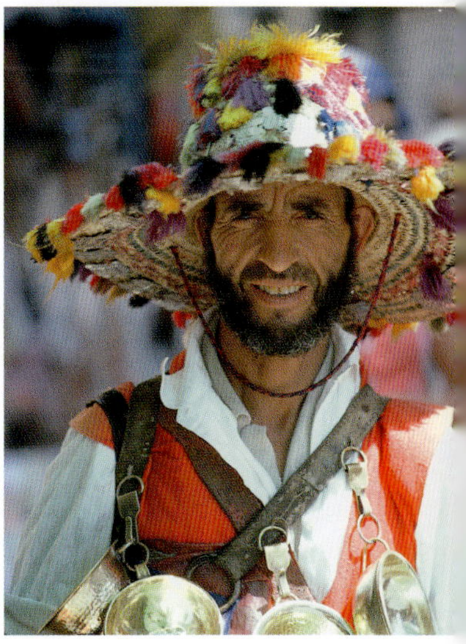

Last-Minute-Reisen und Impfungen

Als Last-Minute-Reisen werden Unternehmungen bezeichnet, die zwischen Buchung und Abreise weniger als 14 Tage aufweisen. Sofern erforderlich können in dieser Zeit noch fällige Tetanus-Kombinationsimpfungen, Hepatitis A-, Typhus-, Meningokokken- und 2 FSME-Impfungen durchgeführt werden. Früher verwendetes Gammaglobulin (z. B. Beriglobin®) zur Vorbeugung einer Gelbsucht (Hepatitis) wird nicht mehr empfohlen.

Reiseberatung für spezielle Trekkingziele in den Tropen und Subtropen

Reiseimpfungen (daP:Tetanus, Diphterie und Keuchhusten)

Nötige Impfung bzw. Medikation	Marokko	Himalaya, Karakorum	Kenia, Tansania, Uganda	Kenia, Sansibar, Tansania	Nationalparks Afrika
	Trekking im Hohen Atlas	Ladakh/Darjeeling, Baltistan (K2- und Broad-Peak-Trekking), Nepal, Terai, Urwaldcamps	Kilimandscharo, Ruwenzori, Mt. Kenya	Badewoche	Masai Mara (Kenia), Serengeti (Tansania), Krüger (Südafrika)
Gelbfieber	nein	nein	Vorschrift bei Grenzübertritt zu Nachbarland	Vorschrift bei Grenzübertritt zu Nachbarland	Vorschrift bei Grenzübertritt nach Afrika, Ausnahme vom Krüger nach Südafrika
TdaP	ja	ja	ja	ja	ja
Polio	(ja)	ja	(ja)	(ja)	(ja)
Hepatitis A+B	ja	ja	ja	ja	ja
Typhus	ja	ja	eher nein	eher nein	eher nein
Tollwut	ja	ja	ja	ja	ja
Malariamedikation	Standby Mai bis Oktober, unterhalb von 1600m, nur in der Provinz Chefchaouen	Standby bei Aufenthalt unterhalb von 1800 m	Standby bei Aufenthalt < 3 Nächte unterhalb 2000 m	Prophylaxe bei Aufenthalt > 3 Nächte unterhalb 2000 m, sonst Standby	Prophylaxe bei Aufenthalt > 3 Nächte, sonst Standby Krüger: Juni–Sept. Standby, sonst Prophylaxe

Nötige Impfung bzw. Medikation	Peru	Bolivien	Argentinien und Bolivien	Ecuador	Dschungel Südamerika
	Huaraz (Cordillera Blanca), Cusco (C. Vilabamba und Vilcanota), Huayhuash-Rundtour, Inka Trail	Huayna-Potosi-Besteigung, Altiplano-Trekking, Salzseen von Uyuni, Trekking in der Cordillera Real	Aconcagua-Besteigung, Trekking Paine-Nationalpark, bolivianische Salares	Altiplano-Trekking, Chimborazo-Besteigung	Urwaldcamps Rio Napo in Ecuador, Pto. Maldonado, Peru, Ausflüge von St. Cruz, Bolivien
Gelbfieber	nein, Vorschrift bei Grenzübertritt in Nachbarland	Vorschrift bei Einreise und Grenzübertritt	Vorschrift bei Grenzübertritt, sinnvoll bei Dschungeltripp		
TdaP	ja	ja	ja	ja	ja
Polio	ja	(ja)	nein	nein	nein
Hepatitis A+B	ja	ja	ja	ja	ja
Typhus	ja	eher nein	eher nein	ja	ja
Tollwut	ja	ja	ja	ja	ja
Malariamedikation	Standby nur unterhalb von 1800 m	nein	nein	nein	Standby

Medizinische Hilfe vor Ort – wann wohin?

Medizinische Hilfe kann organisiert werden über:

- telefonische Kontakte zur deutschen Botschaft und zum Botschaftsarzt
- Arbeitsmediziner großer Gesellschaften (z. B. Lufthansa, Siemens)
- den Flughafenarzt
- Kontaktstelle in Deutschland bei vorausgegangenem Abschluss einer Rückholversicherung

Achten Sie bei Abschluss einer Rückholversicherung auf den Passus »Rückholung, wenn sinnvoll« statt »... wenn nötig«. Dies gewährleistet ein engagiertes Verhalten der Mitarbeiter zur Vermeidung einer kostenintensiven Rückführung.

Bitte seien Sie insbesondere in Afrika vorsichtig bei zu schnell gestellten Diagnosen. Eine Diagnose ist dort auch immer ein Grund für einträgliche Behandlungen. Nachuntersuchungen des Tropeninstituts München bei Malaria-Behandelten in Kenia konnten nur bei etwa jedem Zweiten die gestellte Diagnose bestätigen.

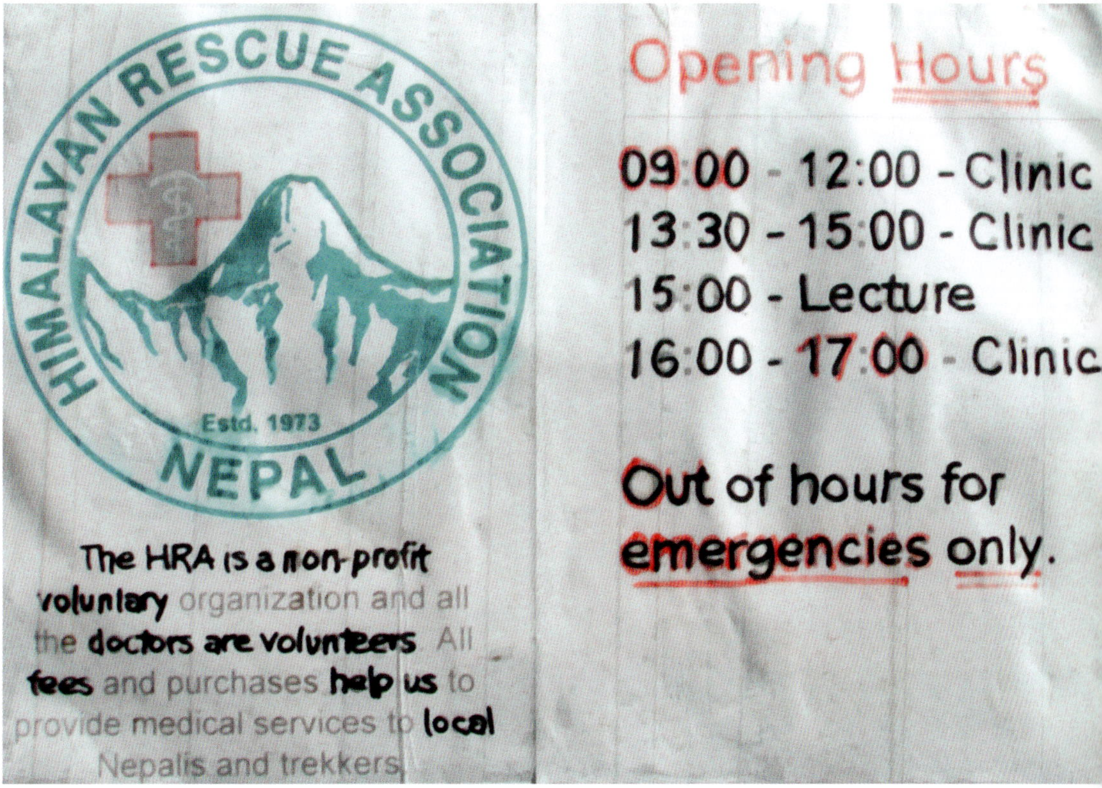
HIMALAYAN RESCUE ASSOCIATION
Estd. 1973
NEPAL
The HRA is a non-profit voluntary organization and all the doctors are volunteers. All fees and purchases help us to provide medical services to local Nepalis and trekkers.
Opening Hours
09:00 - 12:00 - Clinic
13:30 - 15:00 - Clinic
15:00 - Lecture
16:00 - 17:00 - Clinic
Out of hours for emergencies only.

Zeiten der HRA-Station in Manang, Nepal

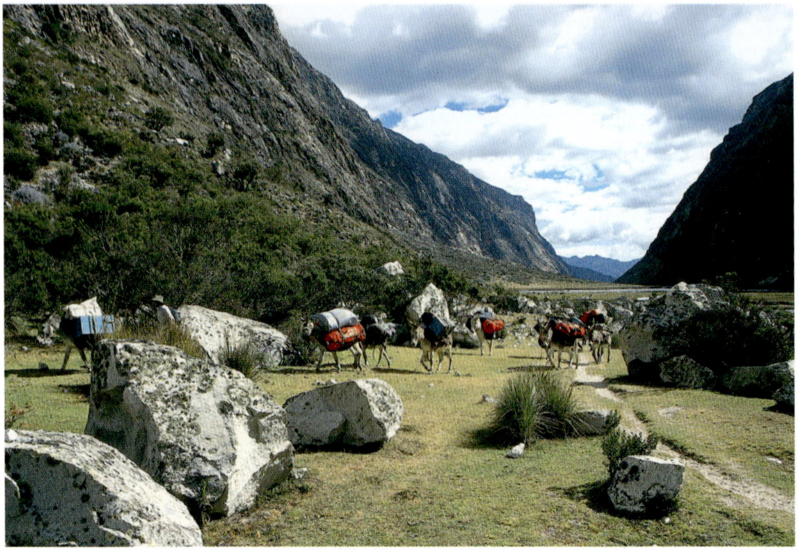

Mulis transportieren Lasten zum Alpamayo-Basislager.

Symptome nach Rückkehr – worauf ist zu achten?

Bei den Symptomen Fieber, Durchfall mit Krankheitsgefühl, blutigem Urin oder allgemeiner Schwäche sollte zeitnah ein reisemedizinisch erfahrener Arzt aufgesucht werden. Dabei gilt:

»Fieber nach Rückkehr aus den Tropen ist solange eine Malaria, bis 3 Blutausstriche negativ befundet wurden und eine andere Ursache gefunden wurde.«

Die Malariadiagnostik erlaubt keinen Aufschub.

BEI FIEBER IMMER AN MALARIA DENKEN

Malariaverdacht nach Tauchwoche in Mombasa, Kenia

M. K., 29 Jahre: »Wir hatten die Mt. Kenia- und Kilimandscharo-Besteigung mit einer Bade- und Tauchwoche nahe Mombasa ausklingen lassen, das tropische Meer mit seiner Artenvielfalt und die endlosen Strände faszinierten uns. Gesundheitlich ging alles – abgesehen von einem deftigen Sonnenbrand am Rücken und den Waden nach ausgiebigem Schnorcheln – klar. Wir hatten uns zuvor zahlreiche Schutzimpfungen und eine Malaria-Standby-Medikation geben lassen. 8 Tage nach Rückkehr entwickelte meine Freundin Fieber, fühlte sich nicht gut, klagte über Gliederschmerz, Kopfdruck, trockenen Reizhusten und breiigen Durchfall. Wir erinnerten uns an die Empfehlungen des Reisemediziners vor Abflug, bei Fieber stets auch an eine Malaria zu denken. So kontaktierten wir ihn umgehend, er untersuchte meine Freundin, nahm Blut ab und konnte eine Malaria ausschließen. Es war doch nur ein banaler Virusinfekt.«

Eine Malaria kann nahezu jedes Krankheitsbild mit Fieber imitieren. Die Inkubationszeit (Zeit zwischen dem Mückenstich und ersten Symptomen) kann je nach Erregertyp zwischen 1 Woche und Monaten (!) liegen.

Durchfall nach Rückkehr ist oft Ausdruck einer natürlichen Anpassung. Zusätzliches Krankheitsgefühl, Blut im Stuhl oder Krämpfe sollten aber innerhalb weniger Tage zum Arzt führen. Der mitgebrachte Stuhl sollte frisch vom Tage sein, um instabile Keime wie Amöben besser nachweisen zu können.

Notfalls wird nach telefonischer Vorankündigung eine spezielle Blutprobe (EDTA-Blut-Röhrchen) per Kurier oder Angehörigem in die nächste qualifizierte Abteilung gebracht.

Häufige Ursachen eines Fiebers nach Tropenaufenthalt sind:

- banaler Virusinfekt
- Harnwegsinfekt
- Malaria tropica/tertiana/quartana
- Dengue-Fieber (Muskel- und Gelenkschmerzen)
- Afrikanisches Zeckenbissfieber (meist Südafrika)

GIARDIASIS

Schwerer Durchfall nach Altiplano-Trekking, Ecuador

M. K., 36 Jahre: »Auf unserer Tour durch die Anden hatten wir viel erlebt, so manchen ›Pico‹ erklommen und uns sauwohl gefühlt. Ich hatte 3 kg abgenommen, was mir ganz lieb war. ›Montezumas Rache‹ hatte jeden von uns einmal getroffen, letztlich waren bei Rückflug aber alle Teilnehmer wohlauf. Nach Rückkehr plagten mich hingegen über Wochen Blähungen und ein breiiger Stuhlgang 1–2 x täglich, sodass ich nach 3 Wochen bei meinem Hausarzt eine Stuhlprobe untersuchen ließ. Die ergab aber kein wesentliches Resultat. Da die Beschwerden anhielten und sich auch nach fast 4 Monaten nicht besserten, kontaktierte ich einen Tropenmediziner, der mit einem ›Stuhl-ELISA‹ die oft schwer nachweisbaren Erreger Lamblien (Giardiasis) entdecken konnte. Nach einwöchiger Behandlung war ich beschwerdefrei.«

Amöben und Lamblien sind oft nur im frischen Stuhl nachweisbar. Ist der Stuhl mehr als 6 Stunden alt, bedarf es spezieller Antigentests (z. B. ELISA), mit denen auch Bruchstücke der Keime nachweisbar sind.

Mt. Meru (4562 m) im Morgenlicht, zweithöchster Berg in Tansania

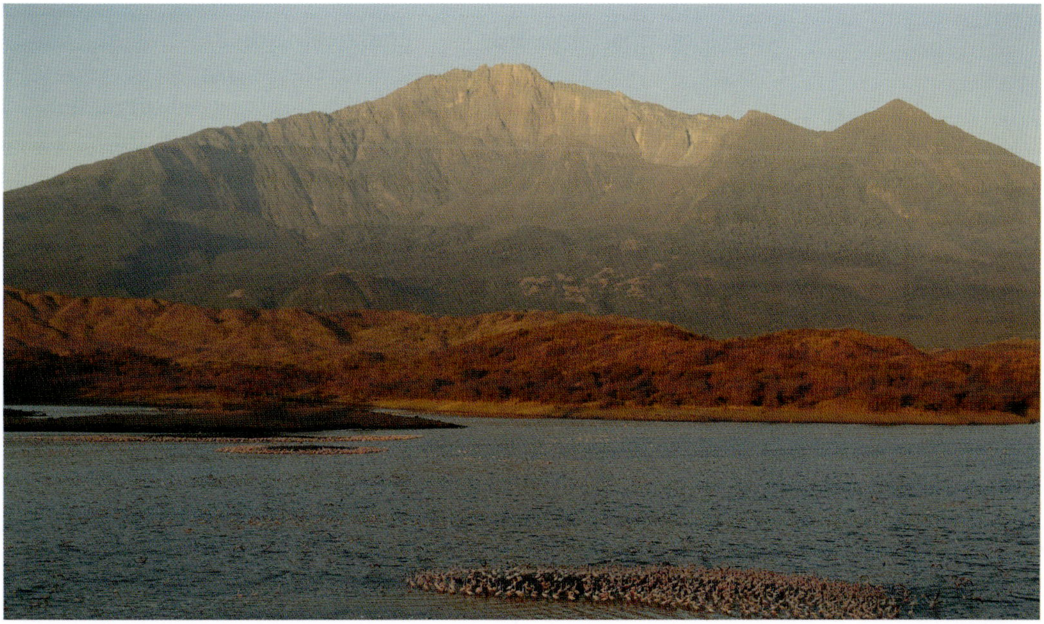

Anhang

Weiterführende Internetadressen

Gesellschaften für Berg-, Expeditions- und Höhenmedizin	www.bexmed.de www.alpinmedizin.org www.ismmed.org
UIAA (Union Internationale des Associations d'Alpinisme)	www.theuiaa.org
Überdrucksack (Anbieterseiten)	www.certec.eu.com www.chinookmed.com www.treksafe.com.au
Sauerstoffsysteme bzw. -masken	www.poisk-ltd.ru www.topout.co.uk
Aktuelle Gesundheitslage im Reiseland	www.cdc.dov/travel/outbreaks www.who.int/outbreaks www.fit-for-travel.de/Reiseland (kostenlos auch als App für i-Phone)
Wetter im Urlaubsland	www.wetter-online.de www.donnerwetter.de
Sonnenintensität im Urlaubsland	www.uv-index.de www.my-hyphen.com UV-Schutz-Kleidung (Anbieterseiten): www.sunprotectiveclothing.com www.sunprecautions.com www.sunproof.de
Grundsätzliches zum Impfen, Impfplan, Impfempfehlungen für Deutschland	www.rki.de/Gesundheitsvorsorge / Impfen
Merkblätter zu einzelnen Erkrankungen	www.rki.de/Merkblätter www.cdc.gov/travel/factsheet
Malariaempfehlungen nach Reiseland Wirkstoff Leitlinien für die Behandlung von wichtigen Tropenerkrankungen	www.dtg.org > Länderempfehlungen > Malariamittel > Leitlinien

Abkürzungen, Fachwörter und Formeln

Adenosintriphosphat (ATP): sekundärer Energieträger in Körperzellen, entsteht beim Abbau von Kohlenhydraten und Fettsäuren (Summenformel: $C_{10}H_{16}N_5O_{13}P_3$)
Alkalose: Störung des Säure-Basen-Haushaltes mit Anstieg des pH-Werts (> 7,45)
Alveolen: Lungenbläschen
Apnoe: Atemstillstand von 10 Sekunden und länger mit Abfall der Sauerstoffsättigung im Blut (> 2%)
Auskultatorisch: mit dem Stethoskop hörbar
Azidose: Störung des Säure-Basen-Haushaltes mit Abfall des pH-Werts (< 7,35)
Basalganglien: kernartige Ansammlung von Nervenzellen unterhalb der Großhirnrinde
Bikarbonat: korrekter Hydrogenkarbonat, ist ein Salz der Kohlensäure (HCO_3^-)
Carboanhydrase: Enzym, das die Bildung von Kohlensäure aus Kohlenstoffdioxid und Wasser und umgekehrt katalysiert
Cheyne-Stokes-Atmung: periodisch ansteigende und abfallende Atmung
CO_2: chemische Formel für Kohlen(stoff)dioxid
Corpus callosum: Nervenfaserbündel, das beide Hemisphären des Großhirns miteinander verbindet
Dehydrierung: Verlust von Körperwasser
Höhendiurese: vermehrte Urinausscheidung in der Höhe
Elektrolyte: spezielle Mineralien (Natrium, Kalium, Kalzium, Magnesium, Chlorid und Phosphor)
Erythropoietin (Epo): Hormon, das die Bildung roter Blutkörperchen steuert
Erythrozyten: rote Blutkörperchen
H^+: Wasserstoffion (Proton)
Hämatokrit: prozentualer Anteil der Blutzellen am Gesamtblutvolumen
Hämoglobin: roter Blutfarbstoff, Eiweiß der roten Blutkörperchen, bindet Sauerstoff

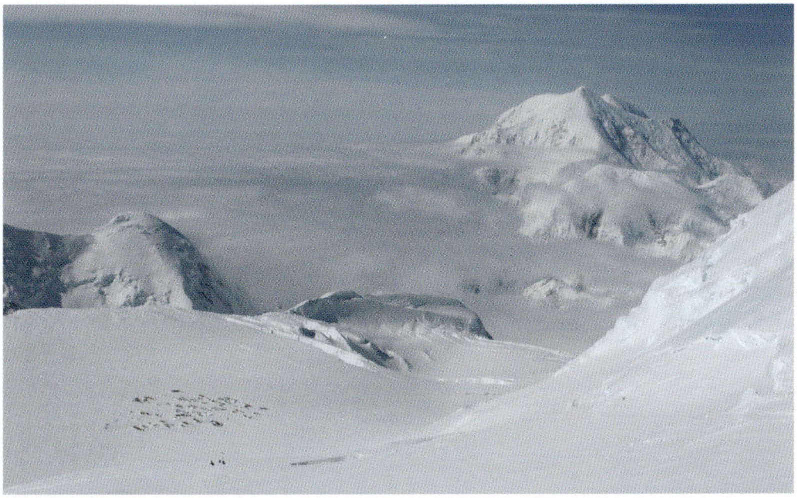

Mt. McKinley: Blick aus der Headwall auf das Medical Camp und Mt. Foraker im Hintergrund

H_2CO_3: chemische Formel für Kohlensäure
Hippocampus: Hirnareal im Schläfenhirn, wichtig für das Langzeitgedächtnis
Hirnödem: Hirnschwellung
H_2O: chemische Formel für Wasser
Hyperventilation: gesteigerte Atmung
Hypopnoe: verringerter Atemfluss (> 50%) über 10 Sekunden und länger mit Abfall der Sauerstoffsättigung im Blut (> 2%)
Hypoxie: Sauerstoffmangel
Koronarer Bypass: künstliche Umgehung eines verengten Herzkranzgefäßabschnitts
Koronare Herzerkrankung: Durchblutungsstörung des Herzmuskels bei verengten Herzkranzgefäßen
Laktat: Salz der Milchsäure (CH_3–CHOH–COO^-), entsteht beim anaeroben Abbau von Traubenzucker
Limbisches System: Funktionseinheit des Gehirns aus mehreren Strukturen, wichtig für das Langzeitgedächtnis und emotionale Reaktionen
Lungenödem: Flüssigkeitsansammlung in Lungenbläschen
N_2: chemisches Symbol für Stickstoff
NO: chemische Formel für Stickstoffmonoxid
O_2: chemisches Symbol für Sauerstoff
Oxidation: Verbrennung von Kohlenwasserstoffen (Zucker, Fettsäuren) durch Sauerstoff
pCO_2: Abkürzung für Kohlendioxid-Partialdruck
pH_2O: Abkürzung für Wasser(dampf)-Partialdruck
pH-Wert: Maß für die Konzentration der Wasserstoff-Ionen (H^+) in Körperflüssigkeiten
pN_2: Abkürzung für Stickstoff-Partialdruck
pO_2: Abkürzung für Sauerstoff-Partialdruck
paO_2: Abkürzung für Sauerstoff-Partialdruck im Blut
Splenium: hinteres Ende des Corpus callosum
Troposphäre: unterste Schicht der Erdatmosphäre

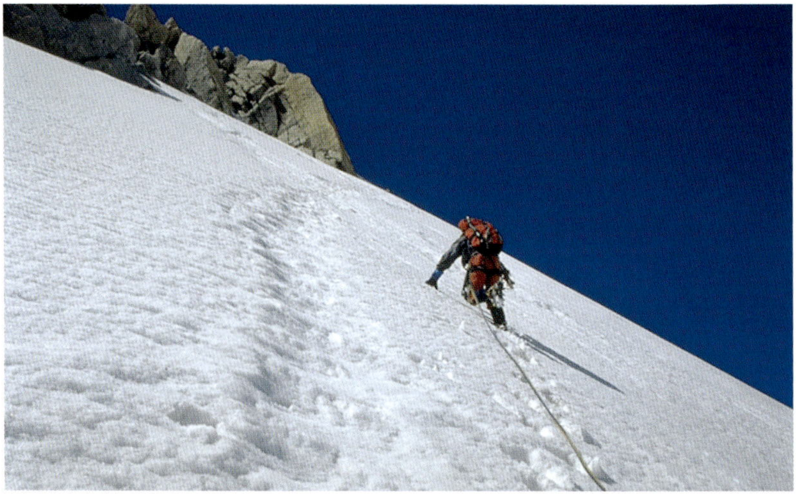

Beim Zustieg zur Aiguille du Chardonnet im Montblanc-Gebiet

Weiterführende und ergänzende Literatur

Buchtipps

Berghold F. Schaffert W.: Handbuch der Trekking- und Expeditionsmedizin, 7. Auflage , DAV Summit Club, München, 2009

Küpper Th., Ebel K., Gieseler U.: Moderne Berg- und Höhenmedizin, Handbuch für Ausbilder, Bergsteiger und Ärzte, Gentner, Stuttgart, 2010

Roukens R.C.: Untersuchungen zur Bedeutung des Hirnödems für die Pathophysiologie der akuten Bergkrankheit. Dissertation 2009, http://www.ub.uni-heidelberg.de/archiv

Rump P.: Wo es keinen Arzt gibt: Medizinisches Gesundheitshandbuch zur Hilfe und Selbsthilfe auf Reisen, 11. Auflage, Reise Know-How Verlag, 2008

Ruhsdorfer T.: Gesundheitshandbuch für Fernreisen: Praxis-Ratgeber. Die häufigsten tropischen Infektionskrankheiten: Gefahrenquellen, Impfschutz, Symptome, Hilfsmaßnahmen, Reise Know-How Verlag, 2008

Silbernagl S., Despopoulus A.: Taschenatlas Physiologie, 7. Auflage, Thieme, Stuttgart, 2007

Silbernagl S., Lang F.: Taschenatlas Pathophysiologie, 3. Auflage, Thieme, Stuttgart, 2009

Treibel W.: Erste Hilfe und Gesundheit am Berg und auf Reisen, Bergverlag Rother, 2006

West J.B., Schoene R.B., Milledge J.S.: High Altitude Medicine and Physiology, Hodder Arnold Publication, 4. Auflage, London, 2007

Neuere Publikationen

Bailey D.M., Bärtsch P., Knauth M., Baumgartner R.W.: Emerging concepts in acute mountain sickness and high-altitude cerebral edema: from the molecular to the morphological. Cell Mol Life Sci. 2009; 66(22): 3583–94

Brugniaux J.V., Hodges A.N., Hanly P.J., Poulin M.J.: Cerebrovascular responses to altitude. Resp Phys Neurobiol 2007; 158: 212–223

Burtscher M., Brandstätter E., Gatterer H.: Preacclimaization in simulated altitudes. Sleep Breath 2008; 12: 109–114

Dehnert C., Boehm A., Menold E., Grigoriev I., Bärtsch, P.: Simulated altitude during the night reduces severity of acute mountain sickness. Med Sci Sports Exerc 2009; 41: 175

Fan J.L., Burgess K.R., Basnyat R., Thomas K.N., Peebles K.C., Lucas S.J., Lucas R.A., Donnelly J., Cotter J.D., Ainslie P.N.: Influence of high altitude on cerebrovascular and ventilatory responsiveness to CO2. J Physiol 2010; 588: 53–549

Hillebrandt D., Meijer, H.J.: Antikonzeption und Regelblutungskontrolle im Hochgebirge, Empfehlungen der Medizinischen Kommission der UIAA (Nr. 14), 2009

Iwasaki K.I., Zhang R., Zuckerman J.H., Ogawa Y., Hansen L.H., Levine B.D.: Impaired dynamic cerebral autoregulation at extreme high altitude even after acclimatization. J Cereb Blood Flow Metab. 2010 Jun 23. Epub ahead of print.

Kallenberg K., Dehnert C., Dörfler A., Schellinger P.D., Bailey D.M., Knauth M., Bärtsch P.: Microhemorrhages in nonfatal high-altitude cerebral edema. J Cereb Blood Flow Metab. 2008; 28: 1635–1642

Kühn M., Welsch H., Zahnert T., Hummel T.: Verschlechtert sich das Riechvermögen beim Aufenthalt in moderater Höhe? Laryngorhinootologie, 2009; 88(9):583–586.
Maiti P., Singh S.B., Mallick B., Muthuraju S., Ilavazhagan G.: High altitude memory impairment is due to neuronal apoptosis in hippocampus, cortex and striatum. J Chem Neuroanat, 2008; 36: 227–238
Mees K., de la Chaux R.: Polygraphy of sleep at altitudes between 5300 m and 7500 m during an expedition to Mt. Everest (MedEx 2006), Wilderness Environ Med, 2009; 20(2):161-165.
Olzowy B., von Gleichenstein G., Canis M., Mees K.: Distortion product otoacoustic emissions for assessment of intracranial hypertension at extreme altitude? Eur J Appl Physiol, 2008; 103:19–23.

Danksagung

Für das fachmedizinische Lektorat danke ich

- **Prof. Dr. Alexander Baethmann,** Inst. f. Chir. Forschung, LMU München
- **Dr. Claudia Dechant,** Med. Klinik, Campus Innenstadt, LMU München
- **PD Dr. Berend Feddersen,** Neurologie, Klinikum Großhadern, LMU München
- **PD Dr. Rainald Fischer,** Med. Klinik, Campus Innenstadt, LMU München
- **Dr. Frank Möckel,** Institut für Prävention und Sportmedizin (IPS), Regensburg
- **PD Dr. Michael Näbauer,** Med. Klinik I, Klinikum Großhadern, LMU München
- **Prof. Dr. Klaus Parhofer,** Med. Klinik II, Klinikum Großhadern, LMU München
- **Prof. Dr. Ernst-Rainer Weissenbacher,** Frauenklinik, Klinikum Großhadern, LMU München
- **Prof. Dr. Josef Zihl,** Lehrstuhl für Neuropsychologie, LMU München

Für das meteorologische Lektorat danke ich

- **Dr. Karl Gabl,** Zentralanstalt für Meteorologie und Geodynamik, Innsbruck, Österreich

Für zahlreiche Anregungen und Tipps danke ich **Katrin Mees** und für die stets geduldige Unterstützung bei den fotografischen Arbeiten **Stefan Wartini**.

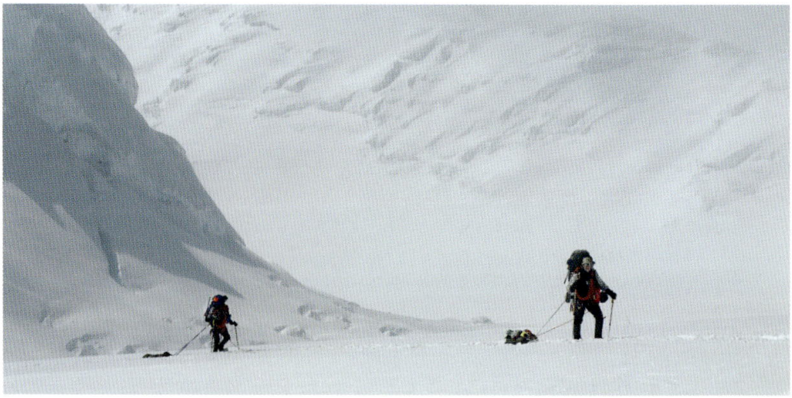

Mt. McKinley, am Windy Corner

Register

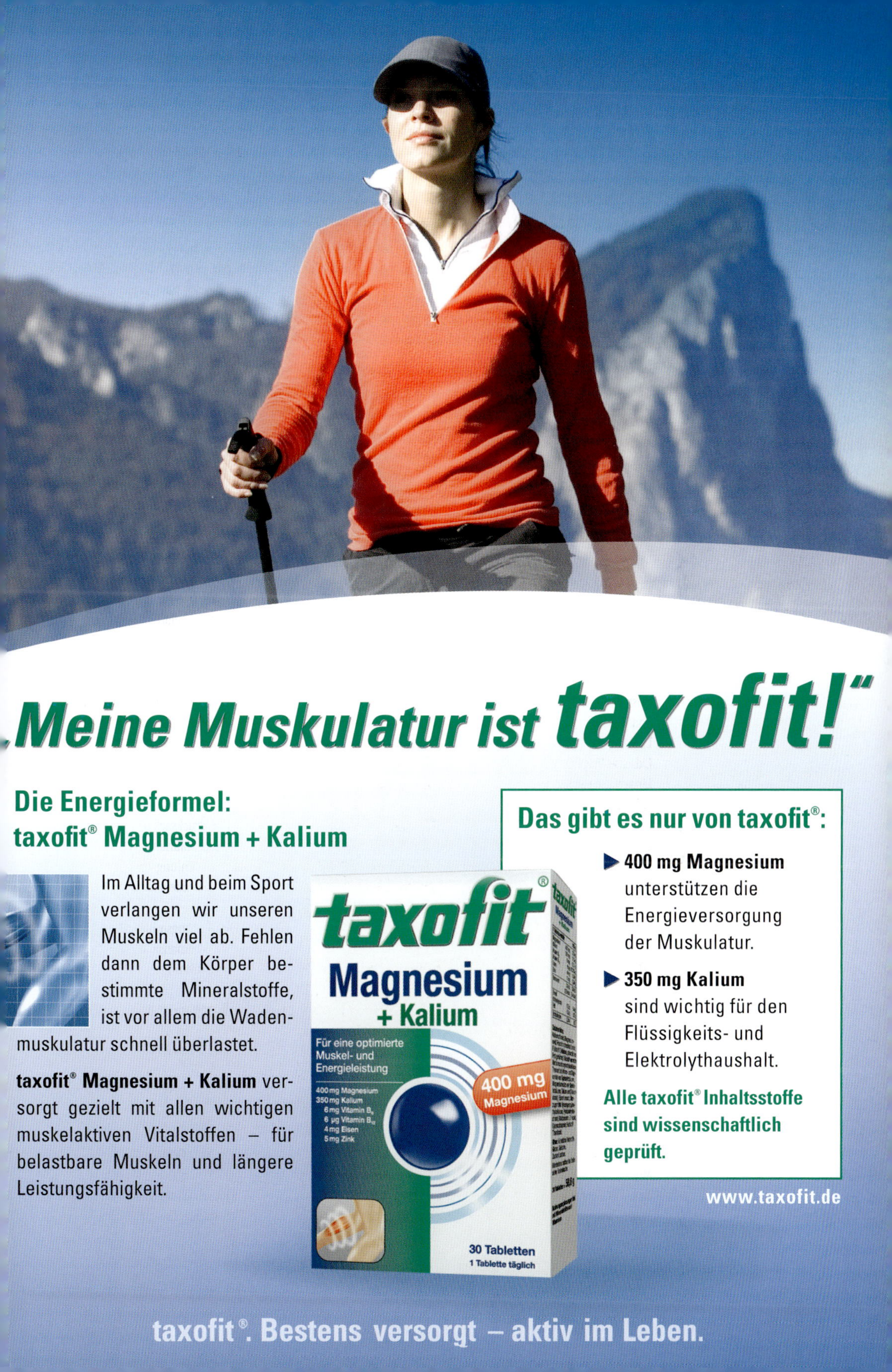
„Meine Muskulatur ist taxofit!"
Die Energieformel:
taxofit® Magnesium + Kalium
Im Alltag und beim Sport verlangen wir unseren Muskeln viel ab. Fehlen dann dem Körper bestimmte Mineralstoffe, ist vor allem die Wadenmuskulatur schnell überlastet.
taxofit® Magnesium + Kalium versorgt gezielt mit allen wichtigen muskelaktiven Vitalstoffen – für belastbare Muskeln und längere Leistungsfähigkeit.
taxofit®
Magnesium
+ Kalium
Für eine optimierte Muskel- und Energieleistung
400 mg Magnesium
350 mg Kalium
6 mg Vitamin B6
6 µg Vitamin B12
4 mg Eisen
5 mg Zink
400 mg Magnesium
30 Tabletten
1 Tablette täglich
Das gibt es nur von taxofit®:
400 mg Magnesium unterstützen die Energieversorgung der Muskulatur.
350 mg Kalium sind wichtig für den Flüssigkeits- und Elektrolythaushalt.
Alle taxofit® Inhaltsstoffe sind wissenschaftlich geprüft.
www.taxofit.de
taxofit®. Bestens versorgt – aktiv im Leben.

Der Autor:
Dr. Klaus Mees ist Professor für HNO-Chirurgie sowie Expeditions- und Taucherarzt am Klinikum Großhadern der Ludwig-Maximilians-Universität in München und leidenschaftlicher Bergsteiger. Die höhenmedizinische Weiterbildung und Qualifikation zum Expeditionsarzt eröffnete ihm die Möglichkeit, seine höhenmedizinischen Aktivitäten besser mit seinem beruflichen Alltag zu verbinden. So konnte er im Rahmen von Expeditionen nach Südamerika, Nepal, Tibet und Pakistan, die er ärztlich betreute, Untersuchungen zur Früherkennung des oft tödlich verlaufenden Höhenhirnödems jeweils bis in die Gipfelzonen durchführen und u. a. auch Cho Oyu, Gasherbrum II und Mt. Everest selbst besteigen.

Produktmanagement: Dr. Heike Degenhardt, Susanne Kaufmann
Layout: Medienfabrik GmbH, Stuttgart
Repro: Cromika sas, Verona
Grafiken: Christiane von Solodkoff, Neckargemünd
Herstellung: Thomas Fischer
Printed in Italy by Pinter Trento S. r. l.

Alle Angaben des Werkes wurden vom Autor sorgfältig recherchiert und auf den aktuellen Stand gebracht sowie vom Verlag geprüft. Für die Richtigkeit der Angaben kann jedoch keine Haftung übernommen werden. Für Hinweise und Anregungen sind wir jederzeit dankbar. Bitte richten Sie diese an:
Bruckmann Verlag
Postfach 40 02 09
80702 München
E-Mail: lektorat@verlagshaus.de

Bildnachweis:
Alle Aufnahmen stammen vom Autor, außer: Archiv Tropeninstitut München: S. 143 o., 151 o., 153 o., 154 o., 155 u., 157 (2), 158 o.; Ted Atkins: S. 122 u.; Franz Bauer: S. 165 u.; Herbert Blauensteiner: S. 80 u.; Simon Carter: S. 109 o.; CERTEC: S. 67 u.; Dr. Claudia Dechant: S. 98 u.; Deutsche Gesellschaft für Tropenmedizin: S. 142 u.; Essex Pharma GmbH: S. 105 (2); Rupert Heider: S. 121 o.; Höhenbalance AG: S. 171 u.; Katadyn Products Inc.: S. 132 o.; Paul Koller: S. 16 u., 31 u., 39 u., 53 o., 124 u., 125 o.; Yuri Koshelenko: S. 7 o., 73 o.; Medtronic GmbH: S. 95 o.; Katrin Mees: S. 103 u., 129 o., 141 u., 145 u., 150 o., 152, 166 u., S. 179 u.; Dr. Frank Möckel: S. 87 o., 167 u.; Söhnke Neubert: S. 8 u., S. 38 o., 115 o., 149 o.; OxyMount-Deutschland GmbH: S. 170 u.; Prof. Dr. Klaus G. Parhofer: S. 96 u.; Dr. Albrecht von Schrader-Beielstein: S. 52 u., 89 o., 137 o., 144 u., 147 u., 158 u., 178 u., 183 u.; THERM-IC Products GmbH: S. 98 o.; Marietta Uhden: S. 107 u.; John Underwood: S. 19 o., 26 o., 47 o., 71 o., 93 o., 160, 161 u.; Dr. Urs Wiget: S. 111 u.; Geri Winkler: S. 95 u., 96 o.; Dr. Richard Wohns: S. 84 u.

Umschlagvorderseite: Mt. McKinley, am Westgrat (West Buttress)
Umschlagrückseite: Skyang Kangri, im 2. Monat schwanger auf 7100 m
Seite 2/3: Mt. McKinley, auf dem Weg zum Gipfellager (5278 m)

Die Deutsche Nationalbibliothek verzeichnet diese Publikation in der Deutschen Nationalbibliografie; detaillierte bibliografische Daten sind im Internet über http://dnb.d-nb.de abrufbar.

ISBN 978-3-7654-5493-6